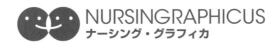

NURSINGRAPHICUS
ナーシング・グラフィカ

看護の統合と実践③

災害看護

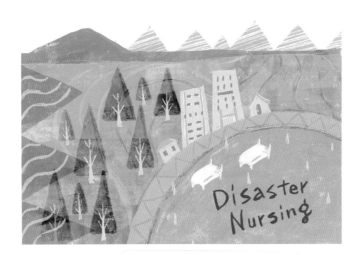

Disaster Nursing

JN028785

MC メディカ出版

「メディカAR」の使い方

「メディカ AR」アプリを起動し, 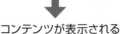マークのある図をスマートフォンやタブレット端末で映すと, 飛び出す画像や動画, アニメーションを見ることができます.

アプリのインストール方法　　🔍 メディカ AR　で検索

お手元のスマートフォンやタブレットで, App Store（iOS）もしくは Google Play（Android）から, 「メディカ AR」を検索し, インストールしてください（アプリは無料です）.

アプリの使い方

①「メディカAR」アプリを起動する

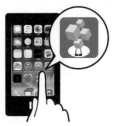

※カメラへのアクセスを求められたら,
「許可」または「OK」を選択してください.

②カメラモードで, 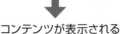マークがついている **図表全体** を映す

↓

コンテンツが表示される

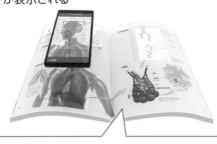

○ 正しい例　　✕ 誤った例

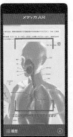 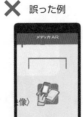

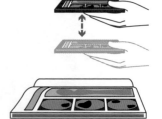

ページが平らになるように本を置き, マークのついた図表とカメラが平行になるようにしてください.

マークのついた図表全体を画面に収めてください. マークだけを映しても正しく再生されません.

読み取れないときは, カメラをマークのついた図表に近づけたり遠ざけたりしてください.

正しく再生されないときは
・連続してARコンテンツを再生しようとすると, 正常に読み取れないことがあります.
・不具合が生じた場合は, 一旦アプリを終了してください.
・アプリを終了しても不具合が解消されない場合は, 端末を再起動してください.

※アプリを使用する際は, WiFi等, 通信環境の整った場所でご利用ください.
※iOS, Android の機種が対象です. 動作確認済みのバージョンについては, 下記サイトでご確認ください.
※AR コンテンツの提供期間は, 奥付にある最新の発行年月日から4年間です.

関連情報やお問い合わせ先等は, 以下のサイトをご覧ください.
https://www.medica.co.jp/topcontents/ng_ar/

　1995（平成7）年1月に発生した阪神・淡路大震災を機に，1998（平成10）年，日本災害看護学会が発足し，さらに2009（平成21）年度のカリキュラム改正で災害看護教育の普及が進み，災害看護は広く浸透していった．その後，2011（平成23）年の東日本大震災や2016（平成28）年の熊本地震では，災害発生直後から中長期にかけて，避難所や福祉避難所，病院，応急仮設住宅，在宅など広い範囲で多くの看護職者による支援活動が行われた．今後も，集中豪雨や火山噴火などによる局地的な災害の頻発や，首都直下地震，東海・東南海地震など，大規模な地震の発生が予想されている．災害による被害が頻発し，避難生活が多様化，長期化している事実を受け止め，さらなる災害対策の充実を図らねばならない．しかし，災害に対する危機感，防災・減災への認識は決して高いとは言えず，災害看護が果たすべき課題は多い．

　災害は人々のいのちと生活を脅かし，生活基盤を破壊し，コミュニティーを機能不全に陥らせる．人々は身体的，精神的，社会的にも危機的状況に陥り，長期的な健康障害を引き起こす．災害看護は，災害が及ぼした生命や生活への被害を極力少なくし，自立し生活する力を支える活動とならなければならない．災害看護の対象は人々であり，そのコミュニティー，そして社会である．つまり，災害で被った健康リスクを環境や生活面から予測し，他職種と連携しながら計画的に対応策を検討し，コミュニティーで暮らす人々の健康や生活がよりよい状態になるようケアすることが災害看護の役割であり，そのための教育が重要である．

　本書は，2004年に黒田裕子先生と「看護職者に役立つ災害看護の本を執筆しよう」と話し合い，主に看護職者向けに出版した『災害看護』という書籍が原点となっている．その原稿を執筆していた年に福井豪雨が発生し，改訂版である『新版 災害看護』刊行の前年には，新潟県中越沖地震が発生した．その後も毎年のように各地で深刻な災害が発生し，災害看護，そして災害看護教育の重要性が認識されてきた．そうした時代のニーズに即応して，看護基礎教育のテキストとして本書が誕生した．

　本書の生みの親の一人である黒田先生は，執筆の傍ら自ら被災地に入り，常に被災者に寄り添い，精力的に活動されていた．「最後の一人までも見捨てない．人間だから」と，中長期支援の重要性，要配慮者や福祉避難所の充実を訴え続けてこられた．そんな黒田先生は2014年9月，病に倒れ帰らぬ人となった．

　黒田先生の思いを受け継ぎ，長田恵子先生，三澤寿美先生とともに本書の編集に着手したが，その年の4月に「平成28年熊本地震」が発生したため，急遽，筆者をはじめ多くの執筆者が熊本県での支援活動に携わることとなり，編集作業と同時並行での改訂となった．現場での実践と改訂に精力的に取り組んできた三澤先生も，2021年1月，

病に倒れ帰らぬ人となった．新型コロナウイルス感染拡大による面会制限が続く中，無念な入院生活だったが，最期まで周囲を気遣い，災害看護への思いを語り続けて生ききった．三澤先生が大切にしていた言葉，「Play（実行）」「Pure（純粋・ひたむきな気持ち）」「Power（突き進む力）」「Passion（情熱）」を災害看護の精神として語り継いでいきたいと思う．

　本書を改訂するたびに，災害看護に尽力した編者の先生方の熱い思いがよみがえり，現場に身を置き，現場から真摯に学ぶ重要性を実感する．

　災害には個性がある．災害が発生するたびに，新たな課題が見いだされる．本書には，現場を見続け，現場の問題を丁寧にとらえてきた執筆者の経験や学びが綴られている．社会や制度を動かす解決策は現場の中にある．加えて本書には，地域包括ケア時代を目前にし，在宅で高度な医療を受けている人，障害者を含め子どもや高齢者，慢性疾患をもつ要配慮者など，地域に暮らす被災者の健康問題や生活問題を解決するための学びが幅広く網羅されている．

　読者のみなさんには，さらなる災害看護学の確立に向けて，本書への忌憚のないご意見や貴重な経験をお寄せいただければ幸いである．

編者を代表して　酒井明子

···················· **本書の特徴** ·····················

読者の自己学習を促す構成とし，必要最低限の知識を簡潔明瞭に記述しました．
全ページカラーで図表を多く配置し，視覚的に理解しやすいよう工夫しました．

学習目標
各章のはじめに学習目標を記載．ここで何を学ぶのか，何を理解すればよいのかを明示し，
主体的な学習のきっかけをつくります．

用語解説 *
本文に出てくる * のついた用語について解説し，本文の理解を助けます．

plus α
知っておくとよい関連事項についてまとめています．

このマークのある図表や写真に，「メディカAR」アプリ（無料）をインストールした
スマートフォンやタブレット端末をかざすと，関連する動画や画像を見ることができます
（詳しくはp.2「メディカAR」の使い方をご覧ください）．

重要用語
これだけは覚えておいてほしい用語を記載しました．学内でのテストの前や国家試験に
むけて，ポイント学習のキーワードとして役立ててください．

◆ 学習参考文献
本書の内容をさらに詳しく調べたい読者のために，読んでほしい文献や関連ウェブサイト
を紹介しました．

看護師国家試験出題基準対照表
看護師国家試験出題基準（令和5年版）と本書の内容の対照表を掲載しました．国家試
験に即した学習に活用してください．

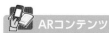

■本書で使用する単位について
　本書では，国際単位系（SI単位系）を表記の基本としています．
本書に出てくる単位記号と単位の名称は次のとおりです．

cm	：センチメートル	℃	：セルシウス度
m	：メートル	mL	：ミリリットル
km	：キロメートル	L	：リットル
g	：グラム	mmHg	：水銀柱ミリメートル
kg	：キログラム	Torr	：トル
min	：分		

編集・執筆

編　集

酒井　明子	さかい あきこ	福井大学名誉教授，日本災害看護学会理事長
長田　恵子	おさだ けいこ	東京医療保健大学立川看護学部看護学科教授
三澤　寿美	みさわ すみ	元 東北福祉大学健康科学部保健看護学科教授（故人）

執　筆 （掲載順）

酒井　明子　　さかい あきこ　　福井大学名誉教授，日本災害看護学会理事長
　　　　　　　…… 1章，6章3節，11章，12章2節，12章コラム2

大嶋　理恵　　おおしま りえ　　福井大学医学部附属病院副看護師長・災害看護専門看護師・救急看護認定看護師
　　　　　　　…… 1章コラム

木村　哲也　　きむら てつや　　福井大学医学部附属病院救急部部長・診療教授 …… 2章1節，5章1節，12章コラム1

上田　耕蔵　　うえだ こうぞう　　神戸協同病院院長 …… 2章2節

津久井　進　　つくい すすむ　　芦屋西宮市民法律事務所弁護士 …… 3章1節

永井　幸寿　　ながい こうじゅ　　アンサー法律事務所所長 …… 3章2節，3章コラム

木村　拓郎　　きむら たくろう　　減災・復興支援機構理事長 …… 4章1節

長田　恵子　　おさだ けいこ　　東京医療保健大学立川看護学部看護学科教授 …… 4章2節1・2，9章3節1

江津　　繁　　こうづ しげる　　国立病院機構埼玉病院看護師長
　　　　　　　…… 4章2節2・3，4章コラム，6章1・2節，9章3節1，10章コラム2

室﨑　益輝　　むろさき よしてる　　神戸大学名誉教授，兵庫県立大学特任教授
　　　　　　　…… 4章3節1，6章6節，9章1節・3節2

村井　雅清　　むらい まさきよ　　被災地NGO協働センター顧問 …… 4章3節2

高以良　仁　　たかいら ひとし　　国立病院機構災害医療センター救命救急科副看護師長 …… 5章2～5節

三橋　睦子　　みはし むつこ　　国際医療福祉大学福岡保健医療学部看護学科教授 …… 5章6節，12章2節

千島佳也子　　ちしま かやこ　　国立病院機構本部DMAT事務局災害医療課厚生労働省DMAT事務局
　　　　　　　…… 5章コラム

酒井　彰久　　さかい あきひさ　　福井大学医学部看護学科助教・災害看護専門看護師 …… 6章3節

佐々木久美子　　ささき くみこ　　日本赤十字秋田看護大学看護学部看護学科特任教授 …… 6章4節

石口　房子　　いしぐち ふさこ　　NPO法人日本ホスピス・在宅ケア研究会副理事長 …… 6章5節，8章5節

濵本　千春　　はまもと ちはる　　YMCA訪問看護ステーション・ピース所長・がん看護専門看護師
　　　　　　　…… 6章5節，8章4節6・10・5節，8章コラム3

小塚　　浩　　こづか ひろし　　国立病院機構本部DMAT事務局 …… 6章コラム1

| 小林　賢吾 | こばやし けんご | 熊本赤十字病院手術センター看護主任・災害看護専門看護師 …… 6章コラム2 |

小林　賢吾　こばやし けんご　熊本赤十字病院手術センター看護主任・災害看護専門看護師 …… 6章コラム2

中川　愛子　なかがわ あいこ　NPO法人日本ホスピス・在宅ケア研究会理事 …… 6章コラム3

千葉　真也　ちば しんや　宮城県大郷町役場保健福祉課健康増進係長・保健師 …… 6章コラム4

前田　　潤　まえだ じゅん　室蘭工業大学大学院教授 …… 7章

頼政　良太　よりまさ りょうた　被災地NGO協働センター代表 …… 7章コラム

窪田　直美　くぼた なおみ　地域医療振興協会公立丹南病院地域医療連携室室長・災害看護専門看護師
　　　　　　　　　　　　…… 8章1節

松岡　千代　まつおか ちよ　甲南女子大学看護リハビリテーション学部看護学科教授 …… 8章2節，8章コラム2

黄　　淵熙　ふぁん よんひ　東北福祉大学教育学部教育学科教授 …… 8章3節1・2

阿部　一彦　あべ かずひこ　東北福祉大学客員教授，東北福祉大学名誉教授 …… 8章3節3

磯見　智恵　いそみ ちえ　福井大学医学部看護学科教授 …… 8章4節1～3・7

繁田　里美　しげた さとみ　福井大学医学部看護学科准教授 …… 8章4節4・5・8

清水　誉子　しみず たかこ　福井大学医学部看護学科講師 …… 8章4節9

川口めぐみ　かわぐち めぐみ　福井大学医学部看護学科講師 …… 8章4節11

三澤　寿美　みさわ すみ　元 東北福祉大学健康科学部保健看護学科教授（故人）…… 8章6・7節

宮澤イザベル　みやざわ いざべる　東北医科薬科大学病院総合診療科医師 …… 8章8節

小原真理子　おはら まりこ　京都看護大学大学院看護学研究科非常勤講師
　　　　　　　　　　　　…… 8章コラム1，9章3節2トピックス

八木橋香津代　やぎはし かつよ　スズキ記念病院前看護部長・助産師 …… 8章コラム4

花房　　亮　はなぶさ りょう　国立病院機構埼玉病院看護師長 …… 9章2節

川口　　淳　かわぐち じゅん　三重大学大学院工学研究科准教授 …… 9章3節3

西上あゆみ　にしがみ あゆみ　藍野大学医療保健学部看護学科教授 …… 9章コラム1

加藤　令子　かとう れいこ　関西医科大学看護学部学部長・研究科長・教授 …… 9章コラム2

花房八智代　はなふさ やちよ　NPO法人災害看護研究所・災害看護専門看護師 …… 9章コラム3

神原　咲子　かんばら さきこ　神戸市看護大学看護学部基盤看護学災害看護・国際看護学分野教授 …… 10章

吉椿　雅道　よしつばき まさみち　CODE海外災害援助市民センター事務局長 …… 10章コラム1

作川　真悟　さくがわ しんご　武生看護専門学校・災害看護専門看護師 …… 11章コラム

中山　洋子　なかやま ようこ　文京学院大学大学院看護学研究科特任教授 …… 12章1節1

伏見木綿子　ふしみ ゆうこ　国立研究開発法人日本原子力研究開発機構 …… 12章1節2

近年の日本の主な災害

■地震・津波　■火山噴火　■パンデミック
■風水害　■人為災害など

※写真提供：別途表記のないものは消防科学総合センター

雲仙岳噴火

1991（平成3）年6月3日
1990年11月から噴火活動を再開した雲仙普賢岳から噴火開始後最大規模の火砕流が発生した．死者40人，行方不明者3人，負傷者9人，建物被害179棟（九州地方整備局）．

日航機墜落事故

1985（昭和60）年8月12日
羽田発伊丹行きの日本航空123便（ボーイング747SR機）が，後部圧力隔壁の破損により群馬県御巣鷹の尾根に墜落した．死者520人，生存者4人．

東海村JCO臨界事故

1999（平成11）年9月30日
茨城県東海村にあるJCO東海事業所の転換試験棟で臨界事故（核分裂反応が起こり大量の放射性物質を発生させる事故）が起こった．作業員3人が大量被曝した．半径350m圏内住民の避難，半径10km圏内住民に屋内退避要請．

東日本大震災

2011（平成23）年3月11日
M9.0，震度7．20mの大津波で岩手県，宮城県，福島県をはじめとする沿岸部に甚大な被害をもたらした．死者19,747人（関連死3,774人含む），行方不明者2,556人，負傷者6,242人，全壊122,005棟，半壊283,156棟（2021年3月1日現在，消防庁）．

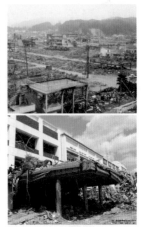

福島第一原子力発電所事故

2011（平成23）年3月11日
東日本大震災と大津波により福島第一原子力発電所の電源が喪失し，原子炉の冷却機能は失われてメルトダウンが起こった．さらに水素爆発により原子炉建屋が破損し，ヨウ素やセシウムなど大量の放射性物質が放出された．半径20km圏内住民に避難，半径20〜30km圏内住民に屋内避難指示．

1985　　　1991　　　1995　　　1999　　　2004 2005

阪神・淡路大震災

1995（平成7）年1月17日
M7.3，震度7．神戸市を中心とする阪神地域および淡路島北部が甚大な被害を受けた．死者6,434人，行方不明者3人，負傷者43,792人，全壊104,906棟，半壊144,274棟（2005年12月22日現在，消防庁）．

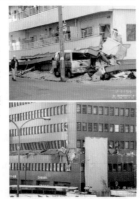

地下鉄サリン事件

1995（平成7）年3月20日
麻原彰晃（本名，松本智津夫）を代表とするオウム真理教による無差別テロ事件．営団地下鉄（現，東京メトロ）日比谷線・丸ノ内線・千代田線の3路線計5本の車内に有機リン系毒ガスのサリンを散布した．死者13人，負傷者5,800人以上（2010年3月現在，公安調査庁）．

新潟県中越地震

2004（平成16）年10月23日
M6.8，震度7．小千谷市や山古志村などでは，大規模な地すべりや道路の損壊で交通網が寸断され，集落の孤立も発生した．死者68人（関連死52人含む），負傷者4,805人，全壊3,175棟，半壊13,810棟（2009年10月21日現在，消防庁）．

JR西日本福知山線脱線事故

2005（平成17）年4月25日
宝塚発同志社前行き快速電車が，塚口〜尼崎間において制限速度を大幅に超えたままカーブに進入し，先頭から5両目までが脱線，先頭と2両目車両がマンションに衝突した．死者107人，負傷者562人（兵庫県警察本部）．

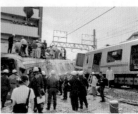

写真提供：尼崎市消防局

令和元年東日本台風

2019（令和元）年
10月10～13日

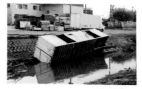

大型台風第19号の通過で，静岡県，新潟県，関東甲信地方，東北地方を中心に記録的な大雨となり，多くの地点で3・6・12・24時間降水量が観測記録を更新した．死者104人（関連死7人含む），行方不明者3人，負傷者384人，全壊3,308棟，半壊30,024棟，床上浸水8,129棟（2020年4月10日現在，消防庁）．

新型コロナウイルス感染症

2020（令和2）年1月～

2019年12月に中国の武漢で確認された新型コロナウイルス感染症（COVID-19）は全世界に拡大し，WHOは2020年3月にパンデミックであることを表明した．日本の累計患者数9,544,437人，死亡者数31,363人（2022年7月11日現在）．世界の累計患者数551,226,298人，死亡者数6,345,595人（2022年7月11日時点，WHO）．

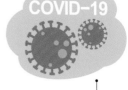

COVID-19

熊本地震

2016（平成28）年
4月14・16日

コンテンツが視聴できます（p.2参照）

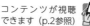

4月14日M6.5，震度7，4月16日M7.3，震度7．熊本県熊本地方で2度の強い地震が発生した．避難者は一時18万人以上に上った．死者273人（関連死197人含む），負傷者2,809人，全壊8,667棟，半壊34,719棟（2019年4月12日現在，消防庁）．

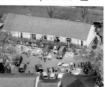

写真提供：朝日新聞社
● 平成28年熊本地震〈動画〉

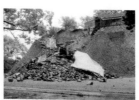

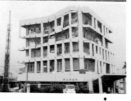

2011　2014　2016　2018　2019　2020

平成26年8月豪雨

2014（平成26）年8月20日

広島市に局所的な集中豪雨が続き，1時間の雨量および24時間降水量が観測史上最大となった．「広島土砂災害」と呼ばれ，広島市北部の山が崩れ，大規模な土石流が発生した．死者77人（関連死3人含む），負傷者68人，全壊179棟，半壊217棟，床上浸水1,084棟（2017年3月現在，広島県）．

御嶽山噴火

2014（平成26）年
9月27日

長野県と岐阜県にまたがる御嶽山（標高3,067m）が突然水蒸気噴火を起こし，噴煙が約7,000m上空まで噴き上がった．死者58人，行方不明者5人，負傷者69人（2015年11月6日現在，消防庁）．

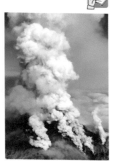

写真提供：朝日新聞社
● 御嶽山の噴火災害〈動画〉

平成30年7月豪雨

2018（平成30）年6月28日～7月8日

「西日本豪雨」と呼ばれ，西日本を中心に全国的に大雨をもたらし，多くの地点で24・48・78時間降水量が観測記録を更新した．死者224人，行方不明者8人，負傷者459人，全壊6,758棟，半壊10,878棟，床上浸水8,567棟（2018年11月6日現在，消防庁）．

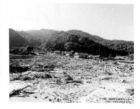

北海道胆振東部地震

2018（平成30）年9月6日

M6.7，震度7．厚真町を中心に大規模土砂崩壊，北海道全域295万戸の停電，札幌で液状化被害が発生した．死者44人（関連死3人含む），負傷者785人，全壊479棟，半壊1,736棟（2019年9月5日現在，北海道庁）．

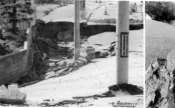

近年の世界の主な自然災害

四川大地震

2008 年 5 月 12 日

中国四川省でM7.9 の地震が発生し，四川省だけでなく，重慶市，甘粛，陝西，雲南，山西，貴州，湖北，湖南の各省まで被害が及んだ．死者69,227 人，行方不明者17,923 人（中国国務院2008年9月18日発表）.

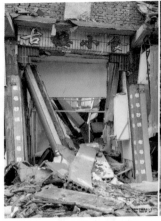
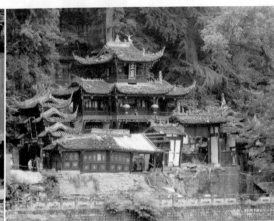

2004	2005		2008	2010

パキスタン地震

2005 年 10 月 8 日

パキスタン北東部カシミール地方でM7.6 の地震が発生し，パキスタンをはじめインド，アフガニスタンにも甚大な被害が出た．死者 74,651 人，負傷者76,034 人（2005 年 12 月 現 在，OCHA）.

ハイチ地震

2010 年 1 月 12 日

ハイチの首都ポルトープランスでM7.1 の地震が発生し，近郊の主要都市まで被害が広がった．死者222,517 人，負 傷 者 310,928人（2010 年 3 月 15 日現在）.

スマトラ島沖大地震

2004 年 12 月 26 日

インドネシアのスマトラ島沖でM9.0 の地震が発生した．地震による大津波でインド洋沿岸諸国（タイ，マレーシア，インド，スリランカ，モルディブなど）に甚大な被害をもたらした．死者・行方不明者 30 万人以上（平成 17 年版防災白書）.

サイクロン「ナルギス」

2008 年 5 月 2 日

ミャンマーにサイクロン「ナルギス」が上陸し，暴風雨と高潮によってエヤワディデルタからヤンゴンに深刻な被害をもたらした．死者 84,537 人，行 方 不 明 者 70,738 人（2008 年 7 月 1 日現在，国連）.

1 災害看護とは

学習目標

◗ 災害看護の定義を理解する.

◗ 災害看護を学ぶ意味を理解する.

◗ 災害看護における倫理原則を理解する.

◗ 看護を実践する上での倫理的概念を理解する.

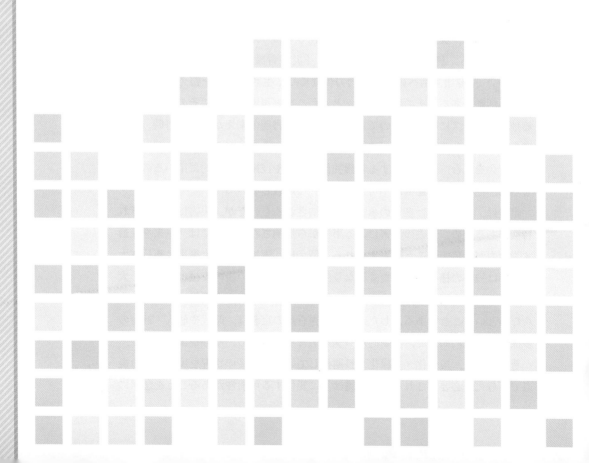

1 災害看護の定義

1 災害とは

　災害対策基本法では，**災害**を「暴風，竜巻，豪雨，豪雪，洪水，崖崩れ，土石流，高潮，地震，津波，噴火，地滑りその他の異常な自然現象又は，大規模な火事，若しくは爆発その他その及ぼす被害の程度においてこれらに類する政令で定める原因により生ずる被害」と定義している（第2条第1項）．また，世界保健機関（WHO）では，「重大かつ急激な出来事による人間とそれを取り巻く環境との広範囲な破壊の結果，被災地域がその対応に非常な努力を必要とし，時には外部や国際的な援助を必要とするほどの大規模な非常事態のことを災害という」と定義している．災害はさまざまな側面からとらえることができるため，その定義は機関や組織によって異なり，この他にも数多く存在する．

　ここで重要な点は，「災害」という用語は人為的な原因による事故や事件も含むことであり，人命や社会生活，心に甚大な影響を与えるということである．そして，大規模な災害の場合，被災地域は自力だけでその被害に対応することが困難で，外部からの支援を必要とすることである．災害の定義を踏まえて現象をとらえると，災害時の対応が明確になる．

➡ 災害対策基本法については，3章2節10項p.62参照.

2 災害看護とは

　災害と同様，**災害看護**の定義も複数存在しており，機関や組織によってその概念は異なる．日本災害看護学会では，「災害看護とは，災害が及ぼす生命（いのち）や健康生活への被害を極力少なくし，生活する力を整えられるようにする活動である．その活動は刻々と変わる災害現場の変化やそのときに生じる地域のニーズに応えるものである．それは災害前の備えから，災害時，災害発生後も行われる．看護の対象となるのは人々であり，コミュニティー，ならびに社会を含む．災害に関する看護独自の知識や技術を体系的に用いるのはもちろん，他職種との連携が不可欠である」と定義している．

　定義は，できるだけ多くの事実から帰納されるものだが，災害にはそれぞれ特徴があるため，過去の災害による事実から帰納された定義には，未来を見通す説明力が不足することが考えられる．例えば，阪神・淡路大震災と東日本大震災では被害の様相がまったく異なり，被災状況やその後の支援のかたちも大きく異なった．阪神・淡路大震災の定義がそのまま東日本大震災には当てはまらないということである．したがって災害看護の定義は，時代や個人・社会の多様性の変化に即して，流動的かつダイナミックにとらえるのがよいだろう．

　看護職者は，複合化・多様化・長期化している被災後の状況を災害看護の視点でとらえ，必要とされる災害看護は常に変化する可能性があることを念頭に

置く必要がある．ただ，災害看護の定義で最も重要な視点は，災害の規模や種類にかかわらず，人的・物的資源が不足している中で，災害の及ぼす生命や健康生活への被害を極力少なくすること，人が自立して生活する力が高まるよう環境を整えること，中長期的視点で他職種との連携を図り，刻々と変化する地域のニーズに応じることである．

3 災害看護を学ぶ意味

　災害看護は，災害発生直後から災害サイクルすべての時期において，あらゆる生活の場の人々を対象とした大切な人のいのちと生活を守るための看護である．災害看護は災害現場，避難所，応急仮設住宅など人々が生活するあらゆる場で実践する看護活動であり，災害看護の実践の場は，医療施設内にとどまらない．したがって，極めて複雑な生活の場における看護上のニーズに対し，責任ある問題解決能力が求められるといえる．

　特に，災害看護が対象とする地域における生活の実態は，被害状況とともに複雑になる．災害による人々への被害は，数値では表現しきれず，生命と生活に関する質的な問題が災害各期に潜んでいる．したがって，災害看護では，刻々と変化していく被害状況を敏感にとらえる**情報収集能力**，その中で必要な知識や情報を選択し優先的に活用していく能力，選択した課題に対して積極的に挑む**問題解決能力**，困難に立ち向かう強い意志，良好な人間関係を築く資質など，主体的に災害時の状況の変化に対応する能力が求められる．このことは，生涯にわたり看護実践を通して研鑽を重ねつつ専門性を深める能力と関係しており，生涯学習の基礎能力である自ら学び自ら考える力を育成することにつながる．また災害看護では，人間や人間の生活に深く関わりをもちながら，人々の生き方や価値観に応じてその人の健康生活と自立を支えることになるため，災害各期に応じた被災者との**人間関係形成過程**が特に重要となる．

　思いやりや倫理観にあふれた医療に対する国民のニーズが高まっている現在，看護実践能力として，単なる科学的な知識・技術の習得ではなく，豊かな人間性を兼ね備え，地域の条件に合わせた自立を目指した援助方法を創り出していく能力が求められている．同時に，人口構成が変化し社会システムが変化していく中，主体的に社会の変化に対応できる能力も求められている．災害体験からの学びはこれらの能力を高めるだけでなく，ストレスから立ち直る力なども含めて力強いものがある．災害が語り掛けてくる人と人との助け合いや，いのちの大切さを受け止め，災害看護の学びを通して看護の原点に立ち戻ることが，今われわれに求められているのではないだろうか．

　2011（平成23）年3月11日，東日本大震災が発生した．地震が発生し津波が押し寄せ，原発が制御できなくなるなど，立て続けに危機的状況に陥った．情報が途絶したため国がコントロール力を失い，被災地に残された人たちは自力で自分たちを救うしかなかったのである．

災害発生時は積雪があり，気温が零下となる中，肺炎や喘息の増悪，ストレスと寒冷による呼吸器疾患や慢性疾患の増悪，低体温，車中泊によるエコノミークラス症候群，感染症の増悪，津波で泥水を飲んだことやストレス，寒冷などによる下痢などの胃腸症状の出現などがみられ，災害関連死の多発が懸念された．特に高齢者は健康状態の悪化，妊婦は流早産の危険，さらに子どもたちは心のケアや学習支援など，長期的に取り組まなければならない課題が山積していた．

また，震災直後の避難所では人的資源が圧倒的に不足し，福祉施設などでは支援者の疲弊が著しく，発災直後から1週間以内の早期支援の必要性はかなり高い状態であった．被災地の病院や施設は倒壊し，ライフラインが寸断されている中，医療現場においては緊急性の高い薬や治療についての判断が必要で，特に専門的能力を備えた医療者の活動の重要性は極めて高かった．発災直後のできるだけ早い時期に，被災地で他職種と連携しながら活動できる災害看護の支援ネットワークを構築することや，中長期的な支援が継続できるシステムの構築が急務であったことは言うまでもない．

現在，日本の看護界では，スペシャリスト教育，保健医療福祉のニーズとサービスのグローバル化，看護の専門分化が進んでおり，**専門看護師** (certified nurse specialist：**CNS**) や**ナースプラクティショナー*** (nurse practitioner：**NP**) などの教育課程が増加しつつある．このような中，東日本大震災はすべての災害サイクルにおいて人や物，資金など，多彩な資源のコーディネートができる専門性の高い災害看護の人材育成の必要性を，われわれに突き付けたように思われる．

➡ 専門看護師については，11章1節2項p.280参照．

用語解説*
ナースプラクティショナー

アメリカ等における，医師の指示がなくとも一定レベルの診断や治療などを行うことができる公的資格を指す．日本では国家資格としての導入が検討されている．

1995（平成7）年1月に発生した阪神・淡路大震災を機に，1998（平成10）年，日本災害看護学会が発足し，2012年には世界災害看護学会がイギリスで開催され，災害看護の役割の重要性が強く認識されるようになった．看護基礎教育に災害看護が導入され，保健師助産師看護師国家試験問題にも災害看護が追加された．しかし，現場の視点で災害看護における教育・研究活動を実践的に行える人材はまだまだ不足しているのが現状である．

現在，大学院の災害看護専門看護師教育課程で，高度な知識と技術を有する専門看護師教育が行われており，2017（平成29）年度には日本初の災害看護専門看護師が誕生した．また，世界で活躍する災害看護グローバルリーダー養成プログラム（DNGL）における教育もスタートした．今後のさらなる災害看護教育の発展が期待されている．

■ 引用・参考文献

1) 酒井明子. 被災地内看護師と被災地外看護師の災害体験の比較. 日本災害看護学会誌. 2002, 4（1），p.61-73.
2) 酒井明子. 国際救援活動を体験した看護師の認識と行動の特徴. 福井医科大学研究雑誌. 2003, 4（1.2合併号），p.47-60.

2 災害と倫理

1 倫理と価値

　倫理という用語は，"ethics"の訳語である．倫理とは，行いや態度が「良いか，悪いか」「正しいか，間違っているか」についての価値判断に関わることである．何が正しい行動か，何が間違った行動かは，個人的な価値や信念に左右される．

　われわれは，自分自身の価値体系に影響されている．つまり，われわれの考え方や行動，価値判断は，これまで生きてきた人生経験に大いに左右されていると言ってよい．それらは家庭教育などの教育や文化，宗教などの体験から，長い期間に形成されてきたものである．したがって，価値は個人の日常生活における行動に現れやすく，容易に見いだすことができる．しかし，日常生活における会話や身振りなどから表現されていることを，自分自身はあまり意識していないことが多い．そのため，自分の行動に対する他者からの反応を確認することで，間接的に気付く場合がある．また，個人的な価値や信念が個人的な好き嫌い，偏見，無知から生じている場合には，その価値判断は周囲から信頼されない．

　価値は人によって異なるため，価値の対立が起きやすい．そのため，われわれは自分自身の価値や他者の価値について理解しておく必要がある．そして，価値が対立する場合には，看護職者は他者の価値を尊重し，価値のバランスをとることが大切となる．その上で，どのような価値が重要であり，正当であるかを判断し，実践しなければならない．このようにさまざまな価値観をもち，利害の対立もある人々が安定した生活を継続していくためには，倫理原則など社会の秩序を守ることが大切である．

2 災害看護における倫理原則

　看護実践にとって重要な倫理原則は，善行と無危害，正義，自律，誠実，忠誠である．

1 善行と無危害

　善行*とは，良いことを行う義務であり，**無危害***とは害を回避する義務である[1]．災害時には，重要な他者を失うことや家屋の損壊などで大きな喪失感

を味わう．したがって，被災者の人間としての尊厳を積極的に擁護し，不利益が生じないよう支援する必要がある．また，被災者に身体的あるいは心理的な外傷をもたらすリスクを防いだり，リスクが減少するように支援しなければならない．

　支援者は，被災者に利益をもたらすことを意識する前に，被災者の害になるような言動をまず慎むべきである．例えば，ある災害現場で医療者の言葉に傷ついた被災者がいた．医療者は「家があるだけいいじゃない．プラスに考えましょう，プラスに」と言って，その場を立ち去ったという．そのとき被災者は，「誰かとの比較ではなく，『つらい気持ちを受け止めてほしかった』と感じた」と語っていた．また，悲惨な被災現場で腐敗臭が漂う中，あるボランティアが「くさい」と言いながら笑って援助している姿を目にして，怒りを覚えた被災者もいた．このように支援者の何気ないひと言や行動が，被災者の心に突き刺さることもあり得るのである．

　住み慣れた地域の風景や，住み慣れた家，そして地域の歴史や文化や資源が破壊されたことによる被災者の心のダメージは大きい．生活の場の不安定さなどから，被災者の精神的ストレスが高まっていることをしっかりと理解し，害のない言動を心掛けるべきである．

　また一方で，支援者も悲惨な被災状況を見聞きすることが災害の追体験となり，心理的に不安定な状態に陥ることがある．災害直後から不眠不休で活動し，食事や清潔を保つ時間が制限された状態で地域の復興に向けた支援が長期化すると，ストレス状態も極限となり，支援者の負担は大きくなる．時には，被災者が怒りを支援者にぶつけてくることもある．被災による影響に配慮しながら，支援者についても健康診断や体験を共有する場の提供や相談の機会を増やすこと，早めの休養をとること，食事や睡眠を整えるなどの健康管理を行うことは非常に重要となる．支援者の業務量を調整することは，結果的にリスクを回避することにつながる．

2 正義

　正義*とは，適正かつ公平に資源を配分することである．利益を提供し，害を防ぐことの義務の範疇が決められた後には，看護職者は**利益**と**負担**が患者たちの中でどのように**配分**されなければならないかを考えねばならない[1]．災害時は，圧倒的に人や物が不足している．特に危機的状況にある被災者のいのちを一人でも多く救うためには，治療の優先度を決めるためのトリアージが必要となる．また，すべての被災者に限られた資源を量的に等しく提供することは不可能だが，人々のニーズに応じて，利用できる資源は可能な限り平等に配分できるよう，情報伝達を行う必要がある．

　一方，被災者同士も倫理的な判断を行いつつ行動しており，地域の被災者同士でお互いの被災状況や生活状況を把握している場合が多い．したがって，利益と負担を考慮した配分については支援者が決定するのではなく，被災者同士

用語解説*
善　行
beneficence．「良い行ない」のこと．看護においては，患者に対して善をなすことであり，患者のために最善を尽くすことを意味する．

用語解説*
無危害
avoiding harm．「危険がない，損害がない」こと．看護においては，危害を引き起こすことを避け，人に対して害悪や危害を及ぼしてはならないという責務を指す．

用語解説*
正　義
justice．「人が行うべき正しい道」のことで，社会全体の幸福を保障する秩序と公平性も含む．看護においては，誰もが公平に医療サービスの提供を受けることができるよう努めることをいう．

が話し合うことで，誰もが納得する倫理的な調整が可能となる場合が多い．

3 自律

自律*とは，個人が自ら選択した計画に沿って，自分自身の行動を決定する個人的な自由が許されるべきことである[1]．しかし患者は，内的・外的条件によって，自律し得る能力に差があるとされている．災害時，すべての被災者は，災害によるなんらかの被害に遭い，過大なストレスを抱えている．その上，刻々と変化する災害状況に応じて，次々と多くの決断を迫られることも事実である．したがって，人的・物的に制限された環境下では，自分自身の行動にも制約が多く，自由に物事を決定することができなくなることが多い．

ここで特に考慮すべきことは，**要配慮者**の存在である．例えば，一人暮らしの高齢者や高齢者のみの世帯では，自主的に災害情報を入手して理解したり，迅速に安全な場所へ避難することは難しい．また，要配慮者は生活基盤である住まいや町が破壊されると身体的・精神的なダメージに加えて，経済的にも大きなダメージを受けることが多い．そのため自力で生活し，人生を立て直していくことが困難となる．応急仮設住宅の設計・建設の思想が応急の対策であるにしても，長期間そこに住まざるを得ない事情を考えると，交通の便の悪さ，アメニティー環境の欠落は，要配慮者には精神的にも過酷である．このような状況を考えると，要配慮者が自律的に物事を決定することが困難であることは明確である．したがって，要配慮者は災害時に犠牲になりやすいという認識に立った倫理的判断が求められる．

4 誠実

誠実*の原則は，真実を告げる，うそを言わない，あるいは，他者をだまさない義務と定義されている[1]．人には，真実を告げられる権利や，うそを言われたりだまされたりしない権利がある．災害時には，急激な災害発生や被災地の混乱状態から，家族などその人にとって大切な人を失ったことを知る時期が遅れることがある．その場合，いつ，どこで，誰によって，真実を告げるべきかを状況や希望に沿って考慮し，慎重に情報提供すべきである．

5 忠誠

忠誠*の原則は，人の専心したことに対して誠実であり続ける義務として定義されている[1]．忠誠とは，**守秘義務**や約束を守ることである．人道的に明らかに間違っていることや不幸になると予測される場合は，たとえ約束したことであっても行わない．災害時は，生命や財産など人々の今後の人生に関わる重大な問題を含んだ決断を迫られることがある．いのちを守ること，人間の尊厳を守ることを前提にした誠実さの継続が重要である．

3 看護実践上の倫理的概念

アドボカシー，責務，協力，そして，ケアリングは，倫理的概念の中でも看護師の倫理的意思決定の基盤となるものである．

1 アドボカシー

アドボカシーとは，自分自身で表現できない人の代わりに，その人の基本的人権を守ることをいう[1]．災害時の場合，被災者が自分の価値観や生活スタイルに沿って，自分のニーズや関心事についての選択が可能となるよう支援することがアドボカシーとなる．その際，決定を急いだり価値を強要したりせず，被災者の信念や価値に最も近い形で決定ができるよう支援すべきである．

大規模な災害が発生した場合，住宅の倒壊や物品の流出，火災，ライフラインの途絶などにより，多数の被災者が長期にわたる避難所生活を余儀なくされる．避難所での生活は集団生活であるため，人間関係におけるトラブルが発生しやすい状況にある．プライバシーを守る場や安心して体験や感情を表現して語り合える場，また受験生への配慮として学習する場の提供など，居住スペースとは別に共有スペースを確保する必要がある．避難所のレイアウトを決める際などは，おのおのの基本的人権に配慮した上で被災者同士で話し合い，物事の決定を進めていけるようサポートすることが望ましい．避難所の運営に関しては，被災者の状況と人数をしっかりと把握し，被災者個々の状況に応じたニーズとコミュニティーに配慮した生活空間の確保が大切となる．

支援を行う際，被災者の心理面に配慮した環境づくりが重要となるが，応急仮設住宅においては設備面でさまざまな議論がある．応急仮設住宅提供の根拠となるのは，日本国憲法に保障された基本的人権の尊重によるものである．しかし，そこで保障される「健康で文化的な生活」がどの程度のものを指すかという解釈が個々により異なるため，設備のありかたに問題が生じている．人々の**QOL**＊（quality of life：**生命の質，生活の質**）の向上を目指す看護職者としては，応急仮設住宅の設備や機能についての提言も必要となる．

特に重要な視点は，要配慮者への配慮である．生活基盤である住まいや町が破壊されたことによる身体的・精神的・経済的なダメージは大きく，自力で生活し人生を立て直していくことは困難であるため，心の安定とともに生きていくことへの支えが重要である．家族や地域における人のつながりや支え合いを念頭に置き，基本的人権が守られるようにすべきである．

2 責務

看護職者は「自分がどのようにこの責任を遂行したか」ということを説明するときに**責務**を負う．看護職者による選択や行動が，道徳的基準や規範として認められたものに基づいているかどうかが問われるのである．看護ケアを提供することに同意がなされると，看護職者は実践の基準や道徳的規範に則ったケアの提供が責務となる[1]．災害時は，現場で混乱を来さないよう指揮命令系統を守り，組織的に行動する必要がある．その際，自己および他者の安全を守ることに留意しなければならない．

3 協力

協力とは，患者に質の高いケアを提供するために，他の人と積極的に物事に

用語解説＊

QOL

クオリティ・オブ・ライフ．生存期間の長さや医学的側面だけでなく，その質を高め，その人らしい生活を送ること．身体面，精神面，社会面，スピリチュアルな側面などから多元的にとらえられる．

取り組み，看護ケアの手順や方法を設定する際に協働することであり，共に働く人と価値観や目標を共有することである．その際，メンバーそれぞれの個別性は尊重されなければならない[1]．災害看護では，人間を取り巻く地球環境，社会構造，人間関係，地域との関係を重要な要因と考える必要がある．被災者のいのちと生活を守るために，人的・物的に制限された環境および地域の中で，支え合いながら被災者の自立を考え，周囲と連携した活動を通して，支援者自身の役割を果たすべきである．

4 ケアリング

レイニンガー（Leininger, M.M.）は，**ケアリング**は人間の健康に直接関係があると主張し，次のように述べている[2]．

plus α
ケアリング

ヘルスケアを受ける対象である人間としての尊厳を守り，向上させる看護倫理の道徳的基盤として位置付けられている．

人類学的に人間が長く生存しているということは，人類の進化においてケアの果たした役割の重要性を示している．異なった環境，文化，社会，政治的背景は，人間のヘルスケアと人類の存続に影響を及ぼした．人間的ケアが文化間のストレスや対立を減らし人間を守ってこなければ，文化はわれわれ自身を滅ぼしたかもしれないと推測できる．どの程度のケアリング行動が看護実践として実施されるかはいくつかの要因に影響される．個人の信念，ケアリングに関する教育経験，看護の仕事への満足度，他の人をケアした経験などがある．

災害時において，ケアリングは重要な概念である．なぜならケアリングは，人々の健康と福祉の保護に向かっているからである．災害とは大きなストレス，負傷，物理的損害，経済的損失を伴うものであり，人々の健康や生活に与える影響は計り知れない．人々がどのような体験をしているのか，個々の被災者のそばに寄り添い，尊重し，被災者が自らの生活を編み直していけるようなケアが必要である．

📗 引用・参考文献

1) Sara,T. Fry. 看護実践のための倫理. 第2版. 片田範子ほか訳. 日本看護協会出版会, 2005.
2) 前掲書1), p.53.

3) 松木光子. 看護学概論：看護とは・看護学とは. 第4版. ヌーヴェルヒロカワ, 2006.

📎 **重要用語**

倫理（原則）	自律	責務
善行	誠実	協力
無危害	忠誠	ケアリング
正義	アドボカシー	

被災地内医療者と被災地外支援者の間の葛藤

災害時は，医療や保健，福祉ニーズが急激に増大するため，尊厳が保たれないような劣悪な環境に置かざるを得なかったり，重症者の治療を優先せざるを得なかったりなど，倫理綱領を順守することが難しい．このような状況の中で，医療を提供する医療者もまた，さまざまな葛藤に直面しており，心身の健康が守られなければならない．

被災地内の医療者は，ライフラインが途絶し，医療物資も限られた非日常的な環境の中で勤務している．食事や休息，睡眠もままならず，体力が消耗し回復しないまま勤務せざるを得ない．家族と一緒に過ごせず，安否を気遣いながら医療にあたる苦悩は，さらなる疲労やストレスを蓄積させる．そのため，東日本大震災以降，被災者でもある被災地内医療者が休息や休暇を取得し，家族と過ごす時間や家屋の片付けができるよう被災地外からさまざまな医療者による支援が行われた．

しかし，「被災地外医療者の支援活動が被災地内看護師の心身の健康維持につながらなかった」「支援を受けることでストレスや疲労が蓄積した」という話を耳にし，被災から4年が経過したころ，当時の被災地内看護師に被災地外医療者の支援について話を聴く機会があった．支援で助かったことも多かったが，やはりストレスが増えた部分もあったという．その中で，特に印象に残った次の四つを紹介する．

一つ目は，被災地外医療者へのオリエンテーションについてである．時間に追われる中，「毎回毎回，それこそトイレの場所までオリエンテーションするのか」と，とてもブルーになったと語り，自ら探せばわかるトイレの場所も含めた詳細なオリエンテーションを繰り返し行うことは，大きなストレスになったようだ．

二つ目は，被災地外医療者から「何でもしますよ」と言われることである．何でもするという言葉はとても漠然としており，膨大な業務の中から依頼することを選択するのはとても困難で，逆にストレスを感じたという．

三つ目は，被災地外医療者によるケアの変更提案である．人や物が不足している中で，平時と同じ物資や器材，ケア方法を求められ，それまで行ってきたケアを否定されているようでつらかったと語った．それまでの経過や被災地の現状をよく知らないまま，そのときの状況だけの判断で，それまでのケアに対する否定的な言動やケアの変更提案にストレスを感じたそうである．

四つ目は，被災地外医療者の嗜好品を求める発言である．被災地到着とほぼ同時に喫煙場所を尋ねられ，「何しに来たんだろう」と不信に感じたという．被災地で嗜好品を求める支援者に対応することも，大きなストレスになったようだ．

支援のはずの活動が，逆に被災地内看護師にストレスを与え，心身の健康を脅かしていたことはとても残念なことである．被災地外支援者は被災地内看護師に新たなストレスを与えることなく，安心して医療に専念できる環境をつくることが重要である．

一方，支援を行った被災地外医療者も被災地での活動にさまざまな葛藤を抱えていたことを忘れてはならない．自己完結のとらえ方の相違や，被災地の特殊な環境におけるケア，派遣元との調整による苦慮などから葛藤を感じていた．そのため，支援を行う被災地外医療者がリアリティーショックを受けないような研修のありかたの検討や，派遣元との事前調整など，支援者に配慮することも重要となる．

このように，災害時は被災者だけでなく，支援者の基本的な人権を尊重することさえも困難である．しかし，どのような状況であっても，人権尊重の思考や姿勢をもち，看護師としての倫理的責任を可能な限り果たせるよう，日ごろから対応策を検討し，準備しておきたいものである．

[福井大学医学部附属病院集中治療部副看護師長・災害看護専門看護師・救急看護認定看護師　大嶋理恵]

2 災害の種類と健康被害

学習目標

◉ 災害の種類と被害，疾病の特徴を理解する．
◉ 災害関連死，防ぎ得た災害死について理解する．

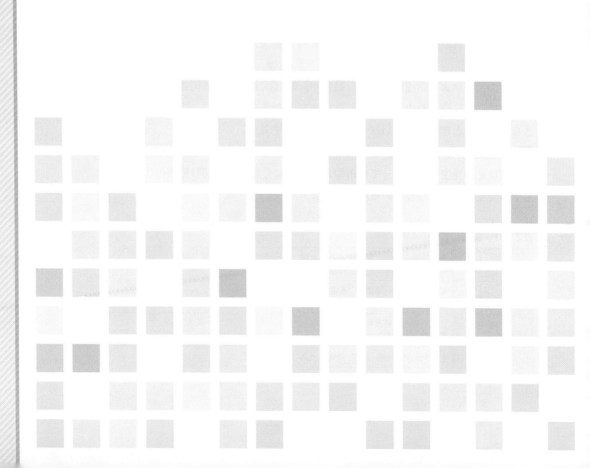

1 災害の種類と被害・疾病の特徴

　世界では毎年さまざまな災害が発生し，多くの人が被災している．災害の種類によって，もたらされる被害や疾病には特徴がある．加えて，発災後の経過や，発生した国・場所，季節によっても被害の様相は変わってくる．さらに，同じ災害であっても文化や生活習慣の違いによって，被災者が求めるものは異なる．

1 災害の種類

1 発生原因による分類

　災害は発生原因により**自然災害**，**人為災害**，**特殊災害**，**複合災害**に分けられる（表2.1-1）．

|1| 自然災害

　気象や地殻の変動など，自然の力によって引き起こされる災害．気象災害と地震・火山災害がある．

|2| 人為災害

　航空機や列車などの大規模な事故，工場爆発など人為的な要素が関わる災害．

|3| 特殊災害

　放射性物質の漏えいや有毒化学物質の飛散，伝染病の世界的流行など，通常の対応では困難で特殊な装備を必要とする災害．**CBRNE災害**ともいい，テロにも使用されやすい（表2.1-2）．広義には人為災害に含まれるものも多い．

|4| 複合災害

　複数の災害により同程度の大きな被害が，ほぼ同時に起こる災害．例えば，地震に続いて，津波や火災が発生した場合などである．ただし，災害規模に大きな差があるときは，小さいほうを**二次災害**と呼ぶ．

2 発生場所による分類

　災害はその発生場所によって**都市型**と**地方型**に分類され，同じ種類の災害でもその発生場所により被害の様相が変わる．

表2.1-1　災害の種類

自然災害	気象災害：台風・豪雨による風水害，土砂災害，豪雪，干ばつなど 地震・火山災害：地震，津波，火山噴火など
人為災害	航空機事故や列車事故，船舶事故などの交通災害 爆発事故，都市大火災，テロ・紛争など
特殊災害 （CBRNE災害）	上記のうち，特殊な装備が必要なもの． 原子力災害，有毒化学物質事故，伝染病の世界的流行など
複合災害	地震+火災，地震+津波，地震+化学工場爆発など

表2.1-2 CBRNE災害

	主な原因物質・事例
C (chemical) 化学	有害化学物質，サリン，VXガス
B (biological) 生物	ペスト，炭疽菌，天然痘，新型コロナウイルスの世界的流行
R (Radiological) 放射性物質	原発事故，放射線漏れ事故
N (nuclear) 核	原子爆弾，水素爆弾，核ミサイル
E (explosive) 爆発物	爆薬（TNTなど），爆破テロ

|1| 都市型災害

人口密度が高く，多くの公的機関や施設，企業が建ち並ぶ都市部は，大地震のような広域型災害が発生した場合，地方に比べて人的・経済的被害が増大する．加えて，高層住宅や地下街など複雑な建物構造による被害，電気・ガス・水道などのライフラインや通信の途絶，道路渋滞や鉄道網の寸断による**帰宅困難者***の発生など，被害の様相は多様化・複雑化する．

|2| 地方型災害

車社会である地方では，ガソリンの不足や道路・線路などの交通網の寸断で被災地が孤立化し，援助物資や傷病者の搬送が困難となりやすい．また，**要配慮者**である高齢者の人口比率の高い地域が多いため，災害直後はもとより，復旧復興期まで長期的な支援が必要となる．

2 自然災害による被害・疾病の特徴

1 地震

日本は，地球上で起こる**地震**のうち約20％の地震が発生するといわれる地震大国で，ほぼ毎年，**マグニチュード6以上**の地震が発生している．これまでにも1923（大正12）年の関東大震災，1995（平成7）年の阪神・淡路大震災などの大地震を，幾度となく経験してきた．

地震は広い範囲にわたって被害をもたらす上に，複合災害を来しやすい．2011（平成23）年に起きた東日本大震災では，地震が原因となった大津波が，福島第一原子力発電所事故へもつながった．地震は人的被害だけでなく経済活動への影響も多大であるため，国の防災対策上の最重点課題の一つとなっている．特に，近い将来の発災が懸念される**南海トラフ巨大地震**，**首都直下地震**への対策が重要視されている．

地震による被害は，負傷者が広範囲にわたって同時に多数発生するのが特徴なため，地域内の医療が機能不全に陥りやすい．また，長期にわたって強いられる避難生活による内科疾患の発症も多くみられる．災害派遣医療チーム（DMAT）を活用した急性期の広域災害医療体制の構築に加え，中長期にわたる支援が必要となる．

用語解説*
帰宅困難者

職場や外出先など，自宅から離れた場所に滞在しているときに災害に遭遇し，自宅までの距離が遠く，徒歩による帰宅が困難な人を指す．内閣府では，帰宅までの距離が10km以内の人は全員「帰宅可能」とし，20km以上の人は全員「帰宅困難」としている．日中，東京都が大規模災害に見舞われた場合，約390万人が帰宅困難者になると想定されている．

plus α
マグニチュードと震度

マグニチュードは，地震そのものの大きさ（エネルギー規模）を表す．震度は測定場所での揺れの強さを指し，震度0〜7までの10段階に細分される．

plus α
関東大震災

M7.9と推定される地震が関東南部に発生し，近代化した首都圏に甚大な被害をもたらした．

コンテンツが視聴できます（p.2参照）

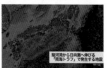

●南海トラフ巨大地震（内閣府）〈動画〉

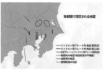

●首都直下地震（内閣府）〈動画〉

|1| 外傷

倒れた建物や崩れた土砂による圧死や，火災による焼死，津波による溺死などが死因となる（表2.1-3）．受傷後数分で死亡する即死の場合は，日常の救急医療でも救命することが困難である．

一方，数時間の間に死亡する早期死の場合は，初期の適切なトリアージと応急処置，後方搬送により救命できる可能性がある．しかし，救助に必要な交通網が寸断されていたり，負傷者が倒壊した建物の下に閉じ込められていたりする場合は救出に時間がかかるため，**避けられた災害死*** が発生しやすい．発生から72時間を超えると救命率が急激に低下するとされ，被災者ががれきの下に閉じ込められている段階から，輸液や保温などの治療を開始する必要がある．

また，長時間，体ががれきの下敷きになることで生じる**圧挫症候群（挫滅症候群，クラッシュ症候群）**は地震に特徴的な病態で，救出後，直ちに適切な治療を行わなければ死に至る（表2.1-4）．

|2| 災害関連死

地震による避難生活は長期に及ぶことが多く，それに伴う**災害関連死*** が増加する．夏季には脱水・熱中症，冬季には低体温症に陥る．ストレスや脱水な

表2.1-3　**地震による死因**

外　傷	圧死，大量出血，津波による溺水，重症外傷，クラッシュ症候群，重度熱傷など
災害関連死	エコノミークラス症候群，低体温・高体温，感染症，心疾患の合併，自殺など

用語解説*

避けられた災害死

災害時に，適切な初期治療が行われなかったことによる死亡を指す．阪神・淡路大震災では6,000人近い死者のうち約500人が該当するとされ，その後の災害医療において大きな教訓となり，DMAT発足のきっかけとなった．類義語に，外傷医療における「防ぎ得た外傷死：preventable trauma death（PTD）」がある．

用語解説*

災害関連死

圧死や水死などの直接的な死因ではなく，避難生活の疲れや劣悪な環境により，持病が悪化したり体調を崩したりして死亡すること（➡p.40参照）．

表2.1-4　**クラッシュ症候群（圧挫症候群）の病態**

病　態
長時間，倒壊した建物や家具などの下敷きになっていると，クラッシュ症候群を発症し，①高カリウム血症や，②ミオグロビン血症による急性腎不全を起こす危険がある．

①高カリウム血症で突然死

圧迫壊死に陥った筋組織に蓄積したカリウムや乳酸が，血流の再開とともに全身に放出される．その結果，急激な高カリウム血症とアシドーシスを引き起こし，突然の不整脈や心停止をきたす．

②ミオグロビン血症による急性腎不全

壊れた筋細胞内から放出されたミオグロビンが，腎尿細管を傷害し急性腎不全を引き起こす．血液透析で治療しなければ数日後に死亡する．

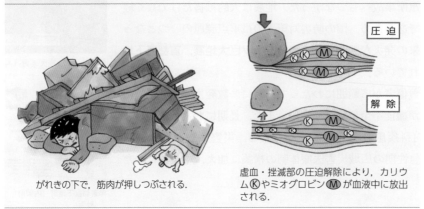

がれきの下で，筋肉が押しつぶされる．

虚血・挫滅部の圧迫解除により，カリウムⓀやミオグロビンⓂが血液中に放出される．

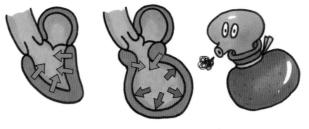

　急性心筋梗塞とよく似た症状と心電図異常を示す心疾患．2004（平成16）年の新潟県中越地震や，2016（平成28）年の熊本地震の際に多発した．女性に多く，肉親の死や自宅の火災など，さまざまな急性ストレスを背景に発症する．心筋の壁運動に異常を来し，心臓がまるで「たこつぼ」のような形態を呈する．内因性のカテコラミンの過剰分泌との関連性が疑われており，適切な治療が行われれば，予後は良好である．

正常心臓の収縮　　　収縮期に心尖部が拡張するため「たこつぼ」のような形になる

図2.1-1　たこつぼ型心筋症の壁運動異常

どが誘因となり，急性心筋梗塞や**たこつぼ型心筋症**（図2.1-1）のような心血管疾患も増加する傾向にある．また，余震による被災を避けて自家用車内で宿泊し，**エコノミークラス症候群**を発症する例もみられる（表2.1-5）．さらに，長引く被災生活から抑うつ状態に陥り，自殺に至るケースもある．

2 津波

　津波は，海底で生じた地震により引き起こされる．海底での急激な地殻変動が，海底から水面までの海水を一気に押し上げ，それにより生じた巨大な水の塊が震源地を中心に，ジェット機並みのスピードで周囲に広がっていく．1960年に起きたチリ地震では，地球の反対側にあたる日本にも最大6mの津波が到達し，東北沿岸部で142人が死亡した．また，東日本大震災では最大波高16mの津波により，東北・関東沿岸部一帯において約2万人もの犠牲者を

plus α
チリ地震津波

1960年5月23日にチリでM9.5の地震が発生し，この地震によって発生した大津波が太平洋を横断して地球の反対側の日本まで到達した．体感する地震がなく，波動周期の長い津波であったため，不意をつかれ被害を大きくした．

表2.1-5　エコノミークラス症候群の病態と予防

病　態
急性肺血栓塞栓症の発症形態の一つ．旅客機のエコノミークラスの乗客に多発したことから名付けられた．災害時に特徴的な疾病の一つで，**車中泊**を続ける被災者に発症しやすい．新潟県中越地震や，平成28年熊本地震で多発したことで知られる．長時間座り続けると，下肢の屈曲した部分で静脈還流が滞る（**図1**）．さらに脱水が重なると深部静脈血栓が形成され，最悪の場合には肺塞栓症を合併し突然死に至る．脱水のほかに肥満，悪性腫瘍を有している（がんを患っている），経口避妊薬の服用などが危険因子となる．

予防するために指導すべきこと
・水分を摂取して脱水を予防する ・休息時には下肢を挙上し，関節を伸ばせるようなスペースを確保する ・足関節・膝関節の運動で，静脈還流を増加させる（**図2**）

plus α
津波対策の推進に関する法律

東日本大震災における津波災害を教訓に，津波に対する防災訓練や知識の普及を図るため「津波対策の推進に関する法律」が制定された．

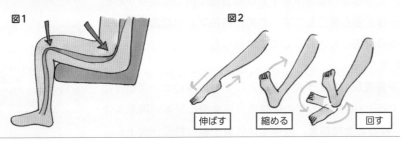

図1　　　　　図2

伸ばす　縮める　回す

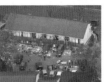

●平成28年熊本地震〈動画〉

出した．津波は地震発生後，直ちに避難すれば助かる可能性が高く，平時から
のハザードマップの確認や避難訓練が重要である．

|1| 多発外傷

　2mを超える津波はほとんどの木造家屋や車を破壊し，その破片を巻き込
みながら人々に襲いかかる．津波は人に頭部打撲や脊髄損傷などの多発外傷を
与え，いったん津波に巻き込まれると致命的である．

|2| 溺水と津波肺

　溺水は津波による死因の多くを占める．また，海水や油，土砂を誤嚥してい
るために，難治性の化学性肺炎の合併が多くみられ，受傷2日目ごろより急
激に呼吸状態が悪化する（**津波肺**＊）．

3 風水害（台風・豪雨・洪水・高潮・竜巻）・土砂災害

　毎年多くの豪雨や台風に見舞われる日本は，国土の70%を森林地帯が占め，
河川の流れは急峻で，土砂崩れや洪水が起こりやすい．近年では，地球温暖
化の影響で被害の規模がさらに大きくなっている．治水整備が未発達な時代に
は，洪水や高潮による溺水，大規模な土砂崩れによる外傷が疾病の多くを占め
た．現在の水害における疾病構造は，都市部と地方とでは異なり，地方では増
水した河川や用水路での溺水や土砂崩れ，土石流，**鉄砲水**＊などによる被害が
多く，都市部では冠水した道路での溺水が増えている．また，**線状降水帯**＊に
よる集中豪雨や**都市型水害**のような新たな被害の形態が問題になっている．

|1| 都市型水害

　都市部は地面がアスファルトで舗装されており，水は土中へ自然吸収されな
い．そのため，局地的な豪雨などで降水量が下水管の排水能力を超えると，洪
水が起こる．地上にあふれ出た下水がマンホールのふたを押し流し，知らずに
歩いていた人が下水道に転落したり，ガード下など周囲より低い場所で自動車
が冠水し，溺水したりする事故が起こっている．さらに，地下街に冠水が一気
に流れ込むと，被害は一層拡大する．人口の集中により排水能力が低下してい
る上，**ヒートアイランド現象**＊によっていわゆる**ゲリラ豪雨**＊が起こりやすい
とされる都市部では，水害発生の増加が懸念されている．

|2| 風水害後の感染症

　風水害は夏季に多いため，復旧作業中に脱水・熱中症が多く発生する．ま
た，トイレや下水の冠水によって衛生状況が悪化し，下痢などの腸管感染症が
まん延しやすい．特に，上下水道の整備が不十分な発展途上国では注意が必要
である．また，食物の保存状態も悪化しやすいため，黄色ブドウ球菌やサルモ
ネラ菌などによる食中毒の増加にも注意しなくてはならない．

|3| 防災可能な自然災害

　風水害は，その規模や警戒レベルを予測することにより，適切な防災が可能
な自然災害といえる．1959（昭和34）年の伊勢湾台風を機に**災害対策基本法**
（➡p.62参照）が制定されたことに加え，近年では気象予報の精度が向上し，

前線の動きをはじめ，台風の強さや進路がかなり正確に予測されるようになった．また，土砂崩れや河川氾濫の起こりやすい危険箇所を示した**ハザードマップ**＊も公表されている．しかし，地球温暖化の影響で大型台風や豪雨が頻発し，令和2年7月豪雨や平成29年7月九州北部豪雨，広島土砂災害，鬼怒川（きぬがわ）の氾濫など，被害の規模が増大している（**図2.1-2**）．

4 火山・噴火災害

日本は世界有数の火山国である．近畿・中国・四国地方を除いた地域に広く活火山が分布し，2023（令和5）年現在，111の活火山が認定され監視されている．噴火により**火山性ガス**や溶岩塊（ようがんかい）を噴出したり，**火砕流**（かさいりゅう）や土石流を引き起こし，時に大きな被害をもたらす．また，ほかの自然災害に比べ，噴火活動を繰り返すことで災害が長期化しやすい．

1 火砕流による熱傷・外傷死

火砕流とは，1,000℃近くに達する高温の火砕物が，時速100kmを超える速さで斜面を流れ下る現象で，遭遇すれば火砕物による直接的外傷を負う．一度発生してしまうと避難することは極めて困難であり，危険指定区域に立ち入らないことが唯一の予防策である．

2 火山性ガスと噴石

火山噴火では，大量の二酸化炭素や硫化水素などの有毒ガスと同時に，初速300km/h以上の速さで多くの噴石が噴出する．2014（平成26）年の御嶽山（おんたけさん）の噴火災害では，大量の噴石による直接的外傷で多くの犠牲者を出した．

用語解説＊
ハザードマップ
地震や津波など，自然災害が発生した場合を想定し，その被害の程度や危険箇所，避難場所，避難方法などを示した地図．国の防災機関や地方自治体などで作成・公表されている．

plus α
鬼怒川の氾濫
2015（平成27）年9月10日から11日にかけて台風第18号による大雨が関東・東北地方を襲い，鬼怒川では溢水や堤防の決壊が発生し，大きな被害をもたらした．

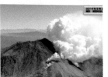

●御嶽山の噴火災害〈動画〉

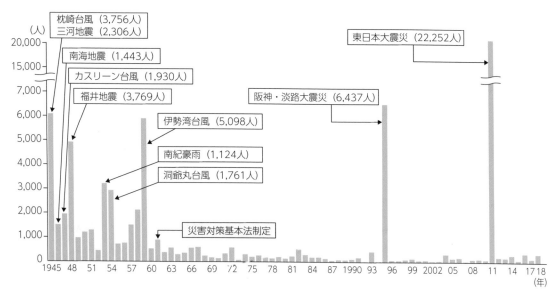

注）1995年死者のうち，平成7年兵庫県南部地震（阪神・淡路大震災）の死者については，いわゆる関連死919人を含む（兵庫県資料）．2017年の数値は内閣府取りまとめによる速報値．
内閣府．令和元年版防災白書．平成23年版防災白書を参考に作成．

図2.1-2　自然災害による死者・行方不明者の推移

5 雪害

　日本は，国土のうち約50％が豪雪地帯に指定されている．大きな災害がない平時の災害死の原因では，雪害の占める割合が相対的に高い（**図2.1-3**）．

　降雪の初期に，気温の変化に体が順応できず，除雪作業中に心筋梗塞や脳血管疾患を発症して死亡する事例や，屋根の雪下ろしによる家屋からの転落外傷が増加する．

3 人為災害による被害・疾病の特徴

1 大型交通災害

　鉄道や船舶は一度に大量の人や物を輸送するため，事故が起こると多数の傷病者が発生する．また大型交通事故は，その地域の交通網を寸断し流通に支障を来すため，社会経済に与える影響も大きい．加えて大規模災害の場合，人為的要因が複数にまたがることが多いため，その責任の所在をめぐって社会問題化する傾向にある．

1 列車事故

　列車内の乗客はシートベルトを装着していないため，脱線・衝突による**列車事故**では，その衝撃で体が車体に叩きつけられ，多発外傷を招く．変形した車体に閉じ込められ車外への救出が困難な場合には，医療者が現場に入って治療を行う**がれきの下の医療**＊（confined space medicine：**CSM**）が求められる．2005（平成17）年，107人の死者を出したJR西日本福知山線脱線事故では，事故当初より日本DMATが現場で活動し，日本国内で初めてがれきの下の医療が実践された．

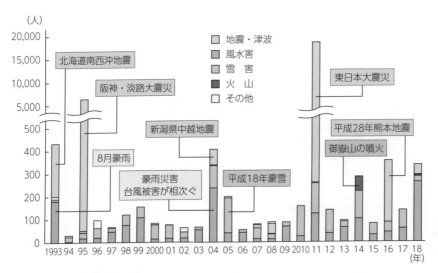

令和元年版防災白書より作成．

図2.1-3 自然災害による死亡者の内訳

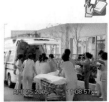

●JR西日本福知山線列車事故における後方搬送の実際（兵庫医科大学病院）〈動画〉

| 2 | 航空機事故

航空機事故の致死率は高く，大型旅客機の場合では多数の犠牲者が発生しやすい．また，墜落の場所が洋上や山中の場合は，救助活動も困難を極める．1985（昭和60）年の日航機墜落事故では，乗員乗客524人のうち520人が犠牲となった．

2 マスギャザリング災害

マスギャザリングとは，日本災害医学会によると「一定期間，限定された地域において，同一目的で集合した多人数の集団」と定義されており，駅や遊園地，コンサート，スポーツ大会などが当てはまる．そこで災害が発生した場合，大きな被害の発生が予想される．特に，海外からも注目度の高いイベントなどはテロの対象とされやすく，警備の強化に加えて医療支援体制を備えておくことが必要となる．2020（令和2）年に日本領内で初めて新型コロナウイルス感染が確認されたクルーズ船の事例は，マスギャザリング災害の一例であり，千人規模の旅客を乗せた船内で発生した集団感染は，防疫上の備えについて課題を残した．

4 CBRNE災害による被害・疾病の特徴

CBRNE災害のCBRNEは，C（chemical：化学），B（biological：生物），R（radiological：放射性物質），N（nuclear：核），E（explosive：爆発物）の頭文字で，いずれも特殊な装備と対応を必要とする．二次災害を避けるために**個人防護具（PPE）**の装着や，安全な範囲と危険な範囲を明確に分ける**ゾーニング**，有毒物質の拡散を防ぐための**除染**などが行われる．原因が目に見えず，恐怖心や風評を起こしやすい．また，テロに用いられることもある．

1 C災害

C災害は，化学工場での爆発や化学物質を輸送中の車両・船舶の事故などで，有害物質が漏えいすることによって起こる．また，社会に危害を及ぼすことを目的に化学物質が散布されるテロの場合もある．ほとんどが日常診療でなじみのない有害物質であり，初期対応に苦慮することが多い．化学物質の特定自体が困難である場合もある．化学物質の接触・吸入により，救助者の二次災害の危険性がある．1995（平成7）年にオウム真理教が引き起こした地下鉄サリン事件では，被害者の衣服に付着していたサリンによって医療従事者が中毒症状を呈した．

2 B災害

B災害とは，病原体（細菌・ウイルス）による災害をいう．2001年にアメリカで発生した炭疽菌テロのように，生物兵器として用いられることもある．新興・再興感染症など人類に影響を与えるような感染症の世界的流行（**パンデミック**）に対しては，世界保健機関（WHO）が中心となり対策が取られている．2020年に始まった新型コロナウイルスの流行は，健康被害のみならず世

plus α

日本中毒情報センター

中毒や化学災害に関する情報を提供し，化学物質の特定方法や解毒剤入手先の案内などを行う．NIMS（物質・材料研究機構）からの情報も参考になる．

plus α

アメリカ炭疽菌事件

2001年にアメリカで，炭疽菌が郵便物で送りつけられるというテロ事件が発生し，配達した郵便局員など5人が肺炭疽を発症し死亡した．

界経済に甚大な影響を及ぼしている．

3 R災害

R災害は放射性物質による災害をいう．原子力発電所の事故などによって，放射線を被曝したり，放射性物質で汚染される災害である．1986年のチョルノービリ（チェルノブイリ）原子力発電所事故，1999（平成11）年の東海村JCO臨界事故，2011（平成23）年の東日本大震災で発生した福島第一原子力発電所事故などが挙げられる．報道には耳慣れない専門用語が数多く使用されるため，一般の人々は情報を理解することが難しく，社会混乱が生じやすい．福島第一原子力発電所事故では，被災者に対する差別的な扱いや風評被害が問題となった．医療従事者は，日常診療で用いられている「医療被ばく」の知識を役立て，正しく理解し支援してほしい（➡p.299参照）．

4 N災害

N災害は，広島・長崎に投下された原子爆弾のような，核兵器を用いた核爆発による災害を指す．前述のR災害と同じ範疇となるが，特に核爆発によるものをN災害として区別する．核爆発の爆風による損傷に加え，大量の放射線被曝を受けることで，脱毛や造血器障害などの急性障害をはじめ，数年から数十年後に発がんなどの晩期障害がみられるなど，その影響は長期にわたる．近年は，核保有国の増加や核兵器の性能向上が国際的な懸念となっている．

5 E災害

E災害は爆発物による災害をいい，近年では爆発物を用いたテロ事件が頻発している．テロの場合，単に爆発による殺傷目的に加えて，微生物（B）や有毒化学物質（C）を飛散させることが目的の場合もある．また，放射性物質（R）が格納された爆発物は**ダーティーボム**（汚い爆弾）と呼ばれ，殺傷力は低くても放射性物質が飛散されることで，長期間にわたって社会を混乱させる．

plus α
被曝と汚染の違い

被曝：単に放射線を浴びることで，X線検査も被曝の一種である．被曝しただけの人が，放射線による悪影響を周囲に与えることはないが，この違いが誤解され，被災地での放射線災害による混乱につながった．
汚染：放射性物質が皮膚や体内に存在している状態で，放射性物質を除染し周囲への汚染拡大を防止しなければならない．

plus α
チョルノービリ（チェルノブイリ）原子力発電所事故

1986年4月26日に旧ソ連ウクライナのチョルノービリ（にある原子力発電所で，東欧や北欧まで放射能が拡散されるという史上最悪の事故が発生した．

plus α
内部被曝

汚染された食物や水を摂取することで被曝することを内部被曝という．摂取した放射性物質の総量からベクレル（Bq）で表すことが多い．

5 複合災害の分類

　複合災害とは，複数の災害により大きな被害がほぼ同時に生じる災害をいう．東日本大震災では，地震に引き続いて大津波と原子力発電所事故による放射線災害が加わり，対応に困難を極めた．

❶連鎖型複合災害　一つの大災害をきっかけに，他の災害が続発するもの．例えば大地震に引き続き，広範囲の火災や工場爆発による化学災害が発生したり，巨大津波に襲われたりする場合をいう(図2.1-4)．

❷偶発型複合災害　災害の前後に，他の大災害が偶然発生した場合をいう．例えば，大地震で堤防が決壊したところへ大型台風が襲来し，広範な風水害をもたらすような場合（図2.1-5）である．

　また複合災害には，同じ地域が被災する同時被災型と，異なる地域が被災する同時対応型がある．後者の例では，首都直下地震があった直後に，九州地方に超大型台風が襲来した場合や，複数の地震が連動して広範囲に発生する（連動型地震）と想定される南海トラフ地震が挙げられる．同時に複数の地域に対応しなくてはならないため，対応がより困難となる．

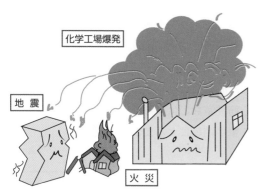

図2.1-4　連鎖型の例：大地震＋大火災，化学工場爆発

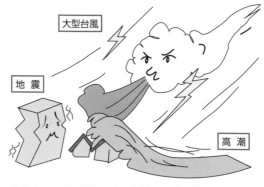

図2.1-5　偶発型の例：大地震＋大型台風，高潮

📖 **引用・参考文献**

1) 内閣府. 令和5年版防災白書. https://www.bousai.go.jp/kaigirep/hakusho/index.html，（参照2023-07-12）.
2) 国土交通省ハザードマップポータルサイト. https://disaportal.gsi.go.jp，（参照2023-07-12）.
3) 内閣府. 防災情報のページ. http://www.bousai.go.jp，（参照2023-07-12）.

📎 **重要用語**

自然災害	南海トラフ巨大地震	エコノミークラス症候群
人為災害	首都直下地震	津波肺
特殊災害	避けられた災害死	ハザードマップ
CBRNE災害	圧挫症候群（挫滅症候群，クラッシュ症候群）	がれきの下の医療
複合災害		マスギャザリング
二次災害	災害関連死	改正国際保健規則（1HR2005）

2 災害関連死

1 災害関連死とは

災害で直接，外傷等を負ったわけではないが，災害によって受けた精神的ショックや，災害後の厳しい避難環境など，間接的な原因によって死亡することを**災害関連死**（disaster-related deaths：**DRD**）という．災害関連死は，予備力の乏しい後期高齢者に発生しやすく，高齢社会になって初めて起きた大規模災害である阪神・淡路大震災以降に注目されるようになった．災害関連死の中でも地震に伴うものは，**震災関連死**と呼ばれる（**表2.2-1**）．

2 災害関連死の発生機序

災害関連死は遺族等が市町村に申請し，審査を経て認定を受ける必要がある．認められれば，遺族に**災害弔慰金**＊が支払われる．

災害関連死が発生する原因は多岐にわたり，時間の経過によっても原因は異なる．

❶**発災当初〜3日ごろ** 災害による精神的ショックと過酷な避難生活は，交感神経を緊張させる．血圧を上昇させ，同時に起こる脱水と相まって血液粘度が上昇し，心筋梗塞や脳卒中を起こしやすくなる．避難所で生活する高齢者は，トイレが遠かったり使いにくいという理由から水や食料の摂取を控えることが多く，脱水に陥る人が少なくない．また，心負荷は心不全を増悪させ，粉じんによる慢性肺疾患も悪化させる．心筋梗塞などによる急死例は，3日目までに集中して発生する．3日目から車中泊等による**エコ**

表2.2-1 **震災と災害関連死の特徴**

震 災	震災の特徴	災害関連死の特徴
阪神・淡路大震災（1995年）	・高齢都市型 ・主に建物の倒壊＋火災 ・初期救援の遅延	・災害関連死の概念が生まれた． ・約半数はインフルエンザ関連での死亡． ・虚弱高齢者が頻繁にトイレに行くことができず，水分摂取を控えたため，高血糖や脱水を招いた（トイレ問題が大きく取り上げられた）．
新潟県中越地震（2004年）	・山村型 ・新幹線脱線	・郊外農村では車での避難が多かったため，車中での死亡が目立った． ・発災から2〜6日目に発症し，6人が死亡したエコノミークラス症候群が初めて報告された．
東日本大震災（2011年）	・大津波 ・ガソリン不足 ・原子力発電所事故	・津波による低体温や肺炎（津波肺）が発生した． ・長期間のライフライン停止により被害が拡大した． ・災害関連死の新たな発生場所として，福祉施設や病院が注目された（ただし，最も多かったのは自宅で，約半数を占める）． ・移送や移動時の病弱高齢者の死亡が目立った．
熊本地震（2016年）	・震度7が2回 ・頻回に続く余震 ・新幹線脱線	・車中泊が多く，肺塞栓症が多発した． ・近距離転院であっても死者が発生した．

ノミークラス症候群が多発する（図2.2-1）.

❷ **4日目～数日後**　数日後には，免疫力の低下を背景とした肺炎が起こりやすくなる．また，ストレスは被災者全員が抱えているが，心筋梗塞や心不全，脳卒中，慢性肺疾患等の持病がある人や透析患者は，循環器や呼吸器の予備能が低いため，合併症を起こしやすい（図2.2-2）.透析などの継続的な治療を受けている患者は，災害によってライフラインが途絶すると2～3日で自宅での生活が困難となる．在宅酸素療法（HOT）や頻回の口腔

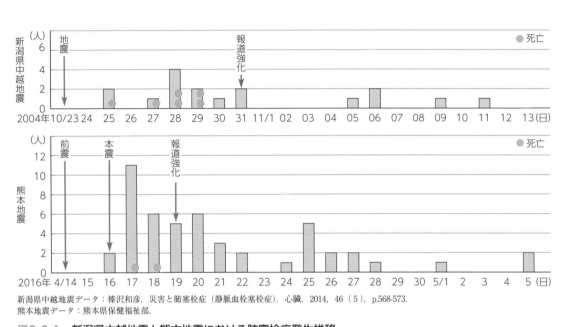

新潟県中越地震データ：榛沢和彦. 災害と肺塞栓症（静脈血栓塞栓症）. 心臓. 2014, 46（5）, p.568-573.
熊本地震データ：熊本県保健福祉部.

図2.2-1　新潟県中越地震と熊本地震における肺塞栓症発生推移

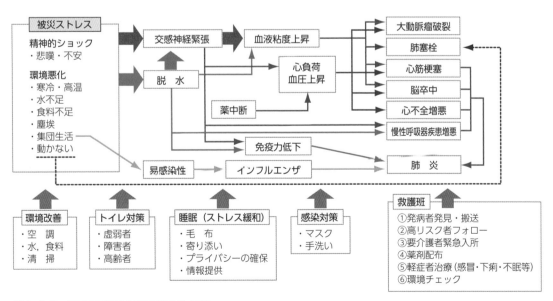

図2.2-2　災害関連死の発症機序と対策

内吸引が必要な患者も，電気の停止でたちまち自宅での生活は不可能となる．できる限り早期の入院が必要である．

3 救急車出動件数にみる災害サイクル

災害関連死の発症は急性重症であることが多いため，その発生数は救急車の出動件数に比例すると考えられる．例えば，新潟県中越地震の際の小千谷市の救急車出動件数は，2日目にピークに達したのちに急減，2週間目には平時の約3倍で推移したが，3週目後半には，ほぼ例年並みに落ち着いている（図2.2-3）．

一方，東日本大震災における宮城県・石巻医療圏の救急車出動件数を見ると，発災当初はピークになっていない．これは，救急車破壊や道路寸断，通信途絶のためと考えられる．第3週まで前年（2010年）の約3～4倍の出動件数で推移するがその後急減し，例年の約2倍で推移している5週目以降から次第に減っていった．前年とほぼ同数になったのは，約5カ月後である．中規模災害での亜急性期は約2週間といわれているが，大規模災害では3～4週間になることがわかる．これらのことから，災害時における救急車の出動件数は，災害サイクルの区切りを表しているといえる．

4 東日本大震災における震災関連死の認定数と 発生場所・原因

復興庁による2023（令和5）年3月末までの集計では，東日本大震災における震災関連死者数は，1都9県で3,794人である（表2.2-2）．発災後，1カ月以内に亡くなった人は岩手県で46.8％，宮城県で61.7％を占めるが，福

新潟県中越地震と熊本地震における肺塞栓症発生の違い

新潟県中越地震では，震災後2週間以内の車中泊による肺塞栓症の発生は11人で，65歳未満8人，65歳以上3人，すべて女性，うち死亡は6人（死亡率54.5％）であった[1]．熊本地震では，2016年4月27日までの県内20病院における肺塞栓症による入院患者数は42人で，65歳未満16人，65歳以上26人，男性9人，女性33人（男女比＝1：3.7），うち死亡は2人（死亡率は4.8％）であった．2017年3月21日までの災害関連死の集計によると，肺塞栓症は3人であり，上記の2人以外に6月に1人死亡していた．なお，肺塞栓症発症者の80％が車中泊であった．

単純比較はできないが，両者の死亡率に大きな差がみられる．熊本地震の死亡率が低かった理由は，熊本県では震源地近くに高度医療を提供できる病院が4カ所以上もあった，また広域搬送も円滑に進んだ，発災早期から行政やマスコミの肺塞栓症予防の宣伝活動が強力に行われたことが挙げられる．

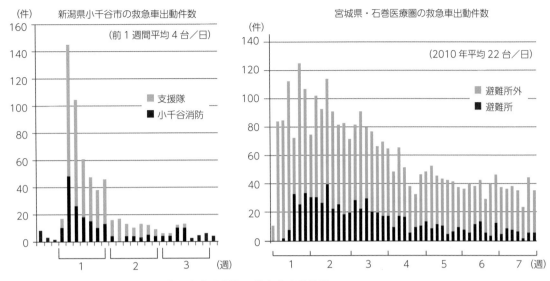

図2.2-3　新潟県中越地震後と東日本大震災後の救急車出動件数

表2.2-2　東日本大震災における震災関連死の死者数

都道府県	死者数（人） （全体に占める割合）	死亡時期（人）					
		1週間以内	1週間〜1カ月以内	1カ月〜3カ月以内	3カ月〜6カ月以内	6カ月〜1年以内	1年以上
岩手県	470（12.4%）	97	123	121	59	38	32
宮城県	931（24.5%）	234	340	221	82	31	23
福島県	2,337（61.6%）	115	266	338	323	366	929
その他	56　（1.5%）	26	17	6	5	1	1
合　計	3,794（100%）	472	746	686	469	436	985

復興庁．東日本大震災における震災関連死の死者数等について．数字は2023（令和5）年3月31日時点．

島県は16.3％で，1カ月〜1年以内が43.9％，1年以上経てから亡くなった人が39.8％を占めている．また，今なお認定が続いており，原子力発電所事故に伴う長距離移動や，自宅での生活の継続が望めないなどの過大なストレスが評価されている．

　各期間での震災関連死の程度を把握するために，期間ごとに被災自治体の前年の死者数と比較してみよう．岩手県被災自治体の前年（2010年）の死者数は3,854人，宮城県は14,291人で，2県の合計は18,145人である．前年死者数に対する1週間以内の震災関連死者数の比率は＝（97人＋234人）／｛（1万8,145人／365日）×7日｝＝0.95，1カ月以内0.39，3カ月以内0.11，6カ月以内0.03であった．1週間以内（急性期）の死亡は前年死者数の0.95倍と際立って高く，1カ月以内（亜急性期にほぼ一致）も0.39と高い比率になっている．

　次に，震災関連死での死亡場所（図2.2-4）と，その原因（図2.2-5）を示す．原因で最も多い「避難所等における生活の肉体・精神的疲労」は3県に

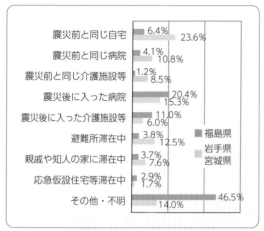

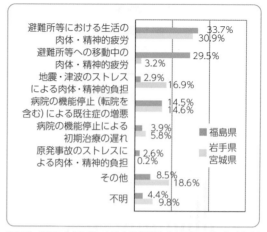

復興庁.「東日本大震災における震災関連死に関する原因等（基礎的数値）」, 2012を参考に作成.

図2.2-4 東日本大震災における震災関連死での死亡場所

復興庁.「東日本大震災における震災関連死に関する原因等（基礎的数値）」, 2012を参考に作成.

図2.2-5 東日本大震災における震災関連死の原因

共通しているが，「避難所等への移動中の肉体・精神的疲労」では岩手県と宮城県では3.2％であったが，福島県では29.5％に上っている．福島第一原子力発電所事故による避難が大きく影響していることが見て取れる．

5 防ぎ得た災害死

防ぎ得た災害死（preventable disaster death：**PDD**）とは，「非災害時でその地域や病院が通常の環境・診療体制であれば救命できたと考えられる死亡」を意味する．東日本大震災のPDDについては，岩手県と宮城県の災害拠点病院（14カ所）と，2011（平成23）年3月11日から4月1日までの間に20人以上が死亡した一般病院（11カ所）の計25病院を対象に，調査が実施された[2]．次に結果の概要を示す．

①災害関連死は234例発生しており，全死亡868例の27.0％，PDDの発生数は102例で11.8％を占めた．

②沿岸部のPDDは327例中62例（19％）で，内陸部の541例中40例（7.4％）に比べて有意に高かった．

③PDDの発生場所：病院前（入院まで）は全PDDの61.8％で，主に災害拠点病院で認められた．病院内（入院中）は44.1％で主に一般病院で発生し，入院後は10.8％であった．一般病院のPDDは，発災時にはすでに入院していた患者が多かった．

④PDDの原因：病院前63例では「医療介入の遅れ」が40例（全PDDの39.2％），「避難所の環境悪化，居住環境の悪化」が19例（18.6％）である．病院内45例では「医療資源不足」が29例（28.4％），「ライフライン途絶」が25例（24.5％）で，沿岸部の一般病院での発生が多かった．「人的資

源不足」は7例で，そのうち6例が沿岸部の災害拠点病院で発生した．

医療介入の遅れに対しては，病院までの道路の確保等と患者の早期発見策（患者は自分から訴えない，在宅患者は孤立）が今後も求められる．大規模な災害が発生すると，医療資源の不足やライフラインの途絶は，災害拠点病院でも発生する．災害時の病院支援だけでなく，平時のBCP策定も重要な課題である．

➡ BCPについては，9章2節p.244参照.

6 災害関連死を減らすための取り組み

災害関連死を減らすためには，次のようなことが考えられる．

- 最も死亡率の高い急性期における医療へのアクセス確保と，災害拠点病院の機能維持を最重要課題とし，システムを構築する．
- 亜急性期になると，病弱者・要介護高齢者・障害者は厳しい避難環境から脱落しやすい．発病者の早期発見と要介護高齢者の緊急入所を，2週間以内に完了させる．
- 災害関連死の発生率が最も高いのは在宅患者である．急性期には透析患者と在宅酸素療法中の患者の入院を早期に進め，発災1週間以内に在宅支援の本格化を図る．
- 東日本大震災では施設，民間病院での災害関連死が目立った．早期支援と災害拠点病院との連携が必要である．
- 大規模災害が起こると，診療行為が継続不能となる病院や施設が多発するため，患者および利用者の多人数移送が必要となる．
- 孤立した地域への支援は遅れることが予想され，災害拠点病院でも取り残される可能性がある．長期間を想定した備蓄や県を越えての支援を，平時から準備する．
- 南海トラフ巨大地震ではエネルギー施設が大破し，特にガソリンが不足すると予想されている．ガソリンがなければ，各種対策や円滑な物資と人の支援が進まない．ライフライン同様，エネルギーの確保も急務である．

■ 引用・参考文献

1) 榛沢和彦. 災害と肺塞栓症（静脈血栓塞栓症）. 心臓. 2014, 46（5）, p.568-573.
2) 山内聡 ほか. Survey of Preventable Disaster Death at Medical Institutions in Areas Affected by the Great East Japan Earthquake. Prehospital and Disaster Medicine. 2015, Vol. 30, No. 2.
3) 上田耕蔵. 震災後関連死亡とその対策. 日本医事新報, No.3776, 1996, p.40-44.
4) 上田耕蔵. 医療から見た阪神大震災まちづくりの始まり. 兵庫部落問題研究所, 1997, p.139.
5) 上田耕蔵. 東日本大震災：医療と介護に何が起こったのか／震災関連死を減らすために. 萌文社, 2012, p.102-111.
6) 上田耕蔵. 震災関連死におけるインフルエンザ関連死の重大さ. 都市問題. 2009, 100（12）, p.63-77.
7) 神戸協同病院ほか. おまえらもはよ逃げてくれ！阪神大震災 神戸医療生協の活動記録. https://kobekyodo-hp.jp/images/material/shinsai_kobe.pdf, （参照2023-07-12）.
8) 太田裕, 小山真紀. 日別救急活動記録で探る地震関連疾患の時系列変動性：地域安全学会梗概集. 2008, p.104-105.
9) 前掲書4）, p.121.
10) 上田耕蔵. 震災関連死を減らす医療・福祉の役割／震災関連死の推計と認定についての考察から. 日本災害復興学会誌. 2014, 6（1）, p.9-18.

重要用語

災害関連死（DRD）　　　　　　エコノミークラス症候群　　　　　防ぎ得た災害死（PDD）
災害弔慰金　　　　　　　　　　　肺塞栓症

3 災害に関する法制度

学習目標

- 災害医療に関する国の政策を正しく理解する.
- 災害医療に関する法律問題を正しく理解する.
- 災害時における被災者支援体制などの社会資源を理解する.

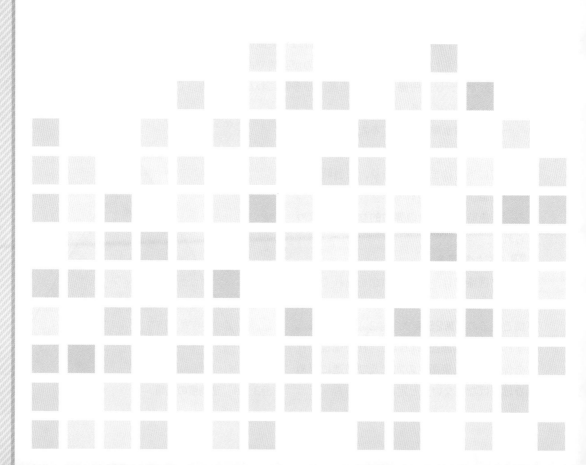

1 災害医療に関する国の政策

1 法制度と災害医療

1 制度を見る視点

大地震や津波などの大規模な災害が発生した緊急時は現場優先であり，法制度を想起する余裕などないのが実情である．しかし，人命救助や医療支援に十分な体制で臨めるかどうかは，法制度の内容に大きく左右される．だからこそ，災害医療に関する法制度や国の政策を学び，問題点を改善していく不断の努力が求められる．災害時には現場をつぶさに見る目とともに，状況を大局的に見る目を欠かしてはならず，医療従事者として「虫の目，鳥の目」の視点をもつことが大切である．

2 法制度の種類

ひと口に法制度といっても，いろいろなレベルの規範がある．まず**日本国憲法***（以下，憲法）を頂点に，国会が制定する**法律**，そして内閣や各省庁が定める**省令**や**規則**がある．一般的には，これらをまとめて**法令**と呼ぶ．次に，法令のような強制力はもたないが，省庁が法令の解釈や運用基準などについて発する通知があり，さらにもう一段低いレベルで**事務連絡**がある．多くのマニュアルやガイドラインは事務連絡の一種で，法的な強制力はない（図3.1-1）．

3 弾力的な運用

しかし現実には，こうした通知や事務連絡の基準に合わせて財政支出が決められている．予算の裏付けがなければ，行政も実際には動けないため，通知や事務連絡に事実上の拘束力が生じているのが実情である．特に医療，保健，福祉の分野では，厚生労働省の定める基準が多岐にわたっており，これに現場が支配される傾向にある．

一定の医療水準を確保するため，統一的な基準を設けることは有効であるが，それは平時に当てはまる話であり，災害時には平時の基準にとらわれてはならない．むしろ，緊急時には法令の**弾力的な運用**が求められる．

4 憲法の理念

災害医療では，憲法の理念を忘れてはならない．憲法の中で医療政策の直接的な根拠となるのは**第25条**で，第2項に「国は，すべての生活部面について，社会福祉，社会保障及び公衆衛生の向上及び増進に努めなければならない」と定めている．

用語解説*
日本国憲法

日本の基本法．「法律」は国が国民に対して順守を求めるものだが，「憲法」は国民が国に対して順守を求め，国家権力を拘束して濫用に歯止めを掛けるもので，その役割はまったく異なる．国が憲法に基づいて統治されることを「立憲主義」という．たとえ憲法があっても，権力の歯止めが効かない状態は立憲主義とは呼ばない．

plus α
弾力的な運用

法令を柔軟に解釈・運用する際に「弾力的」という言葉を使う．四角四面な「硬直的」の反対をイメージするとよい．

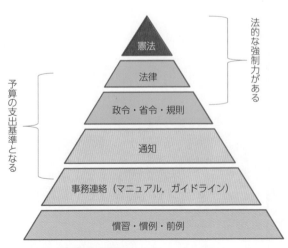

図3.1-1　法制度の種類

もう一つ忘れてはならないのが**第13条**である．憲法の中で最も重要な条文であり，「すべて国民は，個人として尊重される．生命，自由及び幸福追求に対する国民の権利については，公共の福祉に反しない限り，立法その他の国政の上で，最大の尊重を必要とする」と定めている．簡単に言い換えると，「一人ひとりの人間を大切にしなければならない」という意味である．一人ひとりの被災者に寄り添うことこそ災害看護の基本的姿勢だが，まさにこれは憲法第13条の実践にほかならない．また，同条には「個人の尊重」に続き，「生命」と記されている．これはすべての価値の中で，何よりも人間の生命を重視すべきことを意味し，医療・看護職の存在の重要性もここに求められる．

こうした憲法理念に基づき，**医療法***第1条の2では「医療は，生命の尊重と個人の尊厳の保持を旨とし，医師，歯科医師，薬剤師，看護師その他の医療の担い手と医療を受ける者との信頼関係に基づき，及び医療を受ける者の心身の状況に応じて行われる」と定めている．また，**災害対策基本法***第2条の2第4号では基本理念として「人の生命及び身体を最も優先して保護すること」と定めている．

なお，憲法の条文の言葉は抽象的で，現場の具体的な基準を示すものではない．大きな方針や基本姿勢を示したものと理解するとよいだろう．

2 防災計画と医療計画

1 防災計画の多重構造

災害時の対応は災害対策基本法に基づいて行われるが，この法律では，あらかじめ**防災計画**を立て，これを実施する枠組みを定めている．したがって，防災計画が基本的な災害の政策となる．防災計画は次のような多重構造になっている（**図3.1-2**）．

まず，国は**中央防災会議***を設置し，ここで**防災基本計画**を作成する．この防災基本計画に基づいて，指定行政機関*や指定公共機関*が**防災業務計画**を作成する．厚生労働省は「厚生労働省防災業務計画」を作成し，日本赤十字社は「日本赤十字社防災業務計画」を作成している．各都道府県は防災基本計画に基づき，防災業務計画と矛盾しないように**都道府県地域防災計画**を作成する．そして各市町村は，防災基本計画に基づき，防災業務計画や都道府県地域防災計画と矛盾しないように**市町村地域防災計画**を作成する．なお，市町村の中の一地区だけを対象として住民等が自発的に策

用語解説*
医療法
医療情報の提供，医療の安全，病院等の施設の整備，医療体制などについて定めた法律．

用語解説*
災害対策基本法
災害時の行政の役割分担，災害予防，応急対応，復旧，財政措置等について定めた法律．大災害ごとに見直しが行われている．

用語解説*
中央防災会議
内閣総理大臣をはじめ全閣僚，指定公共機関の代表者，学識経験者等で構成される国の防災政策の中心的機関．

用語解説*
指定行政機関と指定公共機関
指定行政機関は国の各省庁のこと．指定公共機関とは日本銀行，NHK，日本赤十字社など法律によって定められた公共機関を指す．

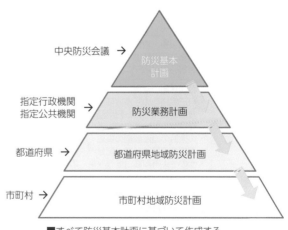

■すべて防災基本計画に基づいて作成する
■市町村地域防災計画の中に住民等が自発的に提案する「地区防災計画」を定めることもできる

図3.1-2　防災計画の序列

定・提案する防災活動等について定めた「**地区防災計画**」をその中に組み込むこともできる.

② 各防災計画における災害医療

災害医療に関しては，各計画ごとにさまざまな方針が盛り込まれている．主な計画における災害医療の概要を**表3.1-1**に示す.

③ 医療計画

医療法では，厚生労働大臣が基本方針を定め，都道府県知事がこれに則して地域の実情に応じた**医療計画**を立てることと定めている．医療計画における災害医療では **5疾病5事業***が明示されており，「災害時における医療」が5事業の一つとして規定されている（同法第30条4第5）．災害医療は，平時から取り組むべき重要かつ本質的な医療課題ということである.

3 教訓から生まれた施策

① 阪神・淡路大震災の教訓

現在の災害医療の体制は，阪神・淡路大震災の教訓を踏まえて確立された．特に6,434人の死者のうち500人以上にも上った「避けられた災害死」「防ぎ得た災害死」を少しでも減らすことが最大の目標である．この目標を具体化するため，①DMAT，②広域災害への対応，③災害拠点病院，④救急医療情報システムの4本柱の医療施策が，阪神・淡路大震災の教訓から生まれた.

> **用語解説***
> **5疾病5事業**
> 2007（平成19）年に施行（2012〈平成24〉年改正）された各都道府県の医療計画では，5疾病（がん，脳卒中，急性心筋梗塞，糖尿病，精神疾患）5事業（救急医療，災害時医療，へき地医療，周産期医療，小児救急を含む小児医療）が指定された．地域ごとに5疾病5事業の数値目標を設定し，適切な医療サービスが途切れることなく提供できる医療連携体制の構築を目指す.

表3.1-1 防災計画における災害医療

計画	概要
防災基本計画	・医薬品，医療資機材等の備蓄と災害拠点病院等の選定等 ・DMATの構成と，医師・看護師に対する教育研修推進 ・広域災害・救急医療情報システムの活用と応援派遣
厚生労働省防災業務計画	・都道府県内の災害時医療体制の整備 ・地域の医療関係団体との連携の強化 ・都道府県内の医薬品，医療資機材等の備蓄と災害拠点病院等の選定・設置等 ・DMAT活動要領の策定と運用体制の整備 ・広域災害・救急医療情報システムによる関係機関相互の情報収集および連絡体制の整備 ・災害時の対応マニュアルの策定
日本赤十字社*防災業務計画	・救護体制の整備 ・自己完結型の医療救護活動の展開 ・救援物資（毛布，日用品セット，お見舞品セット〈食料品の詰め合わせ〉，安眠セット）等の被災者への配分 ・災害時の血液製剤の供給 ・義援金の受け付けと配分 ・その他災害救護（情報収集，応急手当，炊き出し，外国人の安否調査，救援物資の輸送・配分，避難所での世話等）
地域防災計画	※参考例；各都道府県・市町村により内容は異なる ・災害時医療救護活動マニュアルの作成 ・災害時の医療体制（情報収集体制や緊急救護班派遣等に必要な手順）の構築 ・災害拠点病院の選定，設置と運営方法の確立 ・DMATの体制の整備 ・広域災害への備え，災害時の広域相互応援協定の締結等 ・情報収集・連絡体制の整備

> **用語解説***
> **日本赤十字社**
> 日本赤十字社法に基づく法定医療団体．被災者の救護が業務の一つ（同法第27条）．災害救助法では救助に協力し，諸団体や個人の行う救助に関する連絡調整を行う役割を担うこととされている（同法第31条の2）.

② 東日本大震災の反省点

　東日本大震災では，DMATの早期派遣や患者の広域搬送など，これまでの教訓が生かされた一面もあったが，その一方で課題も少なくなかった．例えば，①DMATが活動する72時間を過ぎた後の医療需要が多かった，②①に対応する医療救護班は，日本医師会のJMATや日本赤十字社など任意の組織で構成されており，国の主導や調整が不十分であった，③災害拠点病院が壊滅した，④救急医療情報システムが機能しなかった，⑤結果として現地派遣の成否に地域差が生じた，⑥福島第一原子力発電所による被曝被害を受けた地域では，多数の患者が置き去りにされた，⑦個人情報保護法の壁により，災害時要援護者の救護に支障が生じた，などが挙げられる．

③ 災害対策基本法の改正

　東日本大震災の教訓を踏まえて，2013（平成25）年6月に災害対策基本法等が大きく改正された．災害医療に関する主要な部分を次に挙げる．
①人の生命と身体を最も優先して保護することが基本理念として明示された
②大規模災害の発生時には，医療法等の規制を緩めて臨時医療施設等を設けることができるとした
③災害応急対策責任者は，避難所における医薬品や保健医療サービスの提供など，被災者の生活環境を整備する責務があることを明示した
④災害応急対策責任者は，③同様，避難所以外の場所に滞在する者にも医薬品や保健医療サービスを提供する責務があることを明示した
⑤市町村長は，**避難行動要支援者***の名簿を作成し，個人情報保護の規制の枠を超えて，避難支援のために情報共有できることを具体的に示した

　しかし，その後に発生した災害への対応において，これらが十分に生かされていない点も多く，正しく実践されているかどうか，常に現場の目線に立った点検が必要である．そのほか，その運用に課題が山積していることなどから，災害救助法の所轄官庁が厚生労働省から内閣府に移管された．

4 これからの災害医療と制度

① 自助，公助，共助

　災害時の鉄則は，まず自分の身は自分で守り，被災者となったときは自立の回復を目指して努力することとされる（**自助の原則**）．一方，災害から市民の安全を守ることは国家の使命であり，被災者を救護し医療を提供することは行政の最重要の責任である（**公助の原則**）．しかし，大災害となれば自助と公助だけでは足りない事態も起こるため，相互扶助の対応が必要である（**共助の原則**）．なお，共助の本質は「善意」に由来するといわれるが，自助と公助の本質は「責任」である．平時には自助と公助の充実を図ることを優先して取り組まなければならない．

plus α
救急医療情報システムの問題
通信状態が悪い，システムの存在を知らない，さらに，宮城県は予算不足で脱退していた等の理由から，発生当日と翌日の2日間でわずか25％程度しか情報が入らなかった．

用語解説 *
要配慮者／避難行動要支援者
災害対策基本法では，高齢者，障害者，乳幼児等を「要配慮者」と位置付けている．「災害時要援護者」とほぼ同じ意味．この要配慮者のうち，自ら避難が困難で支援を要する者を「避難行動要支援者」という．

2 医療と制度の担い手として「連携」を忘れない

法制度は，災害による混乱状況から秩序を回復させる重要な役割をもっているが，現状のままでは不十分な点も多いため，絶えず改善に向けて見直すことが重要である．医療従事者は，現場で被災者の支援に携わるとともに，現場で起きた問題に最初に気付くことができる立場にいる．これまでは，把握した問題を医療関係者内だけで解決しようとする風潮が強かった．しかし，その課題を整理し，行政関係者，災害ボランティア，研究者等の専門家や法律家などと連携し，問題意識を共有することが制度改善につながっていく．そうした他職種との連携プロセスを通じて現場にフィードバックすることも，医療従事者の使命である．

📎 重要用語

日本国憲法	法令	防災基本計画
法律	医療法	防災業務計画
省令	災害対策基本法	医療計画
規則	中央防災会議	5疾病5事業

---

2 災害医療に関する法律

災害に関する法規は，被災者の生命，身体，財産を守り，その人権を擁護するためにある．災害看護に携わる医療従事者は，①災害医療に関する法律の制度や権限・責任等を知ることにより，より効果的に災害医療を被災者に提供することができる，②被災者支援制度を知ることにより，被災者が直面する生活費，住居等のさまざまな問題に情報を提供することができる，③基礎的な法律制度の理解に基づき，法律の専門職等他の専門職と連携して，総合的に被災者を支援することができる．そのためにも，災害医療に関する法律を学ぶことは，医療従事者にとって大切である．

1 医療従事者と患者の法律関係

災害医療に関する法律において，重要なのは主に次の5点である．
①患者と医師・看護師などとの法律上の関係はどのようなもので，医師・看護師などは患者に対しどのような義務を負うのか，②医師の義務は何か，緊急事態の場合はどうなるのか，③家族の安否確認やマスメディアの取材に対して情報開示はどのように行うべきか，④遺体の処理はどうすべきか，⑤被災者支援制度とはどのようなものか，である．災害に関わる法律を表3.2-1に示す．

表3.2-1　災害に関わる法律

医療従事者と患者との関係に関わる法律	・民法第656条（準委任契約） ・民法第697条（事務管理） ・民法第645条（説明義務） ・民法第702条（費用） ・医師法第17条（医業禁止） ・医師法第31条第1項第1号（第17条の罰則） ・保健師助産師看護師法第5条	メディアへの情報開示に関わる法律	・日本国憲法第21条 ・刑法第130条 ・刑法第233条
救急業務に関わる法律	・救急病院等を定める省令第1条 ・消防法第2条第9項 ・救急救命士法第44条第1項 ・救急救命士法第44条第2項 ・医師法第20条	遺体への対応に関わる法律	・医師法第21条 ・医師法第33条の2第1号 ・刑法第192条 ・刑事訴訟法第229条 ・刑事訴訟法第129条 ・刑事訴訟法第168条 ・死体解剖保存法第8条第1項 ・死体解剖保存法第8条第1項但し書き
トリアージに関わる法律	・医師法第19条 ・医療法第1条の5	公的支援に関わる法律	・被災者生活再建支援法第3条 ・災害弔慰金の支給に関する法律第3条・第8条・第10条 ・災害救助法第4条第1項 ・災害救助法第4条第2項
安否確認に関わる法律	・個人情報保護に関する法律第2条第1項 ・個人情報保護に関する法律第23条第1項		

1 医師と患者との関係

1 契約の性質

　一般に医師と患者の関係は，患者の診察診療の「申し込み」と医師の「承諾」によって成立する**診療契約***という準委任契約と考えられている（民法第656条）．診療契約の一方の当事者は患者で，もう一方は開業医なら医師，病院なら病院の開設者である．通常のビジネスのように「契約書」を作成しなくても，患者が診察を申し込み，医師が診察を開始すれば診療契約が成立する（図3.2-1a）．

2 患者に意識がない場合

　患者と医師との間で，すでに診療契約が成立した後に患者の意識がなくなっても，契約の当事者はあくまで患者であり，付き添う者ではない．また，診療契約成立前から患者に意識がない場合で，近親者が付き添っていた場合は，近親者を代理人として患者と診療契約が成立したと考える（図3.2-1b）．近親者がおらず，他人が付き添っていた場合や，医療従事者に搬送されてきた場合は，病院と患者本人との間に**事務管理**（民法第697条）が成立したと考えることができ（図3.2-1c），診察開始後に患者が意識を回復して受診を続ける場合は，その時点で診療契約を締結したと考えることができる．

3 権利義務

　診療契約が成立した場合，医師は患者のために最善の治療行為を行う義務を負う．また，医師は患者の自己決定権（自分の生き方や生活について自由に決定する権利）を満たすために説明義務を負い（民法第645条），患者は医師が行った治療行為に対して医療費を支払う義務を負う．ただし，診療契約が成立

> **用語解説** *
> **診療契約**
> 受診の際，医師と患者との間で契約書を交わすことはないが，患者が診察の申し込みをし，医師が診察を開始（承諾）した段階で，診療契約は成立する．医師には診察することの責務が生じ，患者には診察に対する報酬を支払うという債務が生じる．

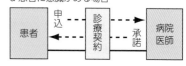

a 患者に意識がある場合

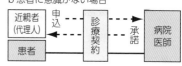

b 患者に意識がない場合

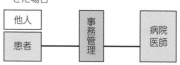

c 患者に意識がなく他人が付き添ってきた場合

図3.2-1　医師と患者との法的関係

しておらず，事務管理が成立している場合，医師には患者に対する費用請求権は発生するが，報酬請求権は発生しない（民法第702条）．つまり，治療のために購入した薬品や器具などの費用分しか請求できない．

|4| 法律が明記する医師の義務

法律が明記する医師の義務とは，①医師は良質かつ適切な医療を行うよう努めなければならない（医療法第1条の4第1項），②医師は医療を提供するに当たり，適切な説明を行い，医療を受ける者の理解を得るよう努めなければならない（説明義務，同法第1条の4第2項），③医師は必要に応じ，医療を受ける者を他の医療提供施設に紹介し，医療を受ける者の診療・調剤に関する情報を他の医療提供施設の医師に提供し，その他必要な措置を講じるよう努めなければならない（転医義務，同法第1条の4第3項）．

|5| 注意義務

医師は自らの医療行為に対して**注意義務***を負う．その内容は，**医療水準***に従って医療が行われたかどうかで判断され，医療水準に従った医療が行われていない場合は，医師に**注意義務違反**（過失）があると判断される．医療機関では，診療所または一般病院→地域医療支援病院→特定機能病院（大学病院など）の順で，より高度な医療が受けられる体制を整えている．そして，これらの医療機関は，それぞれのレベルに応じた医療水準の注意義務を負っている．つまり医療水準は，診療所または一般病院→地域医療支援病院→特定機能病院の順で高くなる．例えば，一般病院で普及している知見や情報は，他の一般病院でも普及していることが期待できるため，このような知見や情報が，一般病院での医療水準となる（最高裁判決平成7年6月9日）．

災害医療における注意義務についての裁判例は見当たらないが，救急医療における注意義務については，相当の知識と経験を有する医師が，常時診療に従事することが要件とされている（救急病院等を定める省令第1条）．前述の最

用語解説*

注意義務

他人の生命，身体，財産などを損なわないよう注意を払うべき法律上の義務をいう．

用語解説*

医療水準

一般的に，医療機関が保持していることが期待される知見や情報のこと．

高裁判決から考察すると，救急医療機関であっても，その医療機関のレベルに応じた人的，物的設備を兼ね備えた医療水準であるべきと判断される．ただし，傷病者の症状についての情報が不十分なまま治療しなければならない災害時などには，医師は緊急事態に対応して迅速な処置を優先させるため，情報収集を十分にし得なかったことの責任は問われないと考えられている[1]．

2 看護師の法的地位

看護師など，医師でない者の医業は刑罰をもって禁止されている（医師法第17条，第31条第1項第1号）．看護師とは，傷病者もしくは褥婦に対する療養上の世話または診療の補助を行うことを業とする者をいう（保健師助産師看護師法第5条）．つまり，患者の療養上の世話と医師の指示に基づく診療の補助が，看護師の業務ということになる．「患者中心の医療へ」という医療の概念の変化により，医師よりも密接に患者と接する看護師の役割は増大しており，法的責任も増加している．ただ現実には，民事事件で看護師の責任が問題になるケースはさほど多くない．これは，その病院の医療体制に問題がある場合が多く，賠償保険の被保険者は医師または医療機関である，看護師の支払い能力に限界がある，などが理由である．

2 救急業務

救急業務とは，災害による事故，または屋外において生じた事故などの傷病者のうち，医療機関やその他の場所に緊急に搬送する必要のある者を，救急隊によって医療機関その他の場所へ搬送することをいう（消防法[*]第2条第9項）．その際の救急救命措置は，医師でない者の医療行為を禁止する医師法第17条により，救急救命士は医師の具体的な指示を受けた上で行わなければならない（救急救命士法[*]第44条第1項）．しかし，医師は傷病者に対して直接の対面診察を行わなければならない（医師法第20条）．そのため，医師が指示することは，医師法で禁止されている**無診察治療**にあたるのではないかという問題が浮上する．これは，救急救命士から医師に対する患者の症状などの連絡内容が，医師の具体的診断のために必要にして十分情報となり得るか否かによって判断される．救急救命士が救急救命処置を行う場所は，救急用自動車等が原則であるが，患者を救急用自動車等に乗せるまでの間に救急救命処置が必要な場合は，その場で行うことが認められている（救急救命士法第44条第2項）．

3 災害時の医療体制

都道府県防災会議は，防災基本計画に基づき都道府県の地域に必要な都道府県地域防災計画を作成する（災害対策基本法第40条），また市町村防災会議も防災基本計画に基づき，市町村地域防災計画を作成する（災害対策基本法第42条）．都道府県や市町村は，地域防災計画に基づいて**地域医療計画**を策定

用語解説 *
消防法

火災を予防，警戒，鎮圧し，国民の生命，身体および財産を火災から保護するとともに，火災または地震等の災害による被害を軽減し，安寧秩序を保持し，社会公共の福祉の増進に資することを目的としている．1948（昭和23）年施行．2001（平成13）年に44人の犠牲者を出した新宿区歌舞伎町ビル火災を教訓に，2002（平成14）年に大幅改正された．

用語解説 *
救急救命士法

救急救命士の資格を定めるとともに，業務が適正に運用され，また医療の普及・向上に寄与することを目的としている．1991（平成3）年施行．

➡ 災害対策基本法については，10項p.62参照．

し，災害拠点病院，市民病院，二次救急医療機関などの災害時の役割や連携，医薬品や衛生材料の備蓄から供給体制，医療班の編成と要請，広域患者搬送などについて取り決めている．

　例えば，大阪府医師会では次のように定めている．災害時において，①市民病院や地域の基幹病院では，トリアージポスト（現場救護所）でトリアージを判定し，相対的医療能力（その病院で行うことのできる医療の限度）を超えると判断した赤タグの負傷者については，原則，災害拠点病院に転送する．②災害拠点病院では，施設内で対処できると思われる赤タグの負傷者に対しても，原則，生命維持に必要な最低限の処置を行い，被災地外の拠点病院に転送する．③基幹災害拠点病院は，拠点病院への指示や情報の伝達ならびに拠点病院間の赤タグ患者の転送調整を行う[2]．

4 トリアージと法律上の問題

1 トリアージの分類

　トリアージとは，負傷者の重傷度に応じて医療資源（医療スタッフ，医薬品等）を分配する作業をいう．災害現場では，救命の緊急度と生存の可能性を同時に考慮して，最大多数の負傷者に最善の医療を実施することを目的にトリアージを実施する．傷病の緊急性・重症度に応じ4区分に分類し，トリアージタグをつける．赤タグは緊急治療群，黄タグは非緊急治療群，緑タグは治療不要または軽傷群，黒タグは救命困難または死亡で，救命措置・搬送・治療の優先順位は，赤＞黄＞緑＞黒である．

➡ トリアージについては，5章3節p.108参照．

2 トリアージと過失責任

　トリアージの判定にミスがあった場合の法律上の責任が問題となる．例えば，赤とすべきところを黄または緑にしたことで，患者の症状が増悪，あるいは死亡した場合である．トリアージの判定では，10〜30％の誤りが発生するといわれている[3]．災害医療が，①多数の患者の発生，②医療の人的・物的資源の不足，③交通・ライフラインの途絶等による混乱の中で行われるという特徴に起因する．また，時間の経過により医療供給が増加してくることで，トリアージの赤の判定が緩くなるなど基準が不明確になることもある．

　トリアージの判定によるミスを法律上の責任として問うた場合，まず民事責任として，不法行為による損害賠償責任がある（民法第709条）．「善きサマリア人」の法理で，無償善意の誠実な行為は免責されると考えている医療関係者がいるが，これは英米法の法理であり，大陸法（ドイツ・フランス法）を承継する日本の法制度には存在しない．ただし，日本には緊急事務管理（民法第698条）の制度があるが，これは本人のために措置をした場合に免責される規定であり，患者全体のために措置したトリアージには適用しない．

　次に，刑事責任として，業務上過失致死傷罪（刑法第211条）が考えられる．これについては，**正当行為**＊（刑法第35条）や**緊急避難**＊（刑法第37条）

用語解説＊

正当行為

法令または正当な業務に基づく行為は，罰しない．

用語解説＊

緊急避難

自己または他人の生命，身体に対する危難を避けるためにやむを得ずした行為は，これによって生じた害が避けようとした害の程度を超えなかった場合は罰しない．例えば，自動車を運転中，対向車がセンターラインを越えてきたとき，自己の生命を守るためにハンドルを切って舗道上の歩行者をひいた場合は，処罰されない．

> **石巻赤十字病院事件**
> 東日本大震災の津波で，車椅子を使用する95歳の要介護５の女性が搬送された石巻赤十字病院において，トリアージで緑と判定された３日後に脱水症状で死亡した．2018（平成30）年10月29日にトリアージの判定に誤りがあったとする訴訟が提起され，緑の判定にミスがあったかが争点となった．医療関係者の中には大きな精神的打撃を受けた者もいた．裁判所の積極的な関与で，①病院が弔意を示す，②今後の災害対応を充実させる，③賠償は行わないという内容で和解に至った．判決になった場合，被告に不利な内容となる可能性も十分あり，法律がない以上，今後も，トリアージの判定に訴訟が提起されることは確実であろう．

による免責が考えられるが，トリアージ自体は正当行為と言えても，トリアージでミスしたことまで正当行為とは言えない．また，トリアージは緊急避難であっても，トリアージでミスしたことまで「やむを得ずした行為」とは言えない．以上のことから，トリアージでミスをした場合，民事上も刑事上も法律上の免責はない．

　もっとも，過失の有無は，災害の状況，負傷者の人数や態様，医療関係者等の人的資源，収容施設や医薬品等の物的資源を総合して判断されること，また，現場での患者の症状を証明することが現実には困難なことから，裁判で過失が認定される可能性は高くはない．しかし，刑事事件として起訴，または損害賠償請求訴訟が提起されれば，災害医療の関係者はダメージを受け，災害医療の活動が萎縮する恐れがある．したがって，トリアージを実施した者は，実施当時の専門家の医学的知見に応じて相当な注意を払って実施した場合は，民事上・刑事上の責任を負わないとする法律を制定すべきである[4]．

3 プライバシーの保護

　トリアージの際にも，患者のプライバシーへの配慮は必要である．プライバシー権は，私事をみだりに公開されない権利（一人にしておかれる権利）であり，人格権の一種である．被災直後の患者には，受傷した状態や衣服の乱れなどを自ら正すことは困難なため，他の患者や救助者，報道関係者から患者のプライバシーを保護することは，看護師等の医療関係者に期待される．なお，権利能力の主体は「生きた人」であり，死者にはプライバシー権はない．例えば，死亡した患者の遺体をマスメディアが撮影することは，プライバシー権を侵害することにはならない．ただし，遺族のプライバシー権を侵害する可能性があるので，保護が必要となる．

4 黒タグをめぐる課題

　トリアージにおいて，一度，黒タグと判定されると何度もトリアージされることはない．そのため，赤タグや黄タグの人より記載される情報が少ない．しかし，死亡した患者の最後の情報であり，遺族に対する説明のためにも，本来は詳細に記載することが望ましい．ただし，法的には，①医師は患者本人に

plus α

黒タグの判定

災害や事故が発生した現場でトリアージを行う際，判定は手早く行われなければならない．しかし，黒タグの判定を行う場合，トリアージオフィサー（トリアージ判定者）に長期的にも非常に大きな精神的負担がかかるとされる．

対して説明義務を負っており（民法第645条, 第701条), 患者の遺族に対しては説明義務を負っていない. ②トリアージの目的は限られた人的・物的な医療資源で可能な限り人命を救うことにあり, 遺族のケアではないため, 災害現場では赤タグ, 黄タグの患者のケアを優先すべきである.

また, 黒タグの判定は, 死亡の判定（臓器の移植に関する法律第6条第4項）ではなく, 処理搬送の優先順位において第4順位の救命困難または死亡と判定することである. したがって, 医師でなければ判定できないというわけではない.

5 同時死亡の推定

数人の人が同じ災害や事故によって死亡した場合, その中の一人が他の人の死亡後になお生存していたことが明らかでない場合は, これらの人たちは同時に死亡したもの（**同時死亡**）と推定される（民法第32条の2）. 例えば, 同一の列車事故で多数の乗客が死亡した場合, ある乗客が他の乗客の死亡後に生存していたことが明らかでない場合, 死亡時刻は同一と推定される. これは相続の問題において重要となる. 親子が同一事故で死亡し同時死亡と推定されると, この親子相互間で相続は生じない.

6 応召義務

医師は, 診療治療の求めがあった場合, 正当な事由がなければ拒むことはできない（医師法第19条）. 明文の規定はないがその性質上, 病院にも**応召義務**が認められる（医療法第1条の5）. しかし, 災害時には赤タグの患者を優先するため, 黄・緑・黒タグの患者に対し, 診療を拒否したことにならないかが問題となる. これについては, トリアージの目的の正当性と社会的相当性から, 診療拒否の正当事由に該当するため, 応召義務違反には当たらないと考えられる.

5 説明義務

医師の**説明義務**には, 患者の自己決定権を確保するための, ①患者の有効な承諾を得るための説明義務, ②治療方法などの指示・指導としての説明義務, がある. ①は手術のように患者の身体に対する医療的侵襲を行うに当たり, 患者の承諾を得る前提として病状, 手術内容, その危険性を説明する義務であり, ②は診療中または診療後において発生が予想される危険, または悪い結果を回避するために患者にその対処法を説明する義務である[5]. ただし, 重体で意識不明の患者に緊急の手術が必要とされるような緊急事態の場合には, 説明義務や承諾取得義務は軽減または免除される（最高裁判決昭和56年6月19日）. さらに, 患者の意識が判然とせず, 医師の説明を聞いて諾否の返答ができる状態にない場合も, 説明や承諾より生命の救助が優先されることがある（東京地裁判決昭和45年6月10日）. なお, 未成年者に手術を行う場合は, 法定代理人の来院を待って行うのが原則であるが, その時間的余裕がない

場合にも説明義務が免除されることがある（名古屋地裁岡崎支部判決昭和40年12月7日）．

このように医師は患者の自己決定権を確保するため，説明義務を負っている．ただし，災害時のトリアージの現場では，患者に対して十分な説明を行うことは困難であり，その責任は軽減されるべきと考える．

6 転医義務

転医義務の要件は，次のように考えられている．①患者の疾患が専門外またはその疑いがあり，自己の臨床経験では当該患者の疾病の診療が困難であること，②患者の一般状態が転医のための搬送に耐え得ること，③適切な転医先が搬送可能な距離に存在し，その転医先が患者の受け入れを受諾していること，④転医することによって患者に重大な結果回避可能性があること，である．

東日本大震災の直後に起きた双葉病院の**病院避難**では，寝たきりで搬送不可能な高齢の患者が多かったこと，転医先が適切といえるか，受け入れの承諾を得ていたのか，転医することにより患者の重大な結果回避可能性があったか等で疑問があることから，②～④の要件を欠く可能性がある．ただし，上記の要件は平時の医療を想定するものであり，災害時にそのまま適用するのは当事者にとって過酷なため，別途に検討するべきと思われる．なお，原子力発電所事故を東京電力や国の不法行為と考えた場合，患者の生命身体を防衛するためにやむを得ず行った行為として**正当防衛***になるため，責任を負わなくてよい可能性もある（民法第720条）．

用語解説*
正当防衛

他人の不法行為に対し，自己または第三者の権利または法律上保護される利益を防衛するため，やむを得ず加害行為をした者は，損害賠償の責任を負わない（民法第720条）．

双葉病院の病院避難

福島第一原発から5kmの距離にあった双葉病院とその介護老人保健施設に，移動できない寝たきりの高齢者180人が入院中，東日本大震災が発生，停電断水となった．発災翌日には原発で水蒸気爆発が発生し，避難指示が発せられた（原子力災害対策特別措置法第15条）．発災3日後に全員の移動を開始したが，保健福祉事務所→高校体育館へと搬送され，長時間の搬送と搬送先に医療機材がなかったことから50人が死亡した．

---

7 安否確認に対する回答

災害時には，家族から病院に安否確認の問い合わせがあるが，これに対して回答することは個人情報の開示となり，問題である．まず，開業医や私立病院には**個人情報の保護に関する法律（個人情報保護法）**が適用される．個人情報とは生存する個人に関する情報であって，当該情報に含まれる氏名，生年月

日，そのほかの記述などにより特定の個人を識別することができるもの（他の情報と容易に照合することができ，それにより特定の個人を識別できることとなるものを含む）をいうとされている（個人情報保護法第2条第1項）．個人情報は，生存する個人に関する情報をいい，死亡した患者の情報は個人情報に当たらない．

また，個人情報は第三者（患者と医師，医療機関以外の者）に提供することを禁じている（同法第23条第1項）．ただし，①本人の同意を得た場合，②人の生命，身体または財産の保護のために必要であるが，本人の同意を得ることが困難な場合，は提供できる．したがって，患者の了解を治療の前後に得た場合は，個人情報を提供することができる．また患者の意識がなく，患者の生命，身体の保護のために既往症などの情報が必要な場合も，情報の提供が認められる場合がある．

なお，病院の開設者が国，独立行政法人，地方独立行政法人の場合は，行政機関の保有する個人情報保護に関する法律および独立行政法人の保有する個人情報保護に関する法律に同趣旨の規定があり，また，開設者が地方公共団体の場合は，地方公共団体の個人情報保護条例に同趣旨の規定がある．

東日本大震災の後，安否情報の提供に関して災害対策基本法第86条の15が設けられた．第1項では，都道府県知事または市町村長は被災者の安否に関する情報の照会があったときは回答することができることを，第2項では，回答するときは，都道府県知事または市町村長は被災者または第三者の権利を不当に侵害しないよう配慮することを定めている．東日本大震災のとき，自治体がDVの夫の照会に対し，誤って妻の居場所を回答するという悔やまれる例があった．

8 メディアに対する情報開示

災害時には，報道機関の取材が医療機関に殺到する．これらの取材は，主権者である**国民の知る権利**（憲法第21条）に奉仕するものであり尊重される必要があるが，同時に，医療機関が患者の生命や身体を守るための業務の遂行が保障されなければならない．また，患者のプライバシー権も保護される必要があり，両者の利益の調整が必要である．医療機関は，①登録したマスメディアへの取材許可証の発行，②取材の担当窓口の一本化，③待機所の提供，④業務やプライバシー保護のためのルールの作成と周知，⑤定期的な記者発表の開設など，業務やプライバシーを保護しながら，マスメディアに情報提供を行わなければならない．マスメディアに対する情報提供は，意識不明で身元確認ができない患者確認などでメリットがある．

ただし，ルールを無視して立ち入りを禁止している場所に無断で立ち入ったりするなど悪質な報道機関は，住居侵入罪（刑法第130条）や業務妨害罪（刑法第233条）になり得るので，その旨を伝えて厳重に抗議するべきである．

plus α

国民の知る権利

憲法第21条で，集会，結社および言論，出版その他一切の表現の自由は，これを保障すると定められており，マスメディアの発達による情報の送り手と受け手の分離から，受け手の側から「表現の自由」を再構成したものが「知る権利」である．

9 遺体への対応

1 異状死体の届出

医師法第21条，第33条の2第1号で，医師は，死体または妊娠4月以上の死産児を検案して異状がある（**異状死体**）と認めたときは，24時間以内に所轄警察署に届けなければならず，この規定に違反したものは50万円以下の罰金に処する罰則がある.

また，検視を経ないで**変死者***を葬った場合は10万円以下の罰金または科料に処する（刑法第192条），変死者または変死の疑いのある死体があるときは，その所在地を管轄する地方検察庁または区検察庁の検察官が検視を行う．また，検察官は司法警察員*に検視を行わせることができる（刑事訴訟法第229条）と定められている.

2 犯罪の疑いのある死体

犯罪の疑いのある死体は，検証（刑事訴訟法第129条）または鑑定（刑事訴訟法第168条）として，死体が解剖されることがある．災害時に死亡したとしても，死亡について業務上過失致死罪が問われる可能性がある場合（例えば，建物の倒壊の原因が手抜き工事であった，漏れ出たガスが使用を禁止されている有毒物質だった等）は，犯罪の疑いのある死体として解剖されることがあり得る.

3 解剖

都道府県知事は，災害等により死亡した疑いのある死体，そのほか死因の明らかでない死体について，死因を明らかにするため監察医を置き，これに検案

plus α
異状死体

異状死体の定義は，学会によって一定していないのが現状であるが，一般に災害による死亡は異状死体であると考えられている.

用語解説*
変死者

病死や老衰死などの自然死以外で亡くなった者．既往歴を知っている，医師が看取ったなど，医師がはっきりと死因を特定できるもの以外は，初期的にはすべて変死扱いとなる.

用語解説*
司法警察員

犯罪捜査の任に当たる警察官を一般に司法警察職員と呼び，このうちより強い権限を認められている警察官を司法警察員と呼ぶ.

死の分類

法的に死は，①**自然死**，②**不自然死**，③**変死の疑いのある死**に分類される（**図**）．自然死はさらに老衰死，普通の病死に分類され，不自然死は，犯罪死，変死，非犯罪死（自殺，溺死等）の三つに分類される．変死とは，犯罪死か非犯罪死かが不明なものをいう．変死の疑いのある死は，自然死か不自然死かが不明なものをいう.

変死か変死の疑いのある場合が検視の対象となるため，犯罪死は本来検視の対象とならないはずである．しかし，死体の状況からだけで明らかに犯罪死と断定できるものはほとんど存在せず，検視で犯罪死と判明するため，実務では犯罪死とされるものも検視の対象としている.

① 自然死
老衰死，普通の病死

② 不自然死
犯罪死，変死， 非犯罪死（災害死，自殺，交通事故死など）

③ 変死の疑いのある死

図　法的な死の分類

3 / 災害に関する法制度（縦書き）

をさせ，または検案によっても死因の判明しない場合は解剖させることができる（死体解剖保存法第8条第1項）．ただし，変死体，または変死の疑いのある死体については，検視があった後でなければ検案，解剖はできない（死体解剖保存法第8条第1項ただし書き）．

4 遺体安置所

災害により多数の死者が発生した場合は，身元確認，死因判断を行い，適切かつ速やかに遺族に遺体を引き渡すために，遺体安置所が設置される．遺体安置場所は自治体の判断で災害対策基本法第40条第2項の都道府県地域防災計画，または同法42条第2項の市町村地域防災計画によって設置される．

10 被災者支援体制

被災者支援体制についての法律には，災害対策基本法と災害救助法がある．災害対策基本法が一般法*，災害救助法が特別法*のため，後者が優先適用される．両法は所轄官庁も規定の内容も異なっていたが，東日本大震災の経験を反映した2013（平成25）年の改正で所轄官庁は内閣府に統一され，内容も同一の事項が規定されるようになった．

用語解説*
一般法と特別法
一般法は適用範囲が広く，特別法は一般法の一部の，特定の人，場所，事項等にのみ適用する．

1 災害対策基本法

災害対策基本法は，1959（昭和34）年に東海地方で大きな被害をもたらした伊勢湾台風をきっかけに1961（昭和36）年に制定された．その目的は，「国土並びに国民の生命，身体及び財産を災害から保護するため，防災に関し，基本理念を定め，国，地方公共団体及びその他の公共機関を通じて必要な体制を確立し，責任の所在を明確にするとともに，防災計画の作成，災害予防，災害応急対策，災害復旧及び防災に関する財政金融措置その他必要な災害対策の基本を定めることにより，総合的かつ計画的な防災行政の整備及び推進を図り，もつて社会の秩序の維持と公共の福祉の確保に資すること」である（第1条）．

|1| **各主体の責務**

災害対策基本法では，市町村，都道府県，国の役割分担を次のように定めている．

❶ **市町村** 災害の応急対応の第一次的責任は基礎自治体市町村が負い，市町村長は被災者に対する救助や応急措置を行う（第62条）．市町村が災害現場に最も近く，正確な情報が入り的確かつ柔軟な対応ができるためである．そこで市町村長は，警戒区域を指定し，立ち入りを制限・禁止，または退去を命令でき（第63条），これには罰則がある（第116条）．土地建物その他の工作物等の一時使用または収用することができる（第64条）等の強制権が認められている．

❷ **都道府県** 都道府県は，市町村の事務・業務の実施を助け，総合調整を行う責務を負う（第4条）．すなわち市町村の後方支援を行う．

❸ **国** 国は，市町村・都道府県等の事務業務の実施の推進と，総合調整を行

う（同法第3条）．すなわち，市町村・都道府県のさらなる後方支援を行う．

❹**自治体の被災**　東日本大震災では，職員・首長や建物・機材などが津波で流されて壊滅的な打撃を受けた市町村があった．市町村が被災した場合，市町村長は他の市町村に応援を求めることができる（第67条）．あらかじめ他の市町村と災害援助協定を締結している市町村もある．市町村が機能できない場合は，都道府県知事が応急措置の全部または一部を代わって実施しなければならない（第73条）．被災したのが都道府県の場合，都道府県知事は他の都道府県知事に応援要請ができる（第74条）．他の都道府県と災害援助協定を締結している都道府県もある．市町村およびこれを包括する都道府県が被災し事務ができなくなった場合で，被災住民が広域に滞在する必要があるときは，内閣総理大臣は，市町村長，都道府県知事の実施すべき措置を代行しなければならない（第86条の13）．

|2| 被災者支援措置

また，災害救助法に規定されていた以下の**被災者支援措置**は，2013（平成25）年の災害対策基本法の改正により，さらに充実した内容で規定された．

❶**避難所・医療施設等**　著しく異常かつ激甚な災害で，避難所，仮設住宅，臨時の医療施設の迅速な提供が必要なときは，避難所等の設置において消防法は適用しない（第86条の2）．また，臨時の医療施設の開設において医療法等は適用しないとされる（第86条の3）．災害時の一時的な施設のため，平常時の厳格な規制を排除し，ニーズに応じて柔軟に対応するものである．

❷**生活環境の整備**　災害応急対策責任者は，遅滞なく，避難所の提供とともに，安全・良好な住環境の整備，保健医療のサービス提供を行わなければならない（第86条の6）．これは，避難所を良好な住環境にするための医療・保健の提供であり，災害看護の活動領域である．

❸**避難行動要支援者名簿**　市町村長に，災害時に自ら避難することが困難な高齢者，障害者等の**避難行動要支援者名簿**の作成を義務付けた（第49条の10）．東日本大震災による福島第一原子力発電所事故で住民が避難した際，南相馬市では，多数の高齢者や障害者が置き去りにされた．NPOが救助のために障害者手帳の開示を市に求めたが，個人情報を理由に拒否された．しかし，同市の個人情報保護条例では「人の生命，身体又は財産を保護するため，緊急かつやむを得ないと認められるとき」に個人情報を第三者に開示することを認めていたため，幹部職員が辞職覚悟で開示し，事なきを得た．この教訓から，災害が発生，または発生する恐れがある場合，避難支援者等（NPO等）に名簿を提供できることとした（第49条の11）．

❹**被災者台帳の作成**　市町村長は，災害が発生した場合，被災者支援のために**被災者台帳**を作成できる（第90条の3）．A県からB県に避難した被災者の情報は，それぞれの自治体で記録されていたが，被災市町において被災者ごとに記録することとしたものである．被災者の住民基本台帳の情報を基

礎に，罹災証明等の被災情報，金銭の支給や税の減免等の支援情報が記録されている．情報の一元化により，①被災者支援制度の脱漏や二重支給の防止，②被災者の負担の軽減（担当部署ごとに同様の申請等を行わずに済む），③被災者の長期的視野に立った生活再建支援，④自治体を越えた広域避難者への効果的支援，⑤行政事務の簡略化，のメリットがある反面，①情報の漏洩・不正使用の危険，②国家による国民の統制強化，③プライバシー侵害の危険，のデメリットもある．

2 災害救助法

災害救助法は，1946（昭和21）年の南海地震を契機として，1947（昭和22）年に制定された．災害に際して，国が地方公共団体，日本赤十字社その他の団体，および国民の協力のもとに応急的に必要な救助を行い，被災者の保護と社会の秩序の保全を図ることを目的としている．災害救助法では，医療活動や被災者の救出，避難施設・応急仮設住宅の設置，給水給食，援助物資の支給，救援費用の国や地方の分担などについて定めている．

災害対策基本法と災害救助法の最も重要な違いは，災害救助法には国庫負担があることである．災害救助法に適用する救助（災害救助法施行令第１条）に該当しなければ，すべて被災自治体が費用を負担することになる．

|1| 救助の種類

災害救助法による救助は，都道府県知事またはその委託を受けた市町村長が実施する．主な救助内容（第4条第1項）を以下に示す．細目は法令ではなく通知・要綱で定める．

❶避難所の供与 原則として学校，公民館，福祉センターなどの公共施設等を利用する．円滑な救助を実施するため，救護活動の拠点になることも考慮されている．

❷応急仮設住宅の供与 災害の発生から20日以内に着工して速やかに設置するよう努める．これに代えて，民間賃貸住宅の居室の借り上げを実施できる（借り上げ住宅）．供与期間は2年であるが，延長は可能である．恒久住宅（復興住宅）への移行を促進・支援し，早期解消に努めるとされる．供与は無料である．

❸炊き出しその他による食品の供与 避難所に収容された者，住家被害を受けて炊事できない者に供与されるが，仮設住宅の入居者は自立の準備にあるとして供与対象にならない．そこで，就労先のない者の中には，仮設住宅の抽選に当たっても食品の供与がないため入居しないことがある．

❹医療・助産 医療の目的は，災害のために医療機関が混乱して，被災地の住民が医療の途を失った場合に医療を供給することである．したがって，災害に起因する傷病だけでなく，起因しない傷病も対象となる．原則として救護班の形式であり，それ以外の医療行為は救助の対象外となり，国から支給はない．

❺応急修理 被害を受けた住宅の**応急修理**は，現物給付の原則に基づき，費用の補償ではなく業者による修理となる．修理の対象になるのは，半壊（大規模半壊，中規模半壊，半壊，準半壊）であり，全壊*や一部損壊は対象外である（**表3.2-2**）．しかし，費用の限度額は70万6,000円（準半壊は34万3千円，令和5年6月現在）と少なく，適切な修理ができるとは言い難い．

また，応急修理をすると仮設住宅に入居することができない．仮設住宅の設置には，土地の賃借，造成，ライフラインの整備，住宅建築等で一棟当たり500～600万円の費用がかかることからすれば，応急修理代を300万にするほうが予算を安くできると考えられる．現在，被害認定は6段階と複雑で，認定の区別も困難であり適切ではない．

❻遺体の捜索・処理 生存の可能性がなくなった場合は，遺体の捜索を行い，洗浄，縫合，消毒等の処置を行う．

|2| 救助の程度・方法・期間における基準（グレード）

救助の程度・方法・期間における基準（グレード）には，**一般基準**と**特別基準**がある（災害救助法施行令第3条）．一般基準は，内閣総理大臣が定める基準に従い，あらかじめ

表3.2-2　住家の被害認定基準

被害の程度		損壊率	応急修理の可否
全壊		50％以上	原則×*
半壊	大規模半壊	40％以上50％未満	○
	中規模半壊	30％以上40％未満	○
	半壊	20％以上30％未満	○
	準半壊	10％以上20％未満	○
一部損壊		10％未満	×

*応急修理をすることで居住が可能になる場合は対象．

都道府県知事が定める．特別基準は，一般基準では救助の適切な実施が困難な場合，都道府県知事が内閣総理大臣に協議し同意を得て定めることができる．一般基準は驚くほど低く，以下に，その対比（一般基準／特別基準）の例を挙げる．

- 避難所の開設・食事の供与期間　７日以内／２カ月まで（さらに更新可）
- 避難所での冷暖房・パーティションの設置　なし／あり
- 応急仮設住宅のクーラーや断熱材の設置　なし／あり

　阪神・淡路大震災，新潟県中越地震，中越沖地震と経て積み上げられた救助のグレードが，東日本大震災では一挙に元に戻った．東北の自治体が，国と交渉して特別基準を実施することをしなかったからである．当初，被災者は断熱材の入っていない応急仮設住宅に居住するなど過酷な状態に置かれた．そこで，弁護士会は国会議員に働き掛け，国会での大臣質問により，その答弁に従って，特別基準の存在とその実施可能なことを政府から被災自治体に多数の通知をもって周知させるようにした[6, 7]．特別基準は災害時に一般に求められる水準であって，なんら要請がなくても特別基準を一般基準として適用すべきである．

3｜基本原則

　内閣府は，災害救助法の基本原則として，①平等の原則，②必要即応の原則，③現物給付の原則，④現在地救助の原則，⑤職権救助の原則を掲げている．しかし，法令にそのような規定はなく，官庁が作成した災害事務取扱要領に記載があるに過ぎない．①④は，被災者であれば住民以外や不法滞在者にも実施される点で良いとしても，②は必要最小限の原則として機能することがある．⑤は救助の申し立てができない点で問題である．③については，違法な扱いである．災害救助法には，都道府県知事が必要であると認めたときは，救助を要する者に対して現金を支給できる旨の規定がある（第４条第２項）．ところが政府は現物給付の原則が存在するとして，同法施行以来明文に反して現金の支給をしない．しかも，現物給付の原則なるものは法律には存在しない原則である．現在の運用は明らかに違法である．

plus α

現物給付の原則

災害救助法が内閣府へ移管される前所管である厚生労働省の職員が創設した原則であり，法的な根拠はない．戦前の罹災救助基金法に現物給付の原則の規定があったことから，これを廃止して新たに災害救助法が制定された際にも適用されるとの誤解がまかり通ってきた．

4｜救助費用

　救助の実施に要する費用は都道府県が支払う（第18条第１項）．ただし，救助に要する費用が100万円以上の場合は，おおむねその10分の１を都道府県が負担し，10分の９を国が負担する（第21条）．

11 被災者の生活支援

1 災害弔慰金の支給等に関する法律（災害弔慰金法）

　災害弔慰金の支給等に関する法律（災害弔慰金法）は，災害弔慰金，災害障害見舞金，災害援護資金について規定している．

❶災害弔慰金　自然災害で死亡した住民の遺族に対して支給される（表3.2-3）．

遺族は，配偶者，子，父母，孫，祖父母，兄弟姉妹（死亡した者の死亡当時その者と同居し，または生計を同じくしていた者）とする．費用は，国（1/2），都道府県（1/4），市町村（1/4）が負担する．

表3.2-3　災害弔慰金と災害障害見舞金

死亡者	災害弔慰金	災害障害見舞金
生計維持者	500万円	250万円
上記以外	250万円	125万円

❷**災害障害見舞金**　住民が重度の障害（両眼失明，要常時介護等の労働災害1級相当または重度重複障害）を負った場合に支給される（表3.2-3）.

❸**災害援護資金**　被災住宅の生活建て直しを支援するため，最大で350万円の貸付を行う．

　災害弔慰金が支給されるのは住民が死亡した場合である．倒壊建物による圧死のような災害の直接死だけではなく，避難所で慢性疾患をもつ者が投薬を受けられず死亡するような間接的な原因による災害関連死も対象となる．災害弔慰金が支給されるためには，災害と死亡との間に因果関係（原因と結果の関係）が必要だが，因果関係について明確な基準がない．災害弔慰金法の趣旨は，その名称，生計維持者の死亡と非生計維持者の死亡の場合の給付額の違いから，遺族への弔意と遺族の生活保護にある．この趣旨からすれば，災害関連死の認定は，医学的因果関係の判断を前提にしても，「疑わしきは被災者の利益に」とする法的判断によるべきである．そのため，**災害弔慰金支給審査委員会***を設置して判定する．

　阪神・淡路大震災での判例は，たとえ病気のために死期が迫っていたとしても，数時間でも延命できる可能性があれば，災害がなければ死亡という結果が生じていなかったという因果関係を認めなければならないとしている（大阪高裁平成10年4月28日）．「長岡基準」という災害から6カ月経過後の死亡は災害と因果関係がないものと推定するという基準を，長岡市は独自に設けているが，自治体が機械的に判断するのは適切ではない．

　災害関連死と認定されることは単に金銭だけの問題ではない．遺族の中には「自分がもっとできることがあったのではないか」と思い悩む者が多い．災害関連死と認定されることは，死亡の原因が災害であることを公的に認定されることになるため，遺族は家族の死と向き合いやすくなる．災害遺族という立場で合同慰霊祭にも出席でき，記念碑にも名を刻まれ，遺族が精神的に立ち直るための大きな契機にもなる．

　日本弁護士連合会は，2012（平成24）年に「災害関連死に関する意見書」を国に提出し，自治体はできる限り広い認定がなされるよう運用すべきであること，自治体は過去に不支給と決定した事例も再審査すべきであると提言した[8]．住民は，不支給決定に対して行政不服審査法や行政事件訴訟法によらなければ争えないからである．また，災害関連死の基準が明確でなく災害および自治体ごとに判定がばらばらで，被災者の公平を欠いていることから，2013（平成25）年に，国は一定の基準を示しこれが困難な場合は過去の事例を示す

用語解説*

災害弔慰金支給審査委員会

死因と災害との因果関係を調査し判定を行う委員会で，市町村または市町村から委託を受けた県が設置する．判定の際には，災害との因果関係や遺族の特定などで専門的な医学や法律の知識が必要となるため，医師，弁護士等を委員とすることが多い．

べきである等の意見書を出している[9]．さらに，全国の事例を集められるのは国であることから，2018（平成30）年に，国は過去の災害関連死の事例を全国の自治体から集めて分析し，匿名で公表すべきであると意見書を提出している[10]．

2 被災者生活再建支援法

阪神・淡路大震災では20万棟を超える建物が全壊・全焼・半壊・半焼した．住宅の再建について，政府は「自由主義社会では個人の資産形成は自由競争に委ねられるので公費の支給はしない」とのドグマ（独断的な考え）を表明した．しかし，憲法で，第25条第1項の生存権に対応して，第2項で国に社会保障を増進させることを努力義務と定めていることからすれば，被災者が「自由競争のスタートラインに着けるように」公費の支給を行うべきである．1998（平成10）年に市民と議員の活動による議員立法によって**被災者生活再建支援法**が生まれ，2度目に当たる2007（平成19）年の改正で住宅再建のための支給が認められた．

本制度は自然災害による被害を前提とし，世帯単位で支給される．適用世帯は，①住宅が全壊した世帯，②住宅が半壊または住宅の敷地に被害が生じ，住宅をやむなく解体した世帯，③災害により火砕流などの危険な状態が継続し，住宅に居住不能な状態が長期間継続している世帯，④大規模半壊の世帯，⑤中規模半壊の世帯である．支援金の支給額を**表3.2-4**に示す．

東日本大震災時の福島第一原子力発電所事故では，支援金の給付をめぐり，弁護士会は，地震の津波により原発事故が発生したことから③の適用を主張したが，国は，原発事故によって避難したこと，東京電力が損害賠償をすべきであることを理由に適用しないとする解釈を示した．これに対して，2016（平成28）年12月の新潟県糸魚川の大規模火災では，弁護士会がこの地域特有の一方からの強風により延焼した自然災害であることを専門家と協力して訴え，国は風害と判断し適用を認めた．

制定時は**補助金方式**であり，補助目的の適合が必要なため，支給には領収書が必要であり，被災者はまず自分で支出しなければならなかった．また，資金の使途は，例えば九州地域では暖房器具は認められないなど，限定されていて満額の支給はなかった．しかし，2007年の改正で**見舞金方式**となり，領収書も使途の限定もなく，満額が支給されるようになった．

このように，見舞金方式は一見被災者に有利にみえる．しかし，例えば支給額を300万円から500万円に上げるべきとの主張がある場合，補助金方式では，300万では補助目的に適合しないのであれば増額の主

表3.2-4 被災者再建支援制度の支給額

被害の程度	基礎支援金（万円）	加算支援金（万円）	
①全壊*		建築・購入	200
②解体	100	補修	100
③長期避難		賃貸	50
④大規模半壊*	50	建築・購入	200
		補修	100
		賃貸	50
⑤中規模半壊*	—	建築・購入	100
		補修	50
		賃貸	25

*全壊：損壊率50%以上，大規模半壊：損壊率40%以上50%未満，中規模半壊：損壊率30%以上40%未満

張は可能であるが，見舞金方式ではこの主張はできない．人が亡くなったときの見舞金（災害弔慰金）が500万円であることからすれば，建物が壊れたときの見舞金は300万円が相当となるからである．

3 生活保護

生活保護は災害時の法制度ではないが，被災により仕事や住宅，その他の財産，家族を失い，高齢や傷病のある場合は制度の申請に行き着くことになる．この制度は，国民の最低限度の生活を維持し，自立を助長することを目的とし，世帯単位で適用され，世帯員全員の資産，能力などあらゆるものを活用することが建前である．原則として，生活保護基準を上回る収入を得た場合，生活保護の支給が減額・停止する．ただし，厚生省事務次官の通知（昭和36年4月1日）で，災害で損害を受けたことによる補償金，保険金，見舞金のうち，自立更生に当てられるものは収入とは認定しないとされている．

阪神・淡路大震災や新潟県中越地震，新潟県中越沖地震では，義援金は収入に認定されなかったが，東日本大震災では，福島県南相馬市や宮城県仙台市が，原発事故の仮払い補償金や義援金の支給を理由に生活保護の打ち切りを相次いで行った．そこで，厚生労働省は適切な保護の実施が行われるよう再度通知を行った[11]．

4 自治体の条例

国の制度が要件や金額の点で十分でないため，補完するために各自治体が条例で独自の被災者支援制度を設置している．これには上乗せ条例（国の制度に金額的に上積みする制度）と，横出し条例（適用する要件を緩和する制度）がある．各自治体で異なり，たびたび改正されているので詳しくは地元の都道府県や市町村に照会されたい．

5 義援金

義援金は善意によって拠出された民間の寄付金である．阪神・淡路大震災では配分の方法・基準・時期について，さまざまな議論が出たため，日本赤十字社において義援金の扱いについてのガイドラインが作成された．そこでは，①できるだけ早期に配分するという迅速性，②寄付者の意思を生かし適正に配分するという透明性，③被災の程度に応じて等しく配分される公平性の三原則が定められている．被災者のニーズに応えるためにも，義援金は一律性と迅速性を優先して一気に配分することが大切である．日本赤十字社に寄せられた義援金は，都道府県や市町村を通じて被災者に分配される．

12 知っておきたいその他の制度

1 在宅被災者の支援

在宅被災者とは，避難所に行かずに壊れた自宅に居住し続ける被災者を指す．報道やボランティアは避難所や仮設住宅の被災者に集中し，一方で，在宅被災者への支援は行き届いておらず，行政も把握していない．

自宅が落ち着く（被災者は元の生活に戻りたい），介護すべき高齢の家族がいる，避難所が満杯である，ペットを避難所に連れていけないなど，自宅被災者となる理由はさまざまであるが，救済から外れて，食料や物資の支給も受けられず，建物の修理も大してできずに，家が傾く，屋根や床がない，雨漏りやカビが発生する等の状態で生活している状況がある．

　そうなる原因として，避難所に行けば，避難所→応急仮設住宅→復興住宅のルートに乗れるが，最初に外れてしまうと，後からではこのルートに乗せてもらえないことが挙げられる．また，避難所に行かないため，物資や金銭支給などの情報が入らないことや，応急修理は70万6,000円が限度であり，これを選択すると仮設住宅に入居できないこと，全壊や一部損壊では応急修理の適用にならないこともある．

　問題は，真に救済が必要な人が放置されること，被災地にとどまりたい人が，結局住み続けられずに都市部などに流出してしまうこと，さらに，南海トラフ巨大地震や首都直下型地震では，避難所や仮設住宅の収容能力が限界を超え，在宅被災者が激増すると予想されること（東京都は在宅避難を呼び掛けている）であり，抜本的な対策が必要である．

　そこで，2013（平成25）年の災害対策基本法改正で，在宅被災者への配慮を行政に義務付けたが，努力義務に過ぎない．応急修理の金額の引き上げや，避難所に入らなかった人の仮設住宅や復興住宅への入居を認める運用を行うべきである．

2 災害ケースマネジメント

　従前の被災者支援は，制度に被災者を合わせる方法で行われてきた．しかし，憲法の個人の尊厳の理念からすれば，被災者一人ひとりの個別状況に合わせた支援を実施することが必要である．そこで，被災者台帳を作成・活用して，被災者に合わせた支援計画を策定し，専門家と連携して支援を実施する**災害ケースマネジメント**が登場した．介護保険でケアマネジャーがケアプランを策定してこれを実施する方法を応用するもので，福祉と被災者支援が結合して行われることを目指している．

3 被災者総合支援法の提案

　2019（令和元）年に関西学院大学災害復興制度研究所から，被災者支援制度を体系化して，被災者を統一的に支援するための**被災者総合支援法**が提案された．これは分断された支援の隙間を埋めるためのものである．

■ 引用・参考文献

1) 菅野耕毅. "救急医療に関する法的問題". 新・裁判実務体系1医療過誤訴訟法. 青林書院, 2000, p.418.
2) 大阪府医師会 救急・災害医療部. 災害時における医療施設の行動基準. 大阪府医師会, 2000, p.42.
3) 切田学. "災害現場トリアージ". 経験から学ぶ大規模災害医療. 永井書店, 2007, p.131.
4) 永井幸寿. 災害医療におけるトリアージの法律上の問題点（平成23年3月3日）. 災害復興研究. 2012, 4, p.85-89.
5) 稲田龍樹. "説明義務（1）". 裁判実務体系17医療過誤訴訟法. 青林書院, 1997, p.188.
6) 厚生労働省. 平成23年東北地方太平洋沖地震（東日本大震災）に係る災害救助法の弾力運用について. 2011-03-19. ～（その8）. 2011-05-30.
7) 厚生労働省. 東日本大震災に係る応急仮設住宅について. 2011-04-15. ～（その5）. 2011-08-12.
8) 日本弁護士連合会. 災害関連死に関する意見書. 2012-05-11.
9) 日本弁護士連合会. 震災関連死の審査に関する意見書. 2013-09-13.
10) 日本弁護士連合会. 災害関連死の事例の集積, 分析, 公表を求める意見書. 2018-08-23.
11) 厚生労働省. 東日本大震災による被災者の生活保護の取扱いについて（その3）. 2011-05-02.
12) 木村拓郎. "生活再建支援制度の活用". 災害時のヘルスプロモーション. 荘道社, 2007, p.121.
13) 出口俊一ほか. "義捐金をどう考えるか". 災害復興ガイド：日本と世界の経験に学ぶ. 兵庫県震災復興研究センター『災害復興ガイド』編集委員会編. クリエイツかもがわ, 2007.
14) 永井幸寿. "災害に関わる法的なサポート". 災害救護. 勝美敦, 小原真理子編. ヌーヴェルヒロカワ, 2012, p.66.
15) 津久井進, 永井幸寿ほか. 「災害救助法」徹底活用. 兵庫県震災復興研究センター編. クリエイツかもがわ, 2012.
16) 災害救助実務研究会編. 災害救助の運用と実務. 第一法規, 2006.
17) 永井幸寿. 医療行為における過失とは. JIM. 2007, 17（5）.

 重要用語

診療契約	トリアージ	災害救助法
事務管理	転医義務	災害弔慰金
注意義務	安否確認	被災者生活再建支援法
医療水準	国民の知る権利	生活保護
救急業務	異状死体	義援金
地域医療計画	災害対策基本法	在宅被災者

▶ コラム　　災害と「緊急事態条項」

　政府は災害を理由にして，日本国憲法（以下，憲法）に「緊急事態条項」，つまり「国家緊急権」を創設することを検討している．「国家緊急権」とは戦争，内乱，大規模な自然災害等の緊急事態に，国家が生き残るために政府に権力を集中し，国民の人権を大幅に制限する制度である．この制度は国家，つまり政府，国会，裁判所のための制度であり，国民のための制度ではないことに注意しなければならない．権力の集中は，一見，効率が良さそうだが，憲法で定める人権保障と権力分立を停止してしまうため，乱用される危険性をはらむ．そのため，大日本帝国憲法には国家緊急権が定められていたが，乱用への反省から今の憲法には国家緊急権をおいていない．その趣旨は，乱用の危険性があるためあえて憲法には設けないが，緊急事態には平時から法律等で準備するというものである．

　災害については，すでに法律が十分に整備されており，権力の集中と人権の大幅な制限が規定されてい

る．非常事態には，国会のコントロールの下，四つの項目について立法権が一時的に国会から政府に移転する．また，総理大臣には，自衛隊や警察の統制権（本来防衛大臣，警察庁長官に帰属する権限）等が集中する．一方，人権の制限においては，都道府県知事は医療関係者や土木建築関係者，輸送関係者に従事命令を出すことができ，私人の土地建物の使用や物資の保管命令・収用（強制取得）の強制権限も与えられる．しかも，これらの命令を拒否すれば処罰される．例えば，知事は看護師に被災地での医療活動を命じることができ，これを拒否すれば看護師は処罰されるのである．また，市町村長にも所有者の同意なく，がれきや被災建物を撤去や破壊できる等の強制権が認められている．

　災害対策の原則は「準備していないことはできない」である．ところが，「国家緊急権」は災害が発生した後に，いわば泥縄式に権力を集中する制度である．し

かし，発災後にどれほど強力な権力を集中しても，災害に対処することはできない．例えば，東日本大震災の場合，福島第一原子力発電所事故では住民が混乱状態で避難し，その後の生活状態も全く安定せず，災害関連死で亡くなった人が3,400人以上に上る．この原因は何だろう．法律の制度では，国は防災基本計画を，都道府県市町村はこれに基づいて地域防災計画を策定し，自治体の長には防災教育，防災訓練を実施する義務がある．しかし，原発事故は事実上起こらないことになっていたため，事前に県境を越えた避難経路や，車両やドライバーの確保，避難後の長期の生活の場の確保等の防災計画，避難先での自治体の連携，住民参加の訓練，防災教育等は行われていなかった．つまり，法律の適正な運用による事前の準備がなかったことが原因である．つまり，災害後に憲法を停止しても何もできないということである．

日本弁護士連合会が岩手，宮城，福島の被災3県の市町村に行ったアンケート（回答率65%）では，「災害対策および災害対応について憲法は障害になったか」という質問に対し，「障害にならない」が96%を占めた．また，国と市町村の役割分担については，「原則として市町村が主導して国は後方支援するべき」が92%，「国が主導すべき」が4%であった．このように，被災現場の市町村の回答からは，政府に権力を集中させる「緊急事態条項」の必要性を認めることはできなかった．

では，なぜ市町村が主導すべきなのだろう．「災害には顔がある」と言われている．関東大震災では死者の80%以上が焼死，阪神・淡路大震災では約80%が圧死，東日本大震災では90%以上が溺死であった．このように顔と同様，同じ災害は二つとしてなく，また，72時間以内，1カ月以内，3カ月以内と時間によってもニーズは刻々と変化する．このニーズの情報が直ちに入り，最も効果的な対応ができるのは，国ではなく被災者に最も近い市町村である．逆に国は公平性，画一性を求めるため，現状に即した対応は困難である．国が行うべきことは市町村を尊重し，人（マンパワーや専門性の補完のための職員派遣），物（物資の援助），金（予算の裁量を認める）による後方支援を行うことである．

特に問題なのは，市町村に予算や災害対応の裁量を認めないこと，つまり，国の許認可権等の法律制度の運用が，平時対応にとどまっていることである．市町村にとって国との調整には膨大な時間と労力がかかるが，本来，この労力は被災者に向けるべきだろう．国土交通省の係長に副市長として常駐してもらったある市では，彼の助言によって予算の取り方の「作法」が学べた．また，彼は中央官庁に出向き，被災自治体の現状ニーズを訴えると同時に，自治体には国の方針を伝え，市町村の主導による国の後方支援を円滑にした．つくるのであればこのようなシステムではないだろうか．

また自治体は，いつ起こるかわからない災害への準備に，多くの時間や費用をかけられないため，発災時に何をどうしてよいかわからないことが少なくない．そのノウハウをもっているのは，被災経験のある自治体である．新潟県では泉田裕彦氏が知事に就任した直後，新潟県中越地震が発生した．このとき，兵庫県の井戸敏三知事が，阪神・淡路大震災を経験した職員を派遣し，初動から対応を指導したため，新潟県では発災直後から適正に対応できたという．自治体の相互支援では関西広域連合が有効に機能した．国が行うべきはこのようなシステムの全国化を促し，予算や人材を後方支援することであって，政府に権力を集中することではない．

［アンサー法律事務所所長　永井幸寿］

4 災害時の支援体制

学習目標

◖ 災害時の情報収集と分析について理解する.

◖ 災害時の医療体制や支援体制について理解する.

◖ 災害時における連携と協働について理解する.

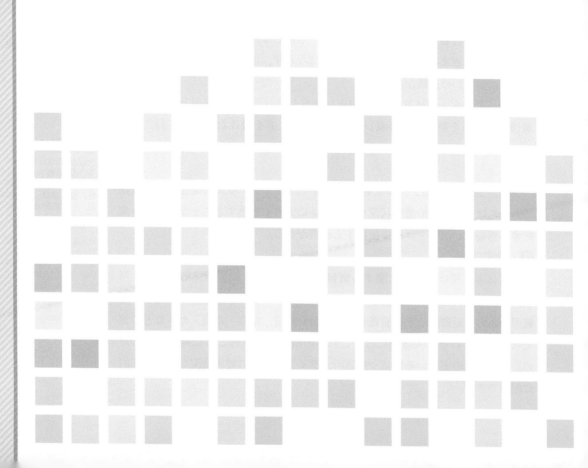

1 災害時の情報収集と伝達

1 災害情報の類型

現在，**災害情報**について定まった定義はない．ここでは，災害時に生命を守るため，また被災後の生活を確保するための情報を「災害情報」と呼ぶことにする．

1 危険回避情報

危険回避情報は，まさに津波や風水害から身を守るための情報であり，気象庁が発表する気象警報や注意報，台風，地震や津波，火山に関する情報，自治体が発令する避難に関する情報をいう．

災害が発生する危険度に応じて，気象警報や注意報という名称で気象庁から**防災気象情報**が発表される．風水害では，現在提供されている土砂災害危険度，浸水害危険度，洪水害危険度は極めて有効な情報であり，この**危険度分布**を気象庁は愛称「**キキクル**」と名付け積極的な活用が望まれる．また，従来の警報の基準をはるかに超えて大きな災害が予想されるとき，気象庁は**特別警報**[*]を発表するとし，2013（平成25）年8月30日の運用開始からすでに何度も発表されている．ここで問題となるのは，特別警報が発表されたときにはすでに被害が出ている可能性があることであり，この警報発表後の避難は極めて危険性が高くなることに注意する必要がある．

避難については，特別警報を待つことなく気象情報や自治体が発令する避難情報をもとに行動することが肝要である．しかしながら風水害時の避難開始の判断にはさまざまな情報を収集しなければならず，以前から判断する基準がわかりにくいという指摘があった．

このことから，国は2019（令和元）年5月に，気象庁の情報と自治体の避難情報の関係を整理した**警戒レベル**という考え方を設けた（**表4.1-1**）．このレベル化により避難開始のタイミング（警戒レベル3・4）が明確になったといえる．

また，2020（令和2）年に始まった新型コロナウイルス感染症のまん延期においては，被災地の感染状況が医療活動に大きく影響することから，日々変化する感染のレベルを詳細に把握する必要がある．

2 被害情報

災害により受けた被害に関する情報のことである．家屋関連では全壊，半壊，一部破損，床上・床下浸水，全・半焼などがある．また死者や負傷者，避難所の名称や避難所ごとの避難者数，道路や鉄道，電気・水道・ガスなどの被災状況も含まれる．災害時には，これらの情報が市町村ごとに発表されるため，避難指示の出ている地域や避難所，ライフラインの被災状況などが具体的に把握できる．

plus α

日本災害情報学会

「災害情報」をキーワードに，防災・減災に役立つ災害情報や，その伝達・受容のありかたを調査・研究し，その成果を社会へ提言することを目的に1999（平成11）年に設立された．会員構成は学者・研究者，行政機関，マスメディア，ライフラインやシンクタンクなどの防災担当者，防災関係団体から成る．

用語解説[*]

特別警報

従来の警報の発表基準をはるかに超える豪雨や大津波等が予想され，重大な災害の危険性が著しく高まった際に発表される．3mを超える大津波や震度6弱以上の地震，数十年に一度の降雨量となる大雨などが予想された際に発表され，最大限の警戒を呼び掛ける．

plus α

噴火警戒レベル

火山活動の状況を噴火時等の危険範囲や必要な防災対応を踏まえて，避難，避難準備，入山規制，火口周辺規制，活火山であることに留意の5段階に区分したもの．噴火警戒レベルは噴火警報，および噴火予報で発表される．日本では49火山（2022年3月現在）において噴火警戒レベルの情報が提供されている．

表4.4-1　警戒レベルと危険回避情報

警戒レベル	防災気象情報（気象庁発表）	避難情報（自治体発令）	住民が取るべき行動
5	大雨特別警報 氾濫発生情報	緊急安全確保	命の危険　直ちに安全確保！
＜警戒レベル4までに必ず避難！＞			
4	土砂災害警戒情報 氾濫危険情報	避難指示	危険な場所から全員避難
3	大雨警報（土砂災害） 洪水警報 氾濫警戒情報	高齢者等避難	危険な場所から高齢者等は避難
2	大雨注意報 洪水注意報 氾濫注意情報	−	自らの避難行動を確認
1	早期注意情報	−	災害への心構えを高める

3 生活情報

　災害直後は，地域社会の各種システムが機能しなくなるが，被災後の生活再建のためにはあらゆる情報が必要になる．具体的には，家族や知人の安否，電気や水道などライフラインの復旧時期，行政機関からの救援物資の配給情報，応急仮設住宅への入居状況などが挙げられる．これらのローカルな情報は主に避難所などの掲示板を活用して提供される．またインターネットやケーブルテレビ，**コミュニティFMラジオ***などでも広報される．大切なことは，流言に惑わされないためにも，複数の手段で情報を入手することである．

4 復興支援情報

　住宅や集落，事業者などが被災した場合の再建を支える情報で，被災者の生活再建にとって極めて重要な情報である．主な情報は，被災住宅の解体撤去支援に関する情報，住宅の応急修理の支援，住宅や集落の再建，事業者への経済的な支援などで，災害救助法，被災者生活再建支援法，**防災集団移転促進事業***などの法制度に関連するもの，また融資制度や税金の減免などに関する情報もある．

　被災者は初めての被災で動揺し，しかもほとんどの人が複雑な支援制度の理解と申請手続きに戸惑うことになる．これらの精神的な負担は高齢者ほど大きく，これが健康悪化の大きな原因にもなっている．被災者が抱える課題の中には簡単なアドバイスで解決できるものもあるため，支援者にはその場に応じた適切な助言が求められる．

2 災害医療活動のための情報体制

1 被災地の医療活動

　災害時には，医療救護所や病院などさまざまな場所で医療活動が実施されるが，災害の規模が大きくなるほど，初期段階で円滑に活動することは困難とな

用語解説*

コミュニティFMラジオ

超短波放送用周波数（FM）を使用した放送局で，一般にコミュニティFMや地域FMと呼ばれ，全国各地域（市町村）で339局が開局している（2022年12月現在）．限られた地域とその近隣（市や区など）での放送のため，主に地域の活性化につながる情報や，地域限定の情報を扱っていることが多い．緊急時には防災や災害についての情報提供を行う．

用語解説*

防災集団移転促進事業

住民の生命等を災害から保護するため，「防災のための集団移転促進事業に係る国の財政上の特別措置等に関する法律」に基づき，住民の居住が適当でないと認められる区域内にある住居の集団的移転を促進することを目的とし，市町村が行う住宅団地の整備等に対し事業費の一部を補助する．

る．情報関連の課題も多く，以下に被災地内で生じた課題，応援チームが抱え
た課題を紹介する．

- 被災地では，負傷した住民が診察可能な医療救護所や病院を探し求めていた．
- 被災地内の病院で，建物に大きな被害はなかったが，電気や水の供給が止まり
  その調達先もわからなかった．
- 応援医療チームとして向かうも，被災地の医療施設や福祉施設などの被災状況
  がわからなかった．
- 道路が被災し，被災地（避難所）に到達できるルートに関する情報が入手でき
  なかった．
- 発災直後の混乱の中，被災地外から駆け付けた医療チームはどこに行ったらよ
  いのかわからず右往左往した．
- 避難所の開設状況（場所，人数など）に関する情報が収集できなかった．
- 被災地外からの応援医療班の情報（機関名，スタッフ数，滞在日数など）が把
  握できず，調整・連携が円滑にできなかった．
- 重傷の患者を被災地外の設備の整った病院に緊急搬送したいのに，どこに要請
  したらよいかわからなかった．

　このように過去に発生した災害では，医療に関する情報が住民に適切に提供
されなかったり，外部から応援に来た医療チームに的確な情報提供がされな
かったために医療活動が遅れることがあった．このような問題を解決するため
には，災害発生と同時に，医療活動をサポートするための情報コントロールセ
ンターの設置が不可欠である．

2 自治体の災害対策本部と医療情報センター

　災害対策基本法では，すべての自治体において防災会議の設置と，**地域防災
計画**の作成を義務付けている．災害が発生すると，自治体は首長（知事，市
長，村長など）を本部長とする災害対策本部を立ち上げ，本部長の指示の下，
各活動班が応急対策活動に取り組むことになっている．医療救護活動もその一
つである．災害によって発生した被害や復旧の見通しなどの情報は，すべてこ
の災害対策本部に集められる．

　現在，地域防災計画に定められている医療救護活動では，被災地の自治体
は，避難所などに医療救護所を設置することにして
いる．医療救護所では，表4.1-2のような活動を行
う．医療救護所での活動内容は自治体によって多少
異なるが，**応急処置**と**トリアージ**が基本となる．

　被災地の災害医療では，各医療チームの活動を支
援する**情報コントロールセンター**の設置が不可欠で

表4.1-2　医療救護所での活動

・傷病者に対する応急処置
・トリアージ
・移送困難な患者，軽症患者などに対する医療提供
・助産救護
・死亡の確認

ある．災害対策本部の中の医療情報センターは，医療施設の被災状況，甚大な被害が出ている地域の把握と医療チームへの情報提供，医療救護所までの交通規制情報の提供などを主に行う．また，医療活動のための電気や水などの供給，重傷者を被災地外へ搬送するための手段の確保なども挙げられる．災害時にこれらの活動を円滑に行うためには，事前に作成される地域防災計画に情報コントロールセンターの設置を明記し，構成メンバーに医療者を確保しておくべきである．

3 広域災害救急医療情報システム（EMIS）

広域災害救急医療情報システム（Emergency Medical Information System：EMIS）は，1995（平成7）年の阪神・淡路大震災の教訓をもとに厚生労働省が構築したシステムである（図4.1-1）．

大規模な広域災害が発生したとき多くの負傷者の発生が予測されるが，その支援には，被災した都道府県を越えた医療機関の連携が不可欠である．連携するためには，医療機関の稼動状況など災害医療に関わる情報の共有が必要であり，EMISは被災地域での適切な医療・救護に関わる各種情報の集約・提供を目的にしている．その主な特徴を以下に示す．

- 各都道府県システムにおける全国共通の災害医療情報の収集
- 医療機関の災害医療情報を収集，災害時の患者搬送などの医療体制の確保
- 東西2センターによる信頼性の高いネットワーク構成
- 平常時，災害時を問わず，災害救急医療のポータルサイトの役割

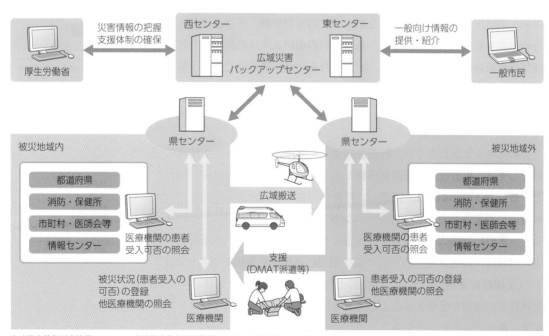

広域災害救急医療情報システム．広域災害救急医療情報システム（EMIS）．
https://www.wds.emis.go.jp/topcontents/W01F14P.pdf，（参照2023-07-12）．

図4.1-1　広域災害救急医療情報システム（EMIS）

3 情報の伝達手段

1 災害時の通信

　近年，私たちは多種多様な通信手段をもち，日常的に電話やメール，LINEなどを活用している．しかし，大災害時にはこれらの通信ツールも当然影響を受ける．2004（平成16）年の新潟県中越地震では，固定電話および携帯電話の**異常輻輳**[※]対策として通話規制が実施され，ほとんどの人が電話を使えなかった．また，2011（平成23）年の東日本大震災では，津波により通信回線や基地局などが被災した．一方，2016（平成28）年の熊本地震では，被害が局地的で，発生時間が夜間であったことから通信環境に大きな混乱はなかった．いずれにしても大きな災害が発生すると，普段私たちが使っている固定電話や携帯電話は一時的に使用不能になる可能性がある．

　一方，災害時の情報入手のツールについては，依然としてテレビやラジオが多くの人に活用されている．しかし，最近特に身近なツールであるスマートフォンの利用が急増している．被災地では，住民も行政機関もスマートフォンによるLINE，携帯メール，エリアメール，緊急速報メール，行政機関のホームページなどが一般化している．

2 行政機関の手段

| 1 | 防災無線網

　災害時の停電を想定した通信手段としては，日本では図4.1-2のような**無線網システム**がある．これらの無線網は，国の関係機関を相互に結ぶ中央防災無線網，消防庁と全国の都道府県を結ぶ消防防災無線網，各都道府県と市町村とを結ぶ都道府県防災行政無線網，各市町村内の防災関係機関相互を結ぶ市町村防災行政無線網に分かれている．またこれらの無線網以外に，防災関係機関を相互に結ぶ地域防災無線や防災相互通信用無線もあるため，普段から自治体がどのようなシステムを導入しているかを把握しておく必要がある．

| 2 | 市民への情報伝達

　これらのシステムのうち，行政機関から一般市民への直接的な情報の伝達手段としては，市町村防災行政無線網システムの中にある同報無線が使われることが多い．このしくみは，市町村の庁舎内にある放送台からの放送が，無線で地域内に設置されたスピーカー（**パンザマスト**[※]）から流れるようになっている．災害時に行政広報を伝達する方法としては，極めて有効な手段といえる．また現在は，同報無線を活用して国が国民に直接異常事態を知らせる**Jアラート**[※]（**全国瞬時警報システム**）が整備されている．さらに自治体の中には，自治体発表の情報を受信することができる緊急告知ラジオ（防災ラジオ）の普及に取り組んでいるところもある．

　近年は，多くの自治体がホームページ，TwitterやLINEなどのSNS，携帯電話会社が提供するエリアメールや緊急速報メールのほか，**Lアラート**[※]（**災害**

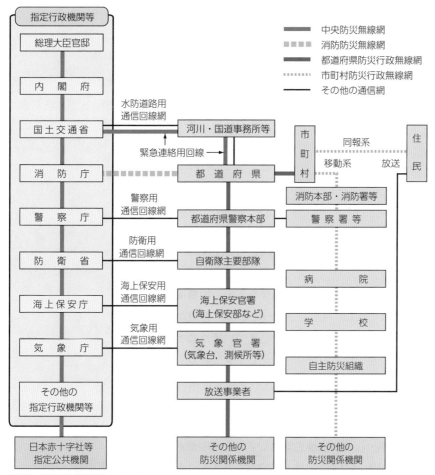

内閣府. 平成26年版防災白書. 2014.
http://www.bousai.go.jp/kaigirep/hakusho/h26/zuhyo/zuhyo01_01_24.html（参照2023-07-12）.

図4.1-2　防災関係通信網の概念図

情報共有システム）の利用など，多種多様な方法で情報発信を行っている．

3　災害時優先電話

　災害時優先電話は，災害時の電話規制に備えて準備されている回線網で，主に行政機関や医療機関などの防災関係機関に設置されている．この電話は発信が優先で，他の電話では接続できないときでも，この電話からは比較的かかりやすいのが大きな特徴である．過去の災害では，災害時優先電話が設置されているにもかかわらず，誰も気付かなかったために利用されなかったというケースが散見されたため，災害時優先電話であることが誰でもわかるようなシールを貼るなどの工夫が必要である．また，発信優先のため，災害時優先電話の番号は基本的には公表しないといった配慮が必要である．ちなみに，着信については優先ではなく一般電話と同じである．また，すでに携帯電話にも固定電話と同様の発信優先のしくみがある．

■4 市民レベルの手段

今日，多くの人が携帯電話やスマートフォンを所持しており，災害発生時にも携帯電話等を活用して情報収集や伝達を行っている．

災害に関する情報ニーズには，まず命に関わる大雨警報などの防災気象情報や避難指示などがある．これらの情報入手には，プッシュ方式で知らせてくれる緊急速報メールやエリアメールの登録や，自治体のホームページが有効である．

災害発生直後には，特に安否確認に関する情報ニーズが高まる．1998（平成10）年からサービスが開始されたNTTの**災害伝言ダイヤル（171）**，**災害用伝言板（web171）**はよく知られているが，近年，これ以外に機能性や操作性の優れたツールが次々と開発されている．東日本大震災では，Googleのパーソンファインダー（安否情報）が役立った．また，FacebookやTwitterも広く使われるようになった．

被害や被災後の生活に関する情報収集には，自治体などの公的機関のホームページが有効であるが，いまやLINEの利用も高まっている．普段から広く使用されている上，災害時でも利用者のニーズに十分応えているためと考えられる．また，ハッシュ記号「＃」をつける方法も一般化してきており，ハッシュタグを活用してFacebookやTwitter，インスタグラムなどで，情報を効率的に検索することできる．

多種多様なツールが利用されるようになった今，事前に状況を想定して使用するツールを決め，情報の収集・伝達の訓練を実施しておく必要がある．

情報収集において注意しなければならないのは，**流言***である．大地震の後に，「○月○日○時にまた大きな地震が来る」といった余震情報が毎回のように出てくる．このような地震予知は現在の科学では不可能であり，全くのデマである．熊本地震のときには，「近くの動物園からライオンが放たれた」という流言も確認されている．特に地震の被災地では，流言が発生しやすく十分注意が必要である．

用語解説*
流言

事実の確証なしに連鎖的に拡散する根拠のない風説，うわさのこと．大きな災害の後に発生しやすい．

4 情報収集と分析・活用

災害対応の活動を迅速，かつ確実に行うためには，的確に情報を収集し分析することが大切である．

■1 マスメディア情報の活用と分析

地震発生時には気象庁の情報を活用して，初期段階である程度被害の規模を推測することができる．地震が発生すると，およそ1分30秒後に震度速報が気象庁からマスメディアを通じて発表され，地震の発生時刻と震度3以上が観測された地域（全国約188の区分）名が示される．その後，津波の危険がある場合には津波予報が出されるが，津波の危険がないときは，被害を予測する上で重要な「震源・震度に関する情報」が発表される．震源（地震の発生場

所）や地震の規模（マグニチュード）で地震のタイプが海溝型なのか，あるいは内陸直下型なのかを確認し，内陸直下型であれば地震の規模と震源の深さに注意する．

　表4.1-3は近年発生した地震であるが，この表から一つの傾向を読み取ることができる．それは直下型の地震で，特殊な地層を除くと一般的にはマグニチュードが7クラス，震源の深さが10km程度の場合，非常に大きな被害が発生しているということである．阪神・淡路大震災，新潟県中越地震，熊本地震がこれに該当する．この三つの要素から，地震発生直後に，被害の規模をある程度予測することができる．

　また，**海溝型地震**[*]の場合，被災する地域が非常に広範囲なのに対し，**直下型地震**[*]の場合，甚大な被害を受ける範囲は震源地を中心に直径が15〜20kmの範囲である．したがって，阪神・淡路大震災でも明らかであったように，被災した地域から少し離れると被害は極端に小さくなる．この事実を知っておくと，応急対策活動を検討する上で役に立つ．つまり直下型地震では，被災地から近距離の位置にある医療施設でもほとんど被害を受けていない可能性があり，負傷者を受け入れてもらえる見込みがあったり，場合によっては被災地に医療チームを派遣してもらえる可能性がある場合が出てくることになる．一方，海溝型の場合は広い範囲が被災しているため，近隣の地域からの応援は期待できないと考えるべきである．初期の段階でこのような情報分析ができれば，初動の対応計画立案に大いに役立つことになる．

2 被害情報の空白域

　大規模な災害が発生すると，その直後に自治体の災害対策本部では被害情報を集約する．この際，一部の地域で極めて甚大な被害が発生していると，その

用語解説[*]
海溝型地震

地球の表面を覆っているプレートのうち，海溝で沈み込むプレートには陸側のプレートを引き込もうとする力が働く．このとき，陸側のプレートが元に戻ろうとして跳ね上がり，その際に発生する地震をいう．太平洋側ではプレート境界型地震とも呼ばれる．

用語解説[*]
直下型地震

地球表面のプレートの沈み込みに伴い，プレート内部の弱い部分がひずみ，そのひずみの破壊により発生する地震をいう．この地震は繰り返し発生する特徴がある．将来にわたって活動すると考えられる断層を活断層と呼んでいる．

表4.1-3　**地震のタイプ別比較**

	地震名	発生年月日	規模(M)	震源の深さ (km)	被　害	備　考
直下型	阪神・淡路大震災	1995年1月17日	7.3	16	死者6,437人，負傷者43,792人，全壊約10万戸，半壊約14万戸	震度7が幅1km，長さ20kmにわたった
	新潟県中越地震	2004年10月23日	6.8	13	死者68人（関連死52人含む），負傷者4,805人，全壊約4千戸，半壊約1万4千戸	避難者10万人．山古志村，3年にわたる全村避難
	熊本地震	2016年4月14・16日	7.3	12	死者274人（関連死220人含む），負傷者2,809人，全壊約9千戸，半壊3万戸	震度7が2回，余震が次々発生．避難者ピーク時20万人
	北海道胆振東部地震	2018年9月6日	6.7	37	死者44人（関連死2人含む），負傷者762人，全壊462戸，半壊1,570戸	震度7，北海道全域295万戸停電，厚真町で土砂崩壊，札幌で液状化
海溝型	十勝沖地震	2003年9月26日	8.0	45	死者2人，負傷者849人，全壊116戸，半壊368戸	4mの津波
	東日本大震災	2011年3月11日	9.0	24	死者・行方不明者22,274人（関連死3,723人含む），負傷者6,157人，全壊約12万戸，半壊約28万戸	20mの津波

地域は外部に被害情報を発信できないことがある．このように，情報が全く収集できない特定の地域のことを**被害情報の空白域**という．阪神・淡路大震災時の神戸市，新潟県中越地震時の山古志村がこのケースにあたる．この場合，これらの地域への支援活動が大幅に遅延する可能性があり，結果的に被害が深刻化する危険性がある．このような事態を回避するには，震源の位置と集まってきた被害情報とを重ね合わせ，地図などを使用して被害情報の全くない所，または極端に少ない所を早期に特定することが必要である．地域を特定したら情報の報告を待つのではなく，即時に医療チームを含め応援要員が現地に出向くことが重要となる．

❸ 在宅避難者への医療支援

今日，災害関連死対策が重要な課題となっている．現在，避難所で生活する被災者に対する医療支援はかなり充実してきている．一方で，被災者の中には避難所に行かず，被災した自宅での避難生活を選択する人も多い．**在宅避難者**の多くは，もともと健康状態が良くないにもかかわらず常用薬を紛失したり，病院に行く手段がなかったりで，健康を維持することができず，結果的に死亡するケースがみられる．過去の災害から，災害関連死の犠牲となった場所を避難所と自宅で比較すると，東日本大震災では，避難所より自宅のほうが約2倍，熊本地震では約8倍犠牲者が多かった．

在宅避難で問題となったのは，被災自治体は在宅避難者の情報をほとんどもっておらず，そのため医療支援チームは巡回診療ができなかったという実状であった．今後の対策として，医療支援チームは地元の町内会や自衛隊などと連携し，被災者の居住先に関する情報を収集する必要がある．

■ 引用・参考文献

1) 気象庁．知識・解説．国土交通省．https://www.jma.go.jp/jma/menu/menuknowledge.html，（参照2023-07-12）．
2) 復興庁震災関連死に関する検討会．東日本大震災における震災関連死に関する報告．復興庁．2012-08-21，p.23.https://www.reconstruction.go.jp/topics/20120821_shinsaikanrenshihoukoku.pdf，（参照2023-07-12）．
3) 熊本県，熊本地震の発災4か月以降の復旧・復興の取組に関する検証報告書．2018，p.446.

 重要用語

災害情報	異常輻輳	災害時優先電話
危険回避情報	防災無線網	被害情報の空白域
警戒レベル	緊急速報メール	流言
特別警報	Jアラート	在宅避難者
EMIS	災害用伝言板	

2 災害医療体制

1 災害拠点病院

1 災害拠点病院の指定

災害医療は，国の医療計画の5疾病5事業に位置付けられている．**災害拠点病院**の設置は，1995（平成7）年1月17日に発生した阪神・淡路大震災の教訓が起点であり，**厚生労働省防災業務計画**における災害医療体制の整備として，都道府県が指定するものとされている．災害拠点病院の指定に当たっては，役割・機能の要件が定められている（**表4.2-1**）．具体的には，多発外傷，挫滅症候群，広範囲熱傷等の災害時に多発する重篤救急患者の救命医療を行う

表4.2-1 災害拠点病院指定要件

運営体制	①24時間緊急対応し，災害発生時に被災地内の傷病者等の受け入れ・搬出を行うことが可能な体制を有する． ②災害発生時に，被災地からの傷病者の受け入れ拠点になる．被災地の内外の災害拠点病院とのヘリコプターによる傷病者，医療物資等のピストン輸送を行える機能を有している． ③災害派遣医療チーム（DMAT）を保有し，その派遣体制がある．災害発生時に他の医療機関のDMATや医療チームの支援を受け入れる際の待機場所や対応の担当者を定めておく等の体制を整えている． ④救命救急センターまたは第二次救急医療機関である． ⑤被災後，早期に診療機能を回復できるよう，業務継続計画（BCP）の整備を行っている． ⑥整備されたBCPに基づき，被災した状況を想定した研修・訓練を実施する． ⑦地域の第二次救急医療機関および地域医師会，日本赤十字社等の医療関係団体とともに定期的な訓練を実施する．災害時に地域の医療機関への支援を行うための体制を整えている． ⑧ヘリコプター搬送の際には，同乗する医師を派遣できることが望ましい．
診療施設	①病棟，診療棟など救急診療に必要な部門を設ける．災害時における患者の多数発生時（入院患者は通常時の2倍，外来患者は通常時の5倍程度を想定）に対応可能なスペースおよび簡易ベッド等の備蓄スペースを有することが望ましい． ②診療機能を有する施設は耐震構造を有する．病院機能を維持するために必要なすべての施設が耐震構造を有することが望ましい． ③通常時の6割程度の発電容量のある自家発電機等を保有し，3日分程度の備蓄燃料を確保しておく．平時より病院の基本的な機能を維持するために必要な設備について，自家発電機等から電源の確保が行われていることや，非常時に使用可能なことを検証しておく． ④災害時に少なくとも3日分の病院の機能を維持するための水を確保する（受水槽，停電時にも使用可能な井戸設備等の整備，優先的な給水協定の締結など）．
診療設備	①衛星電話を保有し，衛星回線インターネットが利用できる環境を整備する．複数の通信手段を保有していることが望ましい． ②広域災害救急医療情報システム（EMIS）に参加し，災害時に情報を入力する体制を整えておく． ③多発外傷，挫滅症候群，広範囲熱傷等の災害時に多発する重篤救急患者の救命医療を行うために必要な診療設備 ④患者の多数発生時用の簡易ベッド ⑤被災地における自己完結型の医療に対応できる携行式の応急用医療資器材，応急用医薬品，テント，発電機，飲料水，食料，生活用品等 ⑥トリアージタグ
その他	食料，飲料水，医薬品等について，流通を通じて適切に供給されるまでに必要な量として，3日分程度を備蓄しておく．災害時に多数の患者が来院することや職員が帰宅困難となることを想定しておくことが望ましい． 食料，飲料水，医薬品，燃料等について，地域の関係団体・業者との協定の締結により，災害時に優先的に供給される体制を整えておく．
搬送関係	①原則として，病院敷地内にヘリコプターの離着陸場を有する．敷地内に離着陸場の確保が困難な場合は，必要に応じて都道府県の協力を得て，病院近接地に非常時に使用可能な離着陸場を確保し，患者搬送用の緊急車輌を有する． ②原則として，DMATや医療チームの派遣に必要な緊急車輌（応急用医療資器材，テント，発電機，飲料水，食料，生活用品等の搭載が可能）を有する．

厚生労働省医政局長．災害拠点病院指定要件の一部改正について．厚生労働省．2019-07-17．より作成．https://www.mhlw.go.jp/content/10800000/000749617.pdf.（参照2023-07-12）．

ための高度の診療機能を有し，被災地からの重症傷病者の受け入れ拠点となり，被災地内の傷病者の受け入れ・搬出・広域搬送への対応，自己完結型の医療救護チームの派遣，地域の医療機関への応急用資器材の貸し出し等の機能が指定要件となる．

　災害拠点病院には，**地域災害拠点病院**と**基幹災害拠点病院**がある．地域の医療機関を支援するための地域災害拠点病院は，原則として二次医療圏ごとに1カ所整備され，それらの病院の機能の強化や要員の訓練・研修を担う基幹災害拠点病院は，原則として都道府県に1カ所整備される．災害拠点病院が置かれた以後，その整備過程においては，大きな災害を経験するたびに見直しが図られている．

2 災害拠点病院の整備過程

1 阪神・淡路大震災の教訓

　阪神・淡路大震災では大都市の商業地域が被災し，建物等の倒壊被害による圧死や圧挫症候群の患者の発生が著明であった．災害直後からの急性期医療を担える病院が被災地域内に不足し，人員も資器材も不足し，被災患者があふれ病院は大きく混乱した．被災地域は阪神地域に限局したものの，通信は混乱して域内の情報収集も困難を極め，救護に支障を来した．また，域外への患者搬送において，ヘリコプターは震災直後には十分活用されなかった．このような災害急性期の医療介入の遅れは，**避けられた災害死（防ぎ得た災害死）**が500人以上あったとされる[1]．

　1995（平成7）年4月に被災地の医療機関，医師会等の関係団体，救急医療・建築・機器設備・情報通信・医薬品の専門家らよる「阪神・淡路大震災を契機とした災害医療体制のあり方に関する研究会」が設置された．研究会は，災害発生区域内（二次医療圏）における拠点病院および災害発生直後に投入できる医療チーム（DMAT）の確保，早期に集中医療へ転換できるための患者の広域輸送，災害情報の集約化（広域災害救急医療情報システム：EMIS）等の必要性を報告書にまとめた．その報告書を踏まえ，1996（平成8）年5月10日に厚生省健康政策局長から「災害時における初期救急医療体制の充実強化について」の通知が出され，災害拠点病院の整備が図られることとなった．

2 東日本大震災の教訓

　都道府県は次々に災害拠点病院の指定を推し進めた．しかし，2011（平成23）年3月の東日本大震災においては，病院建物の耐震化が進んでいなかった上に，ライフライン・備蓄・流通の確保および通信インフラ整備等の対策の不備，立地状況によって機能しなかったヘリポート，受援体制や平時からの地域との役割分担等の準備性の欠如など，災害拠点病院としての機能を十分に果たせなかった．

　小井土は，災害拠点病院におけるリスク評価の不十分さ，被害想定およびその代替え策等の具体化やマニュアルの実行性の欠如など，その脆弱性を指摘

plus α

災害拠点精神科病院

東日本大震災や熊本地震では被災した精神科病院から多数の患者が搬送されたが，患者の受け入れや精神症状の安定化等を災害拠点病院のみで対応することは困難であり，支援の遅れが課題となっていた．厚生労働省は，2019年6月に都道府県等に対して「災害拠点精神科病院の整備について」を通達，少なくとも各都道府県に1カ所以上整備することとしている．

し，平時からのリスク想定をイメージ化した訓練の必要性，医療圏における災害時医療のマネジメントの効率化，EMISを活用した災害情報の収集・発信による効率的な情報運用，災害後の中長期的観点を含めた**事業継続計画（BCP）**を提言した[2]．

　厚生労働省は，災害時における医療体制の充実強化における病院災害対策マニュアルの整備に際し，2013（平成25）年9月にBCPの考え方に基づいた災害対策マニュアルの活用を推奨する通知を出した．

|3| 熊本地震の教訓

　2016（平成28）年4月の熊本地震では，多数の医療機関が一度に被災し，電気・水道等のライフラインの途絶により診療機能が停止するという事態が発生した．病院全体の避難が必要となり，入院中の患者の平時とは異なる転院調整で混乱が生じ，被災者を受け入れる体制まで手が回らず早期の災害医療活動の展開に大きく支障を来した．このことは震災関連死にも影響したとされ，BCPの整備が行き渡っていないことが明らかとなった．

　2017（平成29）年3月に厚生労働省は，災害発生時などの緊急時に低下する業務遂行能力を補う非常時優先業務を開始するためのBCPの整備と，BCPに基づいた研修・訓練の実施を早急に図るとし，災害拠点病院に指定要件として2019（平成31）年3月までに実施することを義務付けた．総務省九州管区行政評価局の「災害拠点病院における業務継続計画の整備の推進に関する調査」では，2018（平成30）年5月1日時点の九州7県の災害拠点病院におけるBCPの整備状況は，41.0%（105病院中43病院）であった[3]．

　厚生労働省は，2018年7月に取りまとめられた「救急・災害医療提供体制等の在り方に関する検討会における議論の整理」を踏まえ，2018年9月に「災害拠点病院指定要件の一部改正及び医療機関から平時からの協定締結の必要性について」を発出し，食料，飲料水，医薬品だけでなく，燃料についても，複数の業者や地域の関係団体（組合等）との協定の締結により災害時に優先的に供給される体制を整えることを，災害拠点病院指定要件に加えた．また，特定の業者が被災等で燃料を配送できなくなる事態に備え，平時から協定を締結した相手と燃料の供給を受けるために必要な情報を共有するなど関係構築を図るよう求めた．

|4| その後の災害における教訓

　2018年の台風第21号などの豪雨災害や北海道胆振東部地震による，広域かつ長期の停電や断水による影響は，病院の診療業務の継続に多大な障害をもたらし，またしてもBCPの整備不足の問題が上げられた．

　2019（令和元）年5月の「第14回救急・災害医療提供体制等の在り方に関する検討会」で，2018年10月1日時点における各都道府県下のすべての病院を対象としたBCP策定状況，停電時の非常用自家発電機や断水時の給水設備の整備状況など防災・減災対策状況の調査結果が報告された．BCP策定済み

の災害拠点病院は71%程度であり，残りの未回答，もしくは策定していないと回答した災害拠点病院に対し，2019年4月1日時点の策定状況を再度調査するとした[4]．その後の経緯では，2021（令和3）年2月の「第23回救急・災害医療提供体制等の在り方に関する検討会」で，災害拠点病院のBCP策定率は100%となっていることが確認されている[5]．

また，厚生労働者は2019年7月に「災害拠点病院指定要件の一部改正について」を発出し，災害時に電力供給・燃料補給が途絶しても3日程度自家発電機等により病院の機能を維持できるよう，自施設における燃料の備蓄を規定した．水の確保については，北海道胆振東部地震での教訓を踏まえ，少なくとも3日分の病院の機能を維持するための水を貯水，または地下水の活用等により確保することが望ましいと加えられた．

2 医療・保健チーム

日本の災害医療体制は，1995（平成7）年の阪神・淡路大震災を契機にその整備が進んできた．DMATをはじめとする災害現場で活動する医療チームも，阪神・淡路大震災を契機に整備が進められた．その後，東日本大震災，熊本地震等の災害を経験し，災害現場ではさまざまな医療チームが活動するようになった．

1 災害派遣医療チーム（DMAT）

災害派遣医療チーム（Disaster Medical Assistance Team：**DMAT**〈ディーマット〉）とは，厚生労働省が2005（平成17）年4月に発足させた，災害急性期に駆け付ける専門的な訓練を受けた医療チームのことである．被災都道府県や厚生労働省からの派遣要請に基づき派遣される．1チームは4～6人で，医師，看護師，業務調整員（医師・看護師以外の医療職および事務職員）で構成され，1チームの活動期間は，移動時間を除き，おおむね48時間以内を基本としている．

DMATの活動は，被災地域での本部活動，現場活動，病院支援，地域医療搬送，地域外の広域医療搬送などである．広域医療搬送に携わるDMATは，SCUの活動，航空機内の医療活動のほか，SCUへの患者の搬送を行う．

➡ SCUについては，5章5節2項p.119参照．

2 災害派遣精神医療チーム（DPAT）

災害が発生した場合，被災地域の精神保健医療機能が一時的に低下し，さらに災害ストレス等により新たに精神的問題が生じるなど，精神保健医療への需要が高まる．**災害派遣精神医療チーム**（Disaster Psychiatric Assistance Team：**DPAT**〈ディーパット〉）は，都道府県および政令指定都市によって組織される専門的な研修・訓練を受けた災害派遣精神医療チームで，被災都道府県等からの派遣要請に基づき派遣される．

チームは，精神科医師，看護師，業務調整員を基本とし，現地のニーズに合わせて児童精神科医，薬剤師，保健師，精神保健福祉士，臨床心理技術者等を

含めて適宜構成する．1チームあたりの活動期間は，1週間（移動日2日，活動日5日）を標準としている．先遣隊は発災後から遅くとも48時間以内に被災地に入り活動を開始する．主な活動内容は被災地域の精神保健医療ニーズの把握，精神医療の提供など精神医療システムの支援，災害ストレスにより新たに生じた精神問題を抱える一般住民への対応，支援者への支援などである．

3 災害時健康危機管理支援チーム（DHEAT）

災害時健康危機管理支援チーム（Disaster Health Emergency Assistance Team：**DHEAT**）は，災害が発生した際に被災都道府県の保健医療調整本部および保健所が担う保健医療行政の指揮調整機能等を応援するために，専門的な研修・訓練を受けた都道府県等の職員による応援派遣チームである．

災害発生時に，健康危機管理に必要な情報収集・分析や全体調整などが円滑に実施されるよう支援することを業務としている．チームは医師，歯科医師，薬剤師，獣医師，保健師，臨床検査技師，管理栄養士，精神保健福祉士，環境衛生監視員，食品衛生監視員，その他の専門職および業務調整員の5人程度で構成される．1チームの活動期間は1週間程度を標準としている．

4 日本医師会災害医療チーム（JMAT）

日本医師会災害医療チーム（Japan Medical Association Team：**JMAT**）は，災害発生時，被災地の都道府県医師会の要請に基づく日本医師会からの依頼によって，全国の都道府県医師会が，郡市区医師会や医療機関などを単位として編成する災害医療チームをいう．主に災害急性期以降の避難所や救護所等での医療支援や健康管理，被災地の病院・診療所の支援を行う．チームは医師1人，看護職2人，事務職1人を基本構成とし，1チームの活動期間は3日から1週間をめどとする．

5 その他の医療チーム

|1| 日本災害リハビリテーション支援協会（JRAT）

大規模災害リハビリテーション支援関連団体協議会（Japan Disaster Rehabilitation Assistance Team：**JRAT**）は，2020（令和2）年4月に法人化し**日本災害リハビリテーション支援協会**に名称を変更した．2011（平成23）年に始まった東日本大震災リハビリテーション支援10団体としてのリハビリテーション支援活動がその前身であり，大規模災害時において，救急救命に継続したリハビリテーションによる生活支援等により，生活不活発病*や災害関連死を防ぎ，自立生活の再建・復興を目的としている．

|2| 日本栄養士会災害支援チーム（JDA-DAT）

東日本大震災の教訓から，日本栄養士会は**日本栄養士会災害支援チーム**（Japan Dietetic Association-Disaster Assistance Team：**JDA-DAT**）を創設し，大規模な自然災害（地震，台風など）が発生した場合，迅速に被災地内の医療・福祉・行政栄養部門と協力して，緊急栄養補給物資の支援など，状況に応じた栄養・食生活支援活動を行っている．

用語解説 *
生活不活発病
生活が不活発な状態が続くことにより，心身の機能が低下して動けなくなることをいう．従来の廃用症候群と同意語．心肺機能や消化機能のほか，認知機能の低下も来す．

| 3 | 日本赤十字救護班

　日本赤十字社は，人道的活動を使命とし，災害時に備えて，赤十字病院の医師，看護師などを中心に編成される救護班を全国で約500班編成している．災害発生時には，救護班やdERU（国内型緊急対応ユニット）を派遣し，救護所の設置，被災現場や避難所での診療，こころのケア活動などを行っている．救護班は，原則として医師を班長とし，医師１人，看護師長１人，看護師２人，主事２人の６人を編成基準としている．

| 4 | 国立病院機構初動医療班，医療班

　国立病院機構は災害対策基本法に定める指定公共機関であり，災害が発生した場合には，防災業務計画に基づき，国立病院機構独自の判断で初動医療班，医療班の派遣を行う．

　初動医療班の任務は避難所等の情報収集と早期の救護活動であり，医療班は，被災地の救護所・避難所等の医療救護活動を行い，地域医療の復興を支援するのが主な役割となっている．初動医療班が災害発生後おおむね48時間以内の急性期に活動を開始するのに対し，医療班は初動医療班派遣後に派遣され，初動医療班の救護活動を引き継ぎ，地域医療の復興まで継続的に切れ目のない支援を行っている．

⑥ 災害支援ナース

　災害支援ナースは，看護職能団体の一員として，被災した看護職者の心身の負担を軽減し支えるよう努めるとともに，被災者が健康レベルを維持できるように，被災地で適切な医療・看護を提供する役割を担う看護職者のことで，都道府県看護協会に登録されている．

　災害支援ナースの登録要件は，①都道府県看護協会の会員であること，②実務経験年数が５年以上であること，③所属施設がある場合には，登録に関する所属長の承諾があること，④災害支援ナース養成のための研修を受講し

ていることである.

災害支援ナースの活動時期は，発災後３日以降から１カ月間を目安とし，個々の災害支援ナースの派遣期間は，原則として移動時間を含めた３泊４日とされている．移動，食事，宿泊等は自己完結型を基本としている．活動場所は，原則として被災した医療機関・社会福祉施設，避難所（福祉避難所を含む）を優先する，

3 災害医療コーディネーター

東日本大震災の経験から，厚生労働省は2012（平成24）年３月に「災害時における医療体制の充実強化について」を発出し，各都道府県に対し，医療チームの派遣調整等のコーディネート機能を十分に発揮できる体制の整備を求めるとともに，2014（平成26）年度より**災害医療コーディネーター**の養成が始まった.

災害医療コーディネーターの役割は，災害時に都道府県，保健所，市町村が保健医療活動の総合調整等を適切かつ円滑に行えるよう，被災地の保健医療ニーズの把握，保健医療活動チームの派遣調整等に関わる助言および支援を行うこととされる．活動場所は，都道府県の保健医療調整本部，保健所や市町村における保健医療活動の調整等を担う本部であり，都道府県の保健医療調整本部に配置される者を**都道府県災害医療コーディネーター**，保健所や市町村における保健医療活動の調整等を担う本部に配置される者を**地域災害医療コーディネーター**と呼称する．災害医療コーディネーターは，平常時から当該都道府県等における医療提供体制に精通しており，専門的な研修を受け，災害対応を担う関係機関等と連携を構築している者とされ，一般的に医師が担っている．なお，小児・周産期医療に関わる保健医療活動の総合調整については，**災害時小児周産期リエゾン**＊の助言が参考とされる.

災害医療コーディネーターの業務は，平常時に開催される災害医療対策会議等に出席するほか，都道府県の地域防災計画・医療計画の改定等に当たり助言を行う．また，都道府県が関係学会，関係団体，関係業者（食料，飲料水，医薬品，燃料，通信，交通等）との連携を構築する際にも助言を行う．災害時には，①組織体制の構築に関わる業務，②被災情報等の収集・分析，対応策の立案に関わる業務，③保健医療活動チームの派遣等の人的支援および物的支援の調整に関わる業務，④患者等の搬送の調整に関わる業務，⑤記録の作成・保存・共有に関わる業務を行う.

用語解説 ＊
災害時小児周産期リエゾン

災害時に，都道府県が小児・周産期医療に関わる保健医療活動の総合調整を適切かつ円滑に行えるよう，保健医療調整本部において，都道府県災害医療コーディネーターをサポートすることを目的として，都道府県により任命された者をいう.

■ 引用・参考文献

1）大友康裕．分担研究：災害時における広域緊急医療のあり方の関する研究．新たな救急医療施設のあり方と病院前救護体制の評価に関する研究．2005.
2）小井土雄一．東日本大震災における疾病構造と死因に関す

る研究：平成24年度総括研究報告書．2014.
3）九州管区行政評価局．「災害拠点病院における業務継続計画の整備の推進に関する調査」結果の公表．総務省．2018-10-25. https://www.soumu.go.jp/main_content/

000580447.pdf, （参照2023-07-12）.

4）第14回救急・災害医療提供体制等の在り方に関する検討会. 病院の業務継続計画（BCP）の策定状況について, 厚生労働省. 2019-05-23. https://www.mhlw.go.jp/content/10802000/000511797.pdf, （参照2023-07-12）.

5）第23回救急・災害医療提供体制等の在り方に関する検討会. 厚生労働省. 2021-02-03. https://www.mhlw.go.jp/stf/newpage_16495.html, （参照2023-07-12）.

6）厚生労働省. 災害拠点病院指定要件の一部改正について. 2019-07-17. https://www.mhlw.go.jp/content/10802000/000529357.pdf, （参照2023-07-12）.

7）阪神・淡路大震災を契機とした災害医療体制のあり方に関する研究会：研究報告書. 1996. https://www.mhlw.go.jp/www1/houdou/0805/67.html, （参照2023-07-12）.

8）厚生省. 災害時における初期救急医療体制の充実強化について. 1996-05-10. https://www.mhlw.go.jp/stf/shingi/2r9852000001j51m-att/2r9852000001j5gi.pdf, （参照2023-07-12）.

9）厚生労働省. 病院におけるBCPの考え方に基づいた災害対策マニュアルについて. 2013-09-04. https://www.mhlw.go.jp/file/06-Seisakujouhou-10800000-Iseikyoku/0000089048.pdf, （参照2023-07-12）.

10）厚生労働省. 医療計画について. 厚生労働省. 2017-07-31. https://www.mhlw.go.jp/file/06-Seisakujouhou-10800000-Iseikyoku/0000159901.pdf, （参照2023-07-12）.

11）厚生労働省. 災害拠点病院指定要件の一部改正及び医療機関の平時からの協定締結の必要性について. 2018-09-05. https://www.mhlw.go.jp/content/10800000/000356993.pdf, （参照2023-07-12）.

12）厚生労働省. 災害拠点精神科病院の整備について. 2019-06-20. https://www.mhlw.go.jp/content/10802000/

13）日本DMAT活動要領. DMAT事務局. http://www.dmat.jp/dmat/katsudoyoryo.pdf, （参照2023-07-12）.

14）厚生労働省. 災害派遣精神医療チーム（DPAT）活動要領. 2014-01-07. https://www.mhlw.go.jp/seisakunitsuite/bunya/hukushi_kaigo/shougaishahukushi/kokoro/ptsd/dpat_130410.html, （参照2023-07-12）.

15）厚生労働省. 災害時健康危機管理支援チーム活動要領について. 2018-03-20. https://www.mhlw.go.jp/file/06-Seisakujouhou-10900000-Kenkoukyoku/0000198472.pdf, （参照2023-07-12）.

16）JMAT本部. https://jmat-hq.jp, （参照2023-07-12）.

17）日本災害リハビリテーション支援協会. https://www.jrat.jp, （参照2023-07-12）.

18）日本栄養士会災害支援チーム（JDA-DAT）について. 日本栄養士会. https://www.dietitian.or.jp/jdadat/about/, （参照2023-07-12）.

19）日本赤十字社. https://www.jrc.or.jp, （参照2023-07-12）.

20）国立病院機構. https://nho.hosp.go.jp/index.html, （参照2023-07-12）.

21）日本看護協会. 災害支援ナース派遣要領. https://www.nurse.or.jp/nursing/practice/saigai/pdf/hakenyoryo.pdf, （参照2023-07-12）.

22）厚生労働省. 災害時における医療体制の充実強化について. 2012-03-21. https://www.mhlw.go.jp/seisakunitsuite/bunya/kenkou_iryou/iryou/saigai_iryou/dl/saigai_iryou01.pdf, （参照2023-07-12）.

23）厚生労働省.「災害医療コーディネーター活動要領」及び「災害時小児周産期リエゾン活動要領」について. 2019-02-08. https://www.mhlw.go.jp/content/10800000/000503265.pdf, （参照2023-07-12）.

 重要用語

災害拠点病院	災害派遣精神医療チーム（DPAT）	災害医療コーディネーター
災害拠点精神科病院	日本医師会災害医療チーム（JMAT）	災害時小児周産期リエゾン
災害派遣医療チーム（DMAT）	災害支援ナース	

3 災害時における連携と協働

1 連携と協働

1 連携・協働の必要性

　大規模な災害が発生すると，膨大な量の緊急対応のニーズが生じる．その際，行政の力だけではどうにもならないし，被災地の住民の力だけでもどうにもならない．そのため，行政と住民が助け合うことはもとより，住民同士が相互に助け合う，企業やボランティアが手を差し伸べる，被災地外から広域応援を図る，といったことが避けられない．大きな自然に対して小さな人間が立ち向かうには，その小さな力を重ね合わせて大きくする以外に方法はないのであ

る.

2 連携・協働の形態

力を合わせるという意味をもつ連携協働は，**官民協働，地域協働，支援協働**などに区別することができる.

|1| 官民協働

行政と市民との協働をいう. 災害対応では行政が社会責任を果たし，市民が自己責任を果たすことが基本で，行政と市民が協働しなければ何事も前に進まない. その上で，行政がボランティアや民間組織と連携することが重要である. 行政は標準的なシステムで大量のニーズに応えることは得意だが，特殊なニーズに個別に応えることは不得意である. この個別のニーズに細やかに応える役割を，ボランティアや民間組織が果たす.

|2| 地域協働

地域で活動するさまざまな担い手が，地域の共通課題の実現のために協働することをいう. 災害に関して地域は運命共同体で，地域に関わりをもつ人や組織が連帯し，共通の課題に向き合う必要がある. 企業や学校，商店街など多様な組織が連携する，消防団員や民生委員・児童委員，社会福祉士などさまざまな役割や職能をもつ人々が連携することが求められる.

|3| 支援協働

被災者や被災地の支援のため，被災地外の人々を含む多様な人々が協働することをいい，同業種連携と異業種連携に区分される. 例えば，被災地外の自治体職員が被災地の自治体職員を支援するのは同業種連携であり，建築士や弁護士，ボランティアなどが連携し，分野を超えて復興まちづくりを推進するのは異業種連携である.

3 ネットワークとパートナーシップ

減災のための協働を効果的に進めるための環境基盤を，平時から構築しておく必要がある. 連携協働のための基盤づくりには，何よりも組織的な基盤としてのネットワークと精神的な基盤としてのパートナーシップの構築が欠かせない.

ネットワークとは，減災の担い手相互の日常的なつながりをいう. 担い手が協働するための信頼関係や協調関係を社会的インフラとして，事前に整備しておくのである. ところで，このネットワークを構築する場合には，何によって有機的なつながりを作り出すのかということが問われる. ここでは，「情報」，「協定」，「場の共有」でつながることがポイントとなる. 平時から災害時の協働を意識して，「情報システムをつくっておく」，「連携協定を結んでおく」，「ラウンドテーブル*をつくっておく」ことが求められるのである.

パートナーシップとは，相互に連携するための活動規範のことを指す. ここでは，コミュニケーション，コーディネーション，コオペレーション，コラボレーションの四つに着目する必要がある. コミュニケーションは，情報の共有

plus α

社会的インフラ

インフラとは，インフラストラクチャーの略語で，直訳は"下部構造"である. 広く「基盤」を意味し，道路・鉄道・港湾・ダムなど産業基盤の社会資本をはじめ，近年では学校・病院・公園・社会福祉施設など，生活関連の社会資本も含まれる. 社会的インフラとは"社会的な基盤"としての意味をもつ.

用語解説*

ラウンドテーブル

英語で円卓のこと. 座席順を気にしなくていいことから，「上下関係を気にせず，自由に発言できる場」としての意味をもつ. 広義で「情報交換の場」としても使用される.

化に努めることで，情報の共有は協働のための大切な要件である．コーディネーションは，相互の違いや良さを認識し合った上で，対等の関係を築くことである．コオペレーションは，顔の見える関係の下で，企画や運営を一緒に行うことをいい，災害ボランティアセンターの運営などに欠かせない要件である．コラボレーションは，現場で共に汗を流すことで，負担を共有することをいう．

4 医療・看護のネットワーク

　医療や看護の場のネットワークは，次の三つの視点に沿って，その構築を図ることが推奨される．

❶災害時の被災者の膨大なニーズにいかに応えるか　災害現場の医療のニーズに応えるために，医師等の連携体制をいかに構築するかということが問われる．まず，DMATなどの医師の緊急対応のためのネットワークづくりが求められる．また，災害時の医療活動や救命活動は，医師だけでできるものではなく，看護師や薬剤師などとの連携が欠かせない．そのため，医師や看護師という立場を超えた，災害医療に関わるすべての医療関係従事者の中での連携体制の構築が不可欠となる．同時に，救急救助に当たる消防関係者とのネットワークも重要である．

❷被災者の心身の傷といかに総合的に向き合うか　物理的な傷と心理的な傷は相互に関係し合っていること，また応急時のケアと事前事後のケアとは相互に関係し合っていることを認識し，総合的なケアを目指すことが大切である．前者では，心のケアチームあるいは臨床心理士などとの連携が，後者では福祉のケアチーム，または社会福祉士や保健師などとの連携が必要である．

❸被災者の自立と再建をいかに総合的に支援できるか　住まいや暮らし，生きがいと仕事，まちづくりなどは，被災者の健康や心身の傷と相互に関連し合っている．それだけに，医療や看護の狭い世界に閉じこもるのではなく，「人間復興」という立場から，さまざまな分野の専門家や現場関係者と積極的に協働する姿勢が求められる．

2 災害ボランティア

1 災害ボランティアとは

　ボランティアとは，自発的に協調性をもって社会公益活動などに原則無償で参加する人のことをいう．中でも**災害ボランティア**は，地震や火山の噴火，水害などの自然災害で被災した人を助けるために行う支援や人を指す．災害ボランティアが特に注目を集めたのは，1995（平成7）年に起こった阪神・淡路大震災時で，被災地に137万7,000人を超えるボランティアが駆け付けた．この年が日本の「**ボランティア元年**」と言われる所以である．その後の災害時においてもボランティアの支援は広がり，東日本大震災時には，2016年5月時

点で149万2,400人（ボランティアセンターなどに届け出た人のみの数）が従事したと報告されている．災害大国日本において，被災者（被災地）支援のための災害ボランティアは，今日では不可欠な存在となっている．しかし，近年災害時のボランティアは減少しつつあり，深刻な課題を呈している．2020（令和2）年7月豪雨災害は，新型コロナウイルス感染症との複合災害となったことから，ボランティアの自粛を促され，人と人とのつながり方に工夫が求められる新たな課題をもたらされた．「公的資金でボランティアの派遣を！」という提言も出されている．

2 災害ボランティアの役割

　災害ボランティアの被災地での支援は，被災の状況（地震と風水害では異なる）や時期によって変化すると同時に，作業内容も多岐にわたる．がれきの撤去や被災家財の片付け，掃除，リフォームの手伝いをはじめ，避難所での環境整備や炊き出し，救援物資の配布，応急仮設住宅や復興住宅への引っ越しの手伝い，子どもの学習支援や遊びの提供，心のケアなど，被災者が生活を再建するまでのあらゆる支援が求められる．このように災害ボランティアの被災地における活動は多様であり，またその自主性に鑑み，主に**災害ボランティアセンター***が集約し，情報提供や活動の配分を行う．被災地での活動には，危険が伴うことや重労働となる場合もあるが，安全や健康管理は自己管理が原則である．特に技術系の資格をもつ人の参加は望まれる．最近では，水害や土砂災害などの被害に対して，重機を持ち込んでの片付けボランティアが活躍している．

　また，日本看護協会では**災害支援ナース**の養成や被災地への看護職者の派遣を行っている．被災地に赴かなくても，近隣が被災した場合には直ちに災害対応の必要性が生じるため，平時より災害時の対処を意識しておかなければならない．

3 これからの課題

　これまでは大規模な災害が発生すると，発災当時は被災地に多くの災害ボランティアが駆け付けてきたが，復旧復興期にはその数が激減する．原発事故や感染症災害との複合災害の場合はなおさらである．家や街を復旧復興するためには多くの人手が必要になるため，継続的な支援が可能なシステムの構築が急がれる．また，最大の課題はストレスだと言われている**災害関連死**を減らす活動も，同時に進める必要がある．多彩な活動を通して，被災者とボランティアが交流を深め豊かな関係を築くことは，被災者の健康状態を把握することになり，被災者の傍に寄り添うだけでもストレスの解消に役立ち，ひいては災害関連死を減らすことにつながる．ボランティア活動は災害直後だけでなく，被災者が住まいをはじめ暮らしの再建を確立するまで支援活動を継続することが大切である．

用語解説*
災害ボランティアセンター

災害発生時において，行政および関係機関，団体，NPO等と協力しながら，被災者・被災地の復興を目指すため，市内外のボランティア活動を効果的・効率的に展開することを目的に設置される．多くのボランティアを作業内容に合わせて，最も必要とされる地域に派遣する調整機関としての役割を担う．

ネットワーク　　　　　　　災害ボランティア　　　　　　　災害ボランティアセンター
パートナーシップ　　　　　ボランティア元年

🎵 コラム　　熊本地震におけるDMATの活動を振り返って

2016（平成28）年4月14日21時26分，4月16日1時25分に，いずれも熊本県熊本地方を中心とする最大震度7の地震が起こった．この地震災害で全国から約400隊，2,000人強のDMAT隊員が熊本県へ参集し，災害支援活動を行った．さらに，熊本県DMAT調整本部で統括DMAT登録者等の本部活動のサポートを行う**DMATロジスティックチーム**の派遣が初めて行われた．また，東日本大震災での活動において大きな課題となった「亜急性期に向けた途切れない医療」を提供するために，**日本災害医学会災害医療コーディネートサポートチーム**の派遣も初めて行われ，熊本県災害医療コーディネーターを中心として立ち上げられた熊本県医療救護調整本部の本部活動を，DMATロジスティックチーム，災害医療コーディネートサポートチームが支えた．

急性期におけるDMATの活動は，主に，①熊本県庁DMAT調整本部の指揮支援，②DMAT活動拠点本部（熊本赤十字病院・川口病院・阿蘇医療センター）管下の病院の情報収集・診療支援・搬送調整，③DMAT以外の医療救護班と協働し避難所スクリーニング・情報の集約が行われた．亜急性期からの活動は，④熊本県医療救護調整本部支援・災害コーディネーター連絡会議の開催，⑤DMAT以外の医療救護班との協働による避難所スクリーニング・情報の集約，⑥過密避難所対策，⑦深部静脈血栓症（DVT）・感染症・熱中症の対策，⑧医療救護班活動から保健福祉活動への引き継ぎのための連絡会議開催・保健師支援が行われた．

筆者がDMATとして活動した時期は，急性期から亜急性期に移行する，二次医療圏ごとの医療救護調整本部が立ち上がる時期であった．具体的には，熊本県医療救護調整本部の配下に熊本市保健医療救護調整本部（熊本市役所内），上益城圏域保健医療救護調整本部（益城町保健福祉センター内），菊池圏域保健医療救護調整本部（菊池保健所内），阿蘇地域災害保健医療復興連絡会議（阿蘇医療センター内）の四つの医療救護調整本部が立ち上がるときで，筆者はその中の上益城圏域保健医療調整本部で本部活動の支援を行った．

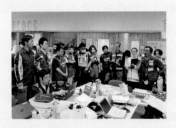

上益城圏域保健医療調整本部にはさまざまな医療救護班が参集していた．シームレスな活動ができるような調整・申し送りを所属組織であらかじめ行っている医療救護班のほか，短期間の活動を想定している医療救護班，活動内容に制限のある医療救護班など多種多様な医療救護班が参集していた．それらの医療救護班がいかに効果的，効率的に活動し，被災地のニーズに応じられるかを調整することは，保健医療調整本部の中で極めて重要な役割であった．

さまざまな医療救護班の統制が取れずにばらばらに活動することで最も問題となるのは，避難所の人々へ迷惑をかけてしまうことである．さまざまな医療救護班が入れ代わり立ち代わり避難所での情報収集を行うと，同様の質問を繰り返し行うことになり，その結果，避難所の人々にストレスを与えてしまう．そのようなことを回避するためにも，活動する医療救護班は組織が異なっても，情報共有をしっかり行うことが必要となる．大規模災害時では，DMATだけでなくさまざまな医療救護班が活動することになるが，それぞれの医療救護班の特徴を理解しておくことも必要であり，その上でお互い連携して活動する重要性を，今回の活動を通して改めて実感した．

この熊本地震の教訓から，厚生労働省は2017（平成29）年7月に「大規模災害時の保健医療活動に係る体制の整備について」を発出し，被災地に派遣される医療救護班全体をマネジメントする機能の構築の必要性が周知された．教訓を生かしていくことが，災害対応・災害支援となる．

熊本地震で亡くなられた方の冥福を祈るとともに，熊本県の一刻も早い復興を願っている．

［国立病院機構災害医療センター災害専任副看護師長　江津繁］

5 災害医療活動の特徴

学習目標

◉ 災害サイクル各期の要点が説明できる.

◉ 災害サイクル各期における被災者ニーズの変化，および具体的な看護
　活動を理解する.

◉ 体系的対応の基本原則：CSCATTTとは何かが説明できる.

◉ 災害時における指揮・統制，安全，情報伝達，評価の概念を理解する.

◉ トリアージの概念と意義を理解する.

◉ 災害時トリアージの意味，区分，判定方法，タグ装着部位を学ぶ.

◉ 応急処置，搬送技術の概念を学ぶ.

◉ 家庭にあるものを代用した応急処置法を知る.

◉ 災害時における感染症対策について理解する.

1 災害サイクル

1 災害サイクルとは

　自分の住んでいる町に大地震が発生し，甚大な被害を被ったとしよう．まずは自分のいのちと家族の安否が気になるだろう．幸い，皆が無事であっても喜んでいる暇はない．次は水や食料，眠る場所など，衣食住の確保を考えなくてはならない．さらに，倒壊した自宅の後片付けや生活費の確保，仕事への復帰など問題が山積する．長引く避難生活の疲れと不眠で，体調が悪くなることも考えられる．

　被災後，数カ月を経てようやく生活が落ち着くと，次は家の再建だ．今度の家は防災設備の整った家にしたいが，資金面に不安がある．なぜ自分がこんな目に遭うのか腹立たしくなる．このことは二度と忘れず，これからは町内会の人たちと定期的に**防災訓練***をしよう，などといろいろなことを考え，行動するに違いない．

　このように，災害は発災直後だけでなく，中長期にわたって被災者の心身および被災地の社会に影響を与え続ける．その後，少しずつ平時の状態に戻っていくのだが，「忘れたころ」にまた災害は発生する．このような繰り返される状況の変化を**災害サイクル**といい，被災地において必要とされる事物もその時期によって異なる．災害サイクルの各期において，被災者および被災地域で最も求められているものは何かを理解し，各期に応じた適切な看護活動を行うことが，限られた人的・物的資源の中での効果的な支援につながる．

　災害の種類や被災地域の状況によって，被害の程度やその後の時間経過は異なるが，災害サイクルの基本的な考え方は，すべての災害に通じる（図5.1-1）．

用語解説*

防災訓練

災害に備えた訓練．関東大震災が発生した9月1日は「防災の日」と定められ，毎年，近隣の都道府県で合同防災訓練が行われる．また，地域を襲った災害の発生日には，地域独自の防災訓練が行われていることが多い．防災体制の検証とともに，災害の記憶を新たにする意味がある．

2 静穏期・準備期：災害発生前

　静穏期・準備期は，いざというときに慌てないように災害の発生に備えて防災計画を立て，教育・訓練を行う準備期間である．災害の発生を防止することはできないが，準備期での地道な活動により災害による被害を最小限に抑えることが可能となる．

（この時期の活動ポイント）
①防災体制の整備（災害対応マニュアルやBCPの作成・点検，資機材の準備および備蓄）
②住民を含めた災害教育・訓練
③災害支援・防災のネットワークづくり

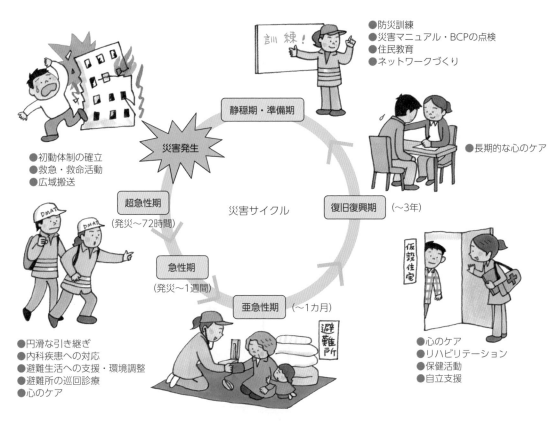

●防災訓練
●災害マニュアル・BCPの点検
●住民教育
●ネットワークづくり

訓練！

静穏期・準備期

災害発生

●初動体制の確立
●救急・救命活動
●広域搬送

災害サイクル

●長期的な心のケア

超急性期
（発災〜72時間）

復旧復興期　（〜3年）

急性期
（発災〜1週間）

亜急性期　（〜1カ月）

仮設住宅

避難所

●円滑な引き継ぎ
●内科疾患への対応
●避難生活への支援・環境調整
●避難所の巡回診療
●心のケア

●心のケア
●リハビリテーション
●保健活動
●自立支援

図5.1-1　災害サイクルのイメージ

1 防災体制の整備

　防災体制の整備には，**減災**と**災害対応**の二つの視点が必要である．「減災」は予想される被害をなるべく小さくするための備えであり，建物の耐震化や防波堤の建設などのハード面と，職員や住民への教育などソフト面での対策が挙げられる．一方，「災害対応」は実際に災害が起こった場合の備えを指し，災害対応マニュアルやBCPの作成と改善，食料・水の備蓄，資機材の点検，連絡網の整備などがある．

➡ BCPについては，9章2節1項p.244参照.

　近年，自然災害の中でも，台風や地震などの発生予知や被害予測の精度はかなり向上している（**図5.1-2**）．また，実際に災害が起きたときに被害が起きやすい場所や被害の程度も，ハザードマップ（➡p.35参照）で公表されている．これらの情報をもとに，平時より対策を講じておくことが重要である．

2 医療機関における防災準備

　医療機関における防災対策で特に大切なことは，災害発生時に迅速な初動体制が整えられるよう，平時から組織内の指揮命令系統や各部署の役割を明確にしておくことである．また，①避難・誘導経路の確認，②避難場所の確保，③外部組織との連絡網・連絡方法の確認，④停電・断水時の対応，⑤多数の被災者の受け入れ態勢，⑥被災地へ救援を派遣する態勢，などを想定した災

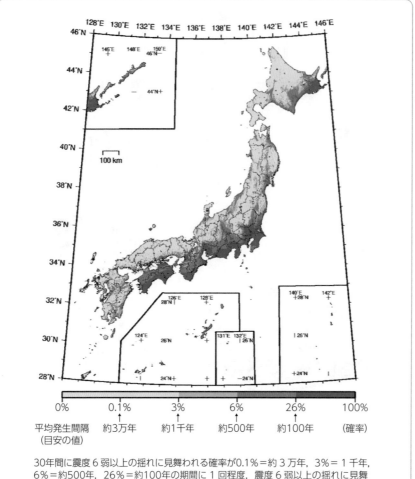

30年間に震度6弱以上の揺れに見舞われる確率が0.1％＝約3万年，3％＝1千年，6％＝約500年，26％＝約100年の期間に1回程度，震度6弱以上の揺れに見舞われることを示す.

地震調査研究推進本部地震調査委員会. 全国地震動予測地図2020年版. 地震調査研究推進本部. 2021-03-26. https://www.jishin.go.jp/main/chousa/20_yosokuchizu/yosokuchizu2020_chizu_10.pdf, （参照2023-07-12）.

図5.1-2　2020年から30年以内に震度6弱以上の揺れに見舞われる確率の分布図

害時の診療態勢について，実践的な災害時マニュアルを整備しておく.

　マニュアルに加え，役割分担，連絡方法などを簡潔に図示したアクションカード＊を作成しておき，災害発生時に招集した職員に配布すると，現場の混乱の軽減に役立つ. また水や食料，毛布などの備蓄と，医療資機材などの定期的な点検・整備も忘れてはならない. 医療機関の場合，被災地外からの救援活動が期待できるまでの間，最低でも3日分の水と食料の備蓄が必要とされる.

3 災害教育・訓練，地域への啓蒙活動

　突然発生する災害に対しては，知識と理論の学習だけでなく，実際の災害を想定したシミュレーション訓練が実践能力を高める上で効果的である. また，病院内の訓練だけでなく，外部機関・他職種を交えた地域の防災訓練にも積極的に参加し，その都度検証を繰り返し，災害マニュアルをより現実的なものに

用語解説＊
アクションカード

緊急時，スタッフに配るカード. 行動の指標や連絡先が，おのおのの役割ごとに1枚のカードにまとめられている. マニュアルを読み返さなくても，自分の役割が確認できる.

改善しながら，災害に対する危機意識を維持していくことが大切である．

4 防災ネットワークづくり

災害時に地域での連携が円滑に行えるよう，平時から地域住民，**ボランティア団体**，行政・消防関係などと「顔の見える」関係を強化しておく．

➡ 災害ボランティアについては，4章3節2項p.92参照．

3 超急性期：発災〜72時間

発災直後の混乱期は，生命を守ることが最優先となる．この時期を**超急性期**といい，発災からおおよそ72時間以内を指す．これを超えると救命率は著しく低下する．2005（平成17）年に厚生労働省によって発足された**災害派遣医療チーム（DMAT）**は，発災直後から現地で活動し，超急性期に医療支援活動を行うことで救命率の向上を図る．

➡ DMATについては，4章2節2項p.86参照．

4 急性期：〜1週間

> **この時期の活動ポイント**
> ①人命救助と初動体制の確立（CSCATTT）
> ②急性期医療の実践と支援
> ③「心」への配慮を怠らない
> ④亜急性期医療への円滑な引き継ぎ

1 人命救助と初動体制の確立

大地震を想定した場合，発災後おおむね1週間の混乱した時期を**急性期**という（前述の超急性期を含める場合もある）．この時期には自らの安全を確保することと，入院患者の保護，傷病者の救出・救命が優先される．まず，直ちに災害対策本部を立ち上げ，初動体制を確立する．次いで院内の電気・水道・酸素供給システム，人工呼吸器を装着した患者や透析患者への影響の有無など，院内の被災状況を評価し，情報を共有する．しかし，この時期の災害現場は危険な状態にあり，医療者が二次災害に巻き込まれる可能性もある．単独行動は避け，複数名で構成されたチームとして安全に配慮し，統制のとれた活動を行うことが大切である．安全かつ機動的に活動するには，CSCATTT（スキャット）で示される七つの要素がポイントとなる（図5.1-3）．

2 災害医療と救急医療の違い

大規模な災害時には病院や消防，情報・交通網などの日常の地域医療システムは機能不全に陥る．さらに突然，多数の負傷者が同時に発生するため，医療の需要と供給のバランスが崩れる．このような状況下で平時と同じ医療を行うと，医薬品や医療材料などの医療資源はすぐに枯渇してしまうため，災害時には医療の質や考え方を変える必要がある．傷病者の重症度に応じて治療の優先

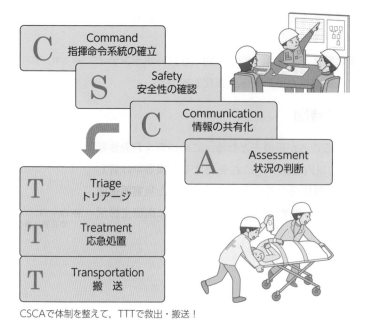

CSCAで体制を整えて，TTTで救出・搬送！

図5.1-3　CSCATTT

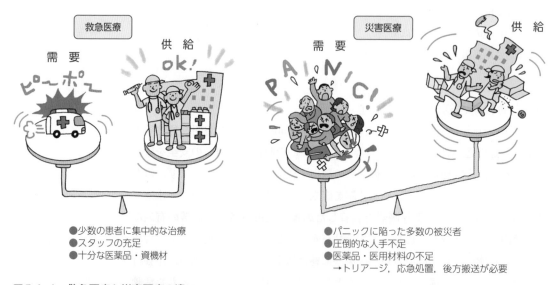

図5.1-4　救急医療と災害医療の違い

順位をつけるトリアージを行い，「救命不能な負傷者には治療を施さない」という判断も時には必要となる．これは，限られた医療資源を有効に使い，1人でも多くのいのちを救うためである（図5.1-4）．

3　心理面への配慮を怠らない

　この時期は人命救助が最も優先されるが，被災者の不安軽減のための心理的な配慮も怠ってはならない．遺体の整容や安置場所などへの配慮も，生存した

被災者に与える心のダメージを軽減する上で大切である.

4 亜急性期の医療へ円滑につなぐ

急性期の終わりには，倒壊した家屋の下などからの被災者の救出もほぼ終了する．軽症の傷病者は医療救護所で治療が行われ，多発外傷や重症熱傷，クラッシュ症候群などの重傷患者は**後方搬送***され，安全な医療機関での高度な医療へと引き継がれる．また，災害の程度によっては，すでに亜急性期に入っている地域もある．「今，被災地で求められているものは何か」を考えながら，自分たちの活動を柔軟に変えていくことが重要である.

5 亜急性期：〜 1 カ月

亜急性期とは，急性期の後から約3週間の期間を指し，大混乱はある程度落ち着き，医療資材や生活物資が充足してくる時期をいう．被災状況の全容もおおよそ明らかになり，医療救護所や被災病院に加えて，避難所や被災者の自宅など，看護活動や支援の場はさらに広がる.

後方搬送

傷病者を安全な医療機関へ搬送すること．災害現場から近隣医療機関へ搬送する「地域医療搬送」と，被災地外へ搬送する「広域医療搬送」がある.

この時期の活動ポイント

①避難所での支援活動

②予防医学・公衆衛生の重要性が増す

③生活再建への助言

④心のケア

1 避難所での支援：二次的な健康被害への対応

| 1 | 被災者の健康状態の評価

医療救護所や病院での活動だけでなく，避難所の巡回診療も災害時の重要な看護活動である．不眠・疲労の程度や，慢性疾患をもつ被災者の内服状況を確認し，持病の急激な悪化を防ぐ．避難所内では外科や救急医療から，内科や精神科領域の知識・技術の必要性が高まる．また，車中泊を続ける被災者に対するエコノミークラス症候群の予防指導も大切である.

| 2 | 生活環境の改善

この時期は，いまだライフラインは途絶しており，避難所の衛生環境は悪化していることが多い．避難所を巡回し，転倒予防など安全面での配慮，プライバシーの確保，仮設トイレの設置状況など，避難所の安全・衛生環境を看護の視点で評価し，改善を図る（図5.1-5）．また，被災地の現状や医療に関する正確な情報を被災者に提供するこ

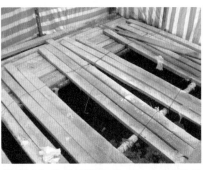

災害時のトイレは被災者にとって大きな問題となる．被災者の中には，なるべくトイレに行かずに済むよう飲水を控える人もあり，脱水を誘因に心筋梗塞やエコノミークラス症候群を引き起こす．写真は中国四川省大地震避難所での仮設トイレ．数メートル四方の大きな穴に板を張っただけのもので，被災者は板にまたがり用を足す.

写真提供：福井大学医学部看護学科教授 酒井明子先生

図5.1-5 避難所における仮設トイレの例

とは，避難所内の不安と混乱の軽減につながる．

② 心のケア

この時期の被災者は，混乱した精神状態からある程度，安定を取り戻し，現状を理解し，自らを振り返ることが可能となってくる．被災のショックから強い不安が継続していたり，不眠，抑うつ状態（**急性ストレス障害***：acute stress disorder：ASD）に陥った被災者には，心の専門家の介入が必要となる．死別の悲しみや，将来への不安が解決されるには，長い時間と経済的支援が必要であり，その場限りの安易な励ましは，かえって被災者を傷つけてしまうことを忘れてはならない．

③ 他職種との連携

亜急性期では，病院や避難所はいまだ混乱の時期にある．被災地の医師や看護師，保健師のほか，行政，消防，警察，ボランティア団体などとの連携を密にし，被災地では何が最も必要とされているかの情報を得る．特に，経済的な不安は切実であるが，行政が発信するさまざまな生活再建・復興支援の情報が被災者まで届いていないことがある．時には看護師としての職種にこだわらず，そのときに被災地で求められている活動を行うことも大切である．またこの時期は，住民への炊き出しや清掃活動など，ボランティアによる活動が活発になってくる．ボランティアの人々に対して脱水や熱中症予防，感染予防などについて助言することも必要である．

6 復旧復興期：～3年

復旧復興期には，電気・ガス・水道などのライフラインや，鉄道・道路など交通網が復旧する．応急仮設住宅の建設が進み，被災者の生活もそれなりに安定してくる．病院で治療が行われていた重症患者も危機的状況から脱し，リハビリテーションの必要な時期に入る．また，災害後3年も経過すると，見かけ上の社会生活は災害前と同水準に機能するため，報道も少なくなる．それに伴い，人々の関心も薄れていくが，被災地が負ったダメージは依然，根深く残っている．そんな状況を乗り越え，住民が夢と希望のもてる未来志向の社会を創造していかなければならない．

この時期の活動ポイント
①応急仮設住宅における保健・衛生活動
②他職種と協働した支援

① 避難所・応急仮設住宅での看護活動

徐々に人々は避難所から自宅に戻り始め，避難所の統廃合が進む．この時期には，医療的な支援の必要性は少なくなるが，被災者の健康状態の評価や自殺

用語解説 *
急性ストレス障害
被災による肉親の死亡，財産の喪失など，極めて大きな心的ストレスがかかることで，不眠や怒り（過覚醒），感情の喪失，意欲の低下（回避），フラッシュバック（再体験）などの身体的・精神的症状をいう．おおむね1カ月以内に軽快するが，1カ月を超えても完治しない場合は，心的外傷後ストレス障害（PTSD）と診断され，専門的治療を要する．

plus α
罹災証明書
災害が発生した地域の市町村が，被災者の申請に応じて交付する．生活再建支援金の給付や税の減免など，各種被災者支援策の適用の判断材料として幅広く活用される．

plus α
復旧と復興
復旧：下水道や電気，道路，鉄道網や被災した住宅など日常生活上の重要な設備を修復し，元の状態に再建すること（回復）．
復興：被害を受けた地域が，単に災害前の状態に復旧するだけでなく，長期的な視点に基づき，防災や社会経済を含めて社会の構造を抜本的に見直し，新しい未来の暮らしと社会を創出していくこと（創造）．

予防などの保健・衛生活動の必要性が増す．被災地域の罹病率と死亡率を災害前の水準に回復させなければならない．

2 心のケア

　この時期には被災者の生活もおおむね安定してくるが，心のダメージは大きく，悩む被災者も多い．長引く避難生活を強いられている被災者の中には，精神的なストレスの増大や**心的外傷後ストレス障害**（post traumatic stress disorder：**PTSD**）に悩まされ，意欲や体力の低下，ひきこもり（孤立化），不適応，薬物やアルコール依存，自傷行為などに至る例もある．また，被災地の状況や被災者個人の経済的背景によっては被災者間での境遇に格差が生じることがあり，そのような場合は心理的なストレスがより増大する．このような被災者の心理状態を注意深く評価し，より深刻な心理状態にある被災者を見逃さないための**こころのトリアージ**（➡p.170 表7.1-2参照）が大切となる．

3 他職種との連携と調整

　この時期には医療的な活動から，地域のケアマネジャーや民生委員など，福祉系の職種やボランティア，行政との連携の重要性が増してくる．互いに連携・調整し，被災地内での要援護者を見いだすなど，協働して支援を行うことが大切である．特に孤立化しやすい高齢者に対しては，安否確認，認知症の進行，ADL（日常生活動作）の低下なども含めて注意深く見守る必要がある．

📖 引用・参考文献

1) 地震調査研究推進本部．https://www.jishin.go.jp，（参照2023-07-12）.
2) 国土交通省ハザードマップポータルサイト．https://disaportal.gsi.go.jp，（参照2023-07-12）.
3) 防災科学技術研究所．https://www.bosai.go.jp，（参照2023-07-12）.
4) 災害時のこころのケア．日本赤十字社，2003.

重要用語

災害サイクル	災害ボランティア	亜急性期
防災訓練	超急性期	急性ストレス障害
静穏期・準備期	急性期	復旧復興期
減災	DMAT	心的外傷後ストレス障害
災害対応	後方搬送	こころのトリアージ

2 体系的対応の基本原則

1 CSCATTTとは

災害時には，さまざまな場所で多数の被災患者が発生する．直後に地方自治体，医療機関，消防，警察，自衛隊などの各組織が救援や支援活動を開始するが，各々の組織の得た情報だけで個別に救援活動を行っても被災患者を効率よく救うことはできない．このような状況に対応するためにイギリスで開発されたのが，MIMMS（major incident medical management and support）である．MIMMSは，大規模災害時の医療に関わる警察，消防，救急，医療機関，ボランティア，行

表5.2-1　CSCATTT

医療管理項目	C	Command & Control	指揮・統制
	S	Safety	安　全
	C	Communication	情報伝達
	A	Assessment	評　価
医療支援項目	T	Triage	トリアージ
	T	Treatment	治　療
	T	Transport	搬　送

政などの各部門の役割と責任，組織体系，連携のしかた，対処法，装備などを包括的に講義，訓練する教育プログラムで，医療救護活動を行う上での基本原則としてCSCATTTを提唱している（表5.2-1）．この基本原則は，現在の日本の災害急性期対応にも取り入れられており，医療管理と医療支援からなる7項目は，多職種間においての共通認識となっている．

■ Command & Control：指揮・統制

災害時において組織的に活動するためには，Command（指揮）にあたる指揮命令系統の確立が重要である．消防，警察，自衛隊，医療機関，行政など，災害対応に関わる各組織には縦の指揮命令系統があり，現場は収集した情報を上層部に報告し，上層部は集まった情報を精査・判断し，現場へ命令を下す．例えば，災害現場の消防の場合，隊員から生存者情報の報告を受けた現場指揮本部は，隊員から得た情報をもとに最善の策を講じた上で，隊員に対し救助命令を指示するのである．

一方，Control（統制）とは，救助活動に関わるすべての各組織間の連携を指す．災害現場に多職種からなる合同指揮本部を設置し，それぞれの得た情報を集約・調整し対応する，いわば横のつながりである．各機関が互いの情報を共有しコーディネートすることで，さまざまな情報が現場で生かされる．

広域災害における災害対策本部の組織図の一例を示す（図5.2-1）．

:・看護師の役割

指揮統制に関連する看護師の主な役割は，医療や被災者ニーズ，安全に関するさまざまな情報を収集し把握することである．また，災害対策本部内では，救援活動の記録や被災者および支援者のニーズ調査，指令の伝達，通信担当といった指揮・統制に係わる調整業務を行う．

■ Safety：安全

Safety（安全）は，すべての活動において最も優先される．まずはSelf

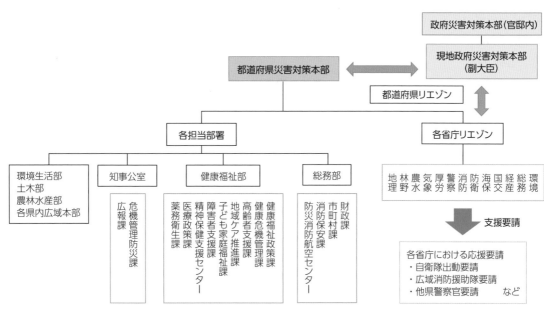

都道府県災害対策本部

政府災害対策本部（官邸内）

現地政府災害対策本部
（副大臣）

都道府県リエゾン

各担当部署

各省庁リエゾン

環境生活部
土木部
農林水産部
各県内広域本部

知事公室

広報課

危機管理防災課

健康福祉部

薬務政策課
医療政策課
精神保健福祉センター
障害者支援課
子ども家庭福祉課
地域ケア推進課
高齢者支援課
健康危機管理課
健康福祉政策課

総務部

防災消防航空センター
消防保安課
市町村課
財政課

地理
林野
農水
気象
厚労
警察
消防
防衛
海保
国交
経産
総務
環境

支援要請

各省庁における応援要請
・自衛隊出動要請
・広域消防援助隊要請
・他県警察官要請　　など

図5.2-1　広域災害時における組織図の例

（自身）の安全を確保し，次にScene（活動現場）の環境を含めた安全を確保した上で，Survivor（生存者）の救出を行わなければならない．これらは**安全の3S**と呼ばれる．

1 Self：自身

自身の安全確保はいかなる場合でも重要であり，まずは安全な場所へ避難することが大切である．また，災害現場で活動する場合，二次的な被害を防ぐために，最低限の**個人防護具***（personal protective equipment：PPE）が必要である（**図5.2-2**）．

2 Scene：活動現場

建物の倒壊，火災，浸水した場所での感電，ガソリンなどの燃料流出による引火，爆発，有毒物質の流出など，災害現場には**二次災害**という大きな危険が潜んでいるため，救援活動には安全管理が欠かせない．活動前に危険情報の収集と評価を行い，消防や警察，鉄道関係，電力会社，ガス会社などの関係機関へ連絡し，安全に活動するための体制を確保しなければならない．

また現場では，個々の判断で活動するのではなく，消防の安全管理の指揮下で活動する．

3 Survivor：生存者

災害現場では，被災患者を二次災害の危険がある現場からできるだけ早く移動させることが重要である．安全が確保された場所や，救護所などに避難することが望ましく，たとえ災害現

用語解説*
個人防護具：PPE

血液または湿性生体物質などへの接触や，空気感染による感染症を予防するための防護具．ガウン，手袋，マスク，キャップ，エプロン，シューカバー，フェースシールド，ゴーグルなどがある．

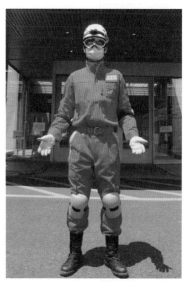

災害現場では，自身の安全を守るため，ヘルメット，ゴーグル，マスク，手袋，膝当て，肘当て，安全靴，防護服を着用する．

図5.2-2　個人防護具：PPE

場で応急処置が必要な場合であっても，危険な場所には長くとどまらないことが原則である．

:• 看護師の役割

　災害現場において安全の3Sに留意し，消防や自衛隊，他の医療機関等と協働して活動する．そのため，**警戒区域，消防活動区域（危険区域）**＊など，現場の安全に関わる共通言語を知っておく必要がある．

3 Communication：情報伝達

　災害時の情報伝達の不備は現場の混乱を招き，災害対応に失敗する大きな要因となる．そのため，被災地内での医療情報の収集は的確かつ迅速に行い，共有する必要がある．その際重要になるのが，多職種間での共通認識や共通言語である．日本DMAT隊員養成研修ではMETHANE法を基本とし，多職種間において共通認識をもって情報収集や情報伝達に当たれるよう指導している（表5.2-2）．情報の伝達や共有には，広域緊急医療情報システム（EMIS）が活用されており，病院の被災状況や支援状況，道路の状態や通行可能な経路の確認など情報の共有をはじめ，医療班の要請や管理などを行っている．

1 情報の伝達方法

　無線機，トランシーバー（現場で共通の電波チャンネルを使用する），携帯電話，衛星携帯電話，EMIS，FAX，インターネット，データ通信（カルテなどの複雑な内容を送信），伝令，拡声器，メガホン，笛，合図（現場での緊急避難のサインとして）など複数の通信手段を持つ．インターネットが使えない状況下では，衛星を利用した機器の使用や，FAX，MCA無線＊など複数の通信手段を重ね持ち，通信環境を確保する．

:• 看護師の役割

　医療ニーズや安全に関する情報など，共有しなければならない情報を看護師自らが発信できる手段を知っておかなければならない．携帯電話だけでなく無線機，衛星電話，EMISなどのデータ通信など，複数の手段を知っていること

表5.2-2　METHANE法

頭文字	内　容	報告例
M	Major incident / My call sign：大規模災害発生の宣言	大規模な事故が発生しています
E	Exact location：正確な発災場所	場所は○○○です
T	Type：事故・災害の種類	列車横転事故，工場爆発です
H	Hazard：二次災害の危険性を含む要因	燃料流出，火災発生の可能性があります
A	Access：到達経路・進入方向	北口ゲートより進入可能です
N	Number：患者数や重症度	現在患者数○名，うち△名重症：赤です
E	Emergency service：消防，警察，医療班などの現状や追加要請	現在○○が到着，△△を追加要請します

日本集団災害医学会．DMAT標準テキスト．改訂第2版．へるす出版，2015を参考に作成．

用語解説＊

警戒区域，消防活動区域（危険区域）

警戒区域：災害対応関係機関や，その車両のみが立ち入りを許可される区域で，通常は警察が管理する．
消防活動区域（危険区域）：特殊な装備を有する救助隊などの隊員のみが立ち入りを許可される区域．通常は，消防や災害現場安全管理者を配置し，立ち入りが制限されている．

plus α

消防機関での情報手段

消防機関で使用されている被災者および家族からの情報収集内容である．
GUMBA：G（原因），U（訴え），M（めし：最終食事時間），B（病歴：薬剤使用歴含む），A（アレルギー）
AMPLE：A（Allergy：アレルギー），M（Medication：薬物治療），P（Post medical history：既往歴），L（Last meal：最終食事時間），E（Event：出来事）

plus α

EMISの活用

災害発生時に被災地域をはじめ全国の指定医療機関が被災状況や患者の受け入れ可否などの情報を入力することで，被災地の被害状況や要請情報，被災していない地域の支援体制などの情報を，各医療機関，中央官庁，自治体，消防，保健所などの関係機関で共有し，迅速かつ効果的な救護活動ができる．

用語解説＊

MCA無線

複数のチャンネル（周波数）から自動的に空きチャンネルを選択して接続する通信方式で，すべてのチャンネルが使用されている場合は予約待ちの状態となり，空き次第割り当てられる．

が望まれる.

4 Assessment：評価

　集められた情報を分析し，現場のニーズや災害サイクルを考慮して，活動方針の決定や具体的な戦略，戦術を組み立てることである．災害現場に先着した医療チームは現場の状況，被災者数，救護所の設置状況，救急隊・医療チームの対応能力，搬送手段，医療機関情報，資器材などから実施できる対応を評価し，活動方針を決定する．また，予測される対応を含め，医療班や救急車両の応援要請の必要性を判断する．

　評価は情報の収集状況や時間に応じて常に変化するため，情報収集，評価，活動計画の立案，実施はある程度短い時間（数時間ごと）で繰り返し行う.

:•: 看護師の役割

　災害現場に関連するすべての情報に対し，アセスメントを行う．公衆衛生，感染症の予防，創傷・疼痛管理，睡眠，安静などのニーズをはじめ，妊婦や乳幼児，高齢者など，さまざまな年齢層におけるニーズを医療者の視点から分析し，優先順位を含めた介入を行う.

2 後方支援：ロジスティクス

　後方支援（**ロジスティクス**，logistics）とは，軍事用語で兵站（へいたん）と表現され，車両や軍需品の前送，補給，修理，後方連絡線の確保など，前線の戦闘部隊を支援するシステムを意味する．医療活動におけるロジスティクスとは，被災地域内での医療活動を円滑に行うための後方支援活動であり，医療チームを支える管理部門として重要な役割を担っている.

　DMATなど自己完結型の医療チームは，被災地内での活動を自ら完結しなければならないため，後方支援チームは適切な情報収集のための通信，食事，休憩場所，安全，移動手段の確保など，チームの活動そのものをサポートする使命を負っている.

plus α
ロジスティクス

災害医療活動に関わる情報収集，連絡，調整などの業務のほか，通信，移動手段，医薬品の準備，宿泊地などを確保し，医療活動が円滑に行えるよう支援すること．DMATでは，医師・看護師のほかにロジスティクスの役割を担う者がチーム内に1人含まれ，災害医療活動の調整役や，時に指令役となる.

■ 引用・参考文献
1）小栗顕二ほか監訳．MIMMS大事故災害への医療対応：現場活動と医療支援．イギリス発，世界標準．第2版．永井書店，2005.
2）内閣府．東日本大震災における災害応急対策に関する検討　会　第6回．2021-10-27．https://www.bousai.go.jp/oukyu/higashinihon/6/kentoukai6.html，（参照2023-07-12）.
3）日本集団災害医学会．DMAT標準テキスト．改訂第2版．へるす出版，2015.

 重要用語

MIMMS	Safety（安全）	METHANE法
CSCATTT	安全の3S	広域緊急医療情報システム（EMIS）
Command（指揮）	個人防護具（PPE）	Assessment（評価）
Control（統制）	Communication（情報伝達）	後方支援（ロジスティクス）

5
災害医療活動の特徴

3 トリアージ

1 トリアージの定義

　通常の救急医療では，医療資源や対応する人材が充足している状態で患者を受け入れるため，患者には最善の医療を提供することができる．しかし，災害現場で多数傷病者が同時に発生すると，患者に対して人員や物資が物理的に不足することが少なくない．また，交通機関の麻痺や自身の被災により，医療者が病院へ駆け付けることができない事態も起こり得る．一方，傷病者は，被災した地域に局所的に増加する．災害医療の原則は，最大多数に最良の医療を提供することだが，災害時には医療の提供と供給のアンバランスが生じてしまう．このような限られた医療資源（資機材や人材）の中で，傷病者の重症度，緊急度に応じて適切な医療処置を行うために，傷病者の治療の優先順位を決定し対応することを**トリアージ**という．

　トリアージの語源は，フランス語の trier（選別）といわれており，フランスにおいて，戦場で負傷した兵士の治療の優先順位をつけるために考えられたとの一説がある．

平時の院内トリアージとの違い

　通常，救急外来などでもトリアージは行われているが，平時に行われるトリアージの目的は，その患者にとって最良の医療を提供することであり，救急外来を訪れた患者に対して，看護師がフィジカルアセスメントやJTAS（緊急度判別支援システム）などを用い，緊急度を判別して治療の優先順位を決定するものである．災害現場での限られた医療資源の中での優先順位の決定とは性質が異なる．また，病院前救護の2次選定や3次選定をはじめ，どこの医療機関に搬送するかを決定するために行われるのもトリアージである．

---

2 トリアージによる判定区分

　日本では，1996（平成8）年にトリアージタグの規格が統一され，現在の標準様式ができた．トリアージタグは重症度によって次の4段階に区分されている．

a 赤（区分Ⅰ）：緊急治療群

　生理学的，または解剖学的に異常があり，直ちに救命処置が必要なもの．上気道狭窄や閉塞などの気道緊急，緊張性気胸，多発肋骨骨折，血気胸，骨盤骨折などの致死的外傷，持続する動脈性出血，ショック状態，頭部外傷による意

識障害，瞳孔不同やクッシング徴候など切迫する意識障害（中枢神経障害）の所見を認める場合など，生命の危険性が高いと判断された場合はこの群に入る.

b 黄（区分Ⅱ）：非緊急治療群

バイタルサインが基本的に安定し，緊急治療群に該当しないもの. 直ちに救命処置が必要な状態ではないものの，早期に処置が必要とされる状態である. 時間の経過とともに緊急度，重症度が高くなる場合や，生理学的には安定していても，解剖学的評価では致死的外傷が潜んでいることがあるため，症状に増悪がみられたときは，緊急治療群への移行を考慮する.

c 緑（区分Ⅲ）：治療不要または軽症群

軽微な傷病で，必ずしも専門的治療を必要としない状態. 歩行可能で挫創，切創，骨折，脱臼，捻挫，打撲などが分類され，急がないが処置を必要とする傷病者も含まれる. 優先度としては低いが，対応は必要である.

d 黒（区分0）：救命困難または死亡（区分Ⅰ・Ⅱ・Ⅲ以外）

生命徴候がない状態，または心肺蘇生などの蘇生行為を行ったとしても，救命できる可能性が極めて低い状態. あるいはすでに死亡している場合.

トリアージタグは，災害時の患者情報を集約したカルテのようなもので，傷病者の氏名，連絡先，身体所見などが記載できるようになっている（図5.3-1）. 迅速かつ正確に記載するには訓練が必要である.

トリアージは現場の状況や目的によっても変化する. 災害現場の救護所など

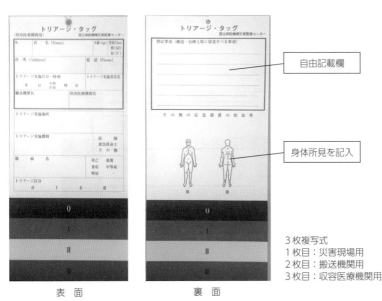

自由記載欄

身体所見を記入

3枚複写式
1枚目：災害現場用
2枚目：搬送機関用
3枚目：収容医療機関用

表　面　　　　　　　裏　面

傷病者の右手首→左手首→右足首→左足首→首の順に優先的に装着する.

図5.3-1　トリアージタグ

では，病院へ搬送する前に重症度，緊急度を判別し，現場で実施可能な必要最低限の安定化治療を実施する．中等症（区分Ⅱ）や軽症（区分Ⅲ）でトリアージしても，時間経過とともに重症化する可能性もあり，繰り返し行わなければならない．

　集団災害の現場では，最も経験のあるスタッフが**トリアージオフィサー**となる．トリアージオフィサーとは，トリアージを行う人のことをいい，トリアージの知識があり豊富な経験があれば職種は問わないが，通常，医師，看護師，救急救命士などが適しているとされる．

3　トリアージの実際

　災害現場におけるトリアージは，多数の傷病者を対象に，迅速かつ正確に判断されなければならない．そのため，まず，大まかにふるい分ける**一次トリアージ**を行い，さらに精度を上げて**二次トリアージ**を行う．

　また，トリアージの現場では，COVID-19，SARS，結核など感染症の有無を判別することは難しい．そのため，トリアージ実施者はN95マスク，フェースシールドなどの個人防護具（PPE）を着用し対応することが望ましい（図5.3-2）．トリアージ後の対応においても，すべての傷病者に対して，医療者は個人防護具を着用し，感染症対応を実施することが望ましい．

1　一次トリアージ

　一次トリアージの目的は，多数の傷病者の中から重傷の可能性がある患者を大まかに把握することである．迅速性，簡便性の観点から，日本では主に**START法**（simple triage and rapid treatment）が使用される（図5.3-3）．START法では，歩行可能な人は軽傷とみなし「緑」へ分類する．歩行不能な

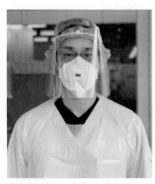

病院前トリアージでは，感染予防のために個人防護具（N95マスク，フェースシールド，ガウン，手袋）を着用する．

図5.3-2　トリアージ現場での感染症対策

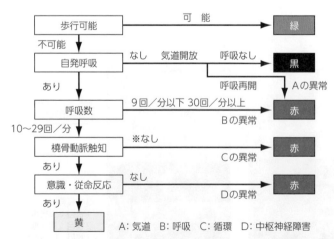

※脈拍の触知に加え，以下の末梢循環不全の徴候のいずれかを伴う場合，区分1（赤）と判定することを妨げない．
①皮膚の蒼白，冷汗あり　②末梢動脈微弱　③頻脈（120回／分以上）

図5.3-3　START法のアルゴリズム

場合は，**A**（airway：**気道**），**B**（breathing：**呼吸**），**C**（circulation：**循環**），**D**（dysfunction of central nervous system：**中枢神経障害**）の順に評価する．

2 二次トリアージ

二次トリアージとは，一次トリアージで大まかにふるい分けた傷病者を生理学的・解剖学的に評価することに加え，**受傷機転**も考慮し選別することである．種々の二次トリアージ法が提唱されているが，日本DMATでは**PAT法**（physiological and anatomical triage）を用いている（表5.3-1）.

表5.3-1　**PAT法の評価基準**

生理学的評価（以下に該当する場合は赤〈区分１〉と判断する）	
意　識	JCS 2 桁以上
呼　吸	10回／分未満　30回／分以上
脈　拍	120回／分以上　50回／分未満　冷感，湿潤あり
血　圧	収縮期血圧90mmHg未満　200mmHg以上
SpO$_2$（非観血的酸素飽和度）	90％未満
その他	35℃以下の低体温，ショック症状を認める場合

部　位	身体所見（以下に該当する場合は赤〈区分１〉と判断する）
頭　部	頭蓋開放型陥没骨折
顔　面	顔面・気道熱傷
頸　部	外頸静脈の著しい怒張（緊張性気胸や心タンポナーデを疑う）
胸　部	フレイルチェスト（胸郭の奇異運動を伴う呼吸），開放性気胸，血気胸
腹　部	腹部膨隆，圧痛（腹壁緊張）により腹腔内出血を疑う場合
骨　盤	骨盤骨折を疑う変形，動揺，下肢長差を認める場合
四　肢	両側大腿骨骨折を疑う変形・疼痛・腫脹，デグロービング損傷，四肢麻痺（高位頸髄損傷を疑うため）
その他	頭頸部，体幹への穿通性外傷

受傷機転	体幹部の狭圧
	４時間以上の狭圧
	爆　発
	高所墜落
	異常温度環境
	有毒ガスの発生
	汚染（Radiological / Nuclear：放射性物質，Biological：生物，Chemical：化学）

※受傷機転より重症化を予測した場合，待機的治療群（黄）以上の分類を考慮する．
日本集団災害医学会. DMAT標準テキスト. 改訂第 2 版. へるす出版，2015を参考に作成.

4 トリアージを行う看護師に必要な視点

トリアージを行う医療者には，バイタルサインを正確かつ迅速に察知することが求められる．近年，看護師はモニターに頼りがちであるが，患者に実際に触れて脈拍を触知し，脈圧を感じ，胸郭に手で触れて呼吸を感じ，回数を正確にカウントするなど，五感を使ったバイタルサインの測定が自然と行えなければならない．また，**外傷初期診療ガイドライン**に即した研修コースなどで，基本的手技や知識を高めておくことも重要である．さらに，周囲に気を配り，アンテナを張り巡らし，不安や恐怖の中にある傷病者や家族に対して，声掛けや誠意ある対応を柔軟に行う．

■ 引用・参考文献

1) 日本集団災害医学会. DMAT標準テキスト. 改訂第2版.
へるす出版, 2015.

重要用語

トリアージ　　　　　　　　　START法　　　　　　　　　PAT法

---

4 応急処置・治療

1 災害時の外傷初期診療

災害現場では医療従事者，医療物資，移送手段にも制限があるため，多数の傷病者を同時に治療することはできない．トリアージを行い重症者から優先的に治療を行ったとしても，適切な医療施設に速やかに搬送できなければ，救命することは困難である．被災地にある医療施設が災害急性期に行う処置の目的は，対象の疾患をその場で治すことではなく，災害現場や救護所から根本治療のできる医療機関まで患者を搬送するために，必要最低限の**ABCの安定化**を図ることである．DMATではこれを**安定化治療**と称しており，その目標はできるだけ多くの傷病者を安全に搬送し，早急に根本治療を行うことである．

1 安定化治療とは

平時の外傷初期診療では，JNTEC®およびJATEC®のガイドラインに沿って，**生理学的評価と蘇生**（primary survey：**PS**），次いで**解剖学的評価と根本治療の必要性判断**（secondary survey：**SS**）の順に観察する．PSは気道（A）・呼吸（B）・循環（C）・中枢神経障害（D）・**脱衣と体温管理**（E）の順に評価と蘇生処置を行う．しかし，災害時では，さらに**圧挫症候群**（Cr）の早期認知と応急処置も必要となる．これを**ABCDECrアプローチ**と呼ぶ

(表5.4-1).

2 安定化治療のABCDECrアプローチ

|1| 気道（A：airway）

- 「見て」，「聴いて」，「感じて」観察する.
- 発語がある，または呼気をしっかり感じ取れれば，通常，気道は開通と判断する（返答も適切ならば意識も良好と判断）.
- 血液や嘔吐物によるゴロゴロ音，舌根沈下によるいびき，気道狭窄音は気道閉塞の恐れがあると判断する.
- 口腔内の異物や血液は，吸引もしくは用手的操作で取り除き，閉塞が解除されなければ直ちに気道確保を行う.
- 気道確保は頸椎保護下に用手的に行う（図5.4-1）.

|2| 呼吸（B：breathing）

- 致命的な胸部外傷（表5.4-2，図5.4-2）の有無と緊急処置の必要性を判断する.

表5.4-1　**ABCDECrアプローチ**

	ABCDECrアプローチと評価	安定化処置
A	気道評価・気道確保と頸椎保護：気道閉塞の有無	気道確保（気管挿管，外科的気道確保）
B	呼吸評価と致命的な胸部外傷の処置： 　呼吸数，呼吸様式，SpO$_2$，胸郭動揺，皮下気腫など	酸素投与，換気，吸引，胸腔ドレナージ，気管内挿管（陽圧換気のため）
C	循環評価および蘇生と止血： 　皮膚の性状，バイタルサイン，超音波検査，腹膜刺激徴候	止血（圧迫，緊縛止血など止血帯使用），骨盤固定（シーツラッピング），静脈路確保，輸液，薬剤投与
D	生命を脅かす中枢神経の評価： 　グラスゴー・コーマ・スケール，瞳孔所見，片麻痺の有無	二次性脳損傷回避のための気管挿管と人工呼吸，酸素投与，薬剤投与
E	脱衣と体温管理：脱衣後の全身観察と保温	保温，体温管理
Cr	クラッシュ症候群（圧挫症候群）： 　受傷部位の運動知覚麻痺，褐色尿，モニター波形（不整脈，T波増高）	大量輸液，炭酸水素ナトリウムの投与，高カリウム血症への対応

日本集団災害医学会．DMAT標準テキスト．改訂第2版．へるす出版．2015を参考に作成．

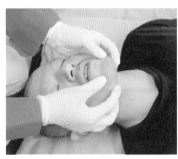

下顎挙上法
上顎骨を両親指で押さえ，4本の指でそれぞれ下顎骨を引き上げる.

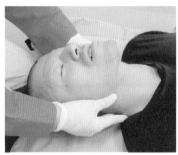

修正下顎挙上法
頭部保持しながら，下顎骨を親指で押し上げる.

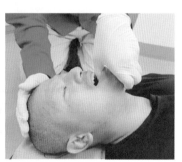

下顎引き上げ法
直接下顎を把持し前方へ引き上げる.

図5.4-1　**用手的気道確保**

表5.4-2 致死的となり得る胸部外傷

致死的胸部外傷	異常項目	病 態	存在を疑うべき所見
気道閉塞	A	舌根沈下や頸部外傷, 顔面外傷, 異物, 出血などで気道が閉塞する	陥没呼吸:吸気に合わせて胸郭や気道が陥没する
フレイルチェスト	B	多発肋骨骨折による疼痛や骨連続性を失うことにより, 呼吸運動ができにくい	奇異運動:胸壁の一部が吸気時に陥没し, 呼気時に膨隆する
大量血胸	B・C	血管損傷などの出血で大量の血液が肺を圧迫し, 循環不全と呼吸障害を生じる	胸郭左右差:呼吸に伴う胸郭の動きに左右差が生じる
緊張性気胸	B・C	肺から漏れた空気が胸腔内に閉じ込められ, 縦隔圧迫や静脈還流の障害により閉塞性ショックとなる	胸郭左右差:呼吸に伴う胸郭の動きに左右差が生じる. 頸静脈怒張, 気管偏位
開放性気胸	B・C	胸壁の損傷により低酸素と低換気が生じる	吸い込み創や創部からの泡の混じった出血
心タンポナーデ	C	心嚢内に貯留した血液や空気により, 心臓の拡張が制限され静脈還流低下が生じる	頸静脈怒張, 奇脈:呼吸運動に伴い脈圧に強弱が出る

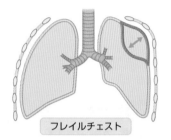

フレイルチェスト

吸気時に陥没し, 呼気時に膨隆する.

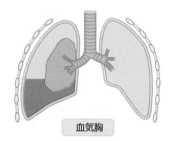

血気胸

胸腔に血液が貯留し, 酸素化が障害される.

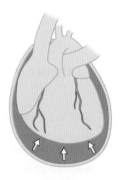

心タンポナーデ

心嚢に液体や空気が貯留し拡張が制限される.

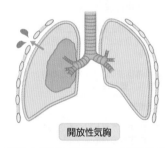

開放性気胸

損傷した胸壁により低酸素・低換気となる.

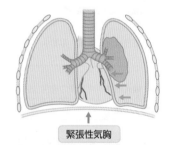

緊張性気胸

胸腔内に漏れた空気で縦隔が圧迫され拡張障害や静脈還流障害が起こる.

図5.4-2 致命的となり得る胸部外傷

- フィジカルアセスメント (視診, 触診, 聴診, 打診) の技術を用いて胸部を観察する.
- 視診では呼吸回数, 打撲痕・開放創 (吸い込み創) の有無, 呼吸様式を観察する. 胸郭の奇異運動をみればフレイルチェストと判断する.
- 呼吸に異常があれば, 酸素投与を開始する. 異常に浅い, あるいは異常に遅い, または早い場合は補助換気を開始する.
- 聴診は4点 (左右前胸部, 側胸部:第4肋間腋窩中線上) で行う. 呼吸音が減弱していれば気胸や血胸を疑う.

- 触診は愛護的に打撲痕や疼痛がない健側から行う．皮下気腫や胸郭動揺の有無を確認する．
- 打診上の鼓音は気胸，濁音は血胸を疑う．
- フレイルチェストでは胸郭の外固定を行う（図5.4-3）．
- 開放性胸部外傷の応急処置では，ドレッシング材が意図せず部分的に閉鎖を来し，緊張性気胸となる可能性があるため，外気に開放したまま搬送することが望ましい．

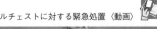

●フレイルチェストに対する緊急処置〈動画〉

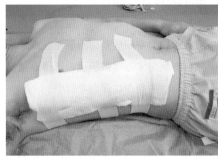

胸郭の動きを抑え疼痛を緩和するため，テーピング固定を行う．

図5.4-3　フレイルチェストに対する緊急処置

3｜循環（C：circulation）

- 身体所見からショックの有無を判定する（皮膚の湿潤・冷感，顔面蒼白，口唇チアノーゼ，拍動微弱，頻脈などの所見がショックの指標となる）．
- 収縮期血圧は，早期には低下しない．ショックの早期認知には，脈拍と皮膚所見が重要である（表5.4-3）．
- 橈骨動脈触知ができなければ，総頸動脈で評価する．
- 体表からの出血の有無を観察し，活動性外出血があれば直ちに直接圧迫止血を施す．
- 直接圧迫止血で止血できない場合は，止血帯や止血ドレッシング材を使用する．止血帯は2～3時間以内に開放すれば，軟部組織や神経への障害はまれである．
- ショックは，末梢静脈路を確保し輸液を開始する．

4｜中枢神経（D：dysfunction of central nervous system）

- 意識レベル（グラスゴー・コーマ・スケール；GCS）の評価と瞳孔所見を調べる．
- GCS 8点以下・急激な意識低下（GCS 2点以上の低下）・脳ヘルニア徴候（瞳孔不同，クッシング現象：高血圧を伴う徐脈，片麻痺）は重症頭部外傷を疑う．

表5.4-3　出血性ショックの重症度分類

Class	出血量（mL）	意識レベル	脈拍（回／分）	血　圧	呼吸（回／分）
Class I （軽　症）	<750	無症状， 軽度不安	<100	不　変	14～20
Class II （中等症）	750～ 1,500	不安	>100	拡張期↑	20～30
Class III （重　症）	1,500～ 2,000	不安，不隠	>120 微弱	拡張期↓ 収縮期↓	30～40
Class IV （重　篤）	>2,000	不隠，無気力	>140 または徐脈	拡張期↓ 収縮期↓	>40 または無呼吸

日本外傷学会・日本救急医学会. 外傷初期診療ガイドラインJATEC®. 改訂第4版. へるす出版, 2015を参考に作成.

5 脱衣と体温管理（E：exposure and environmental control）

- 全身観察のため脱衣を行う.
- 水や体液で濡れている衣類は速やかに除去する.
- 活動性出血や開放創の有無を観察する.
- 体温を測定する（鼓膜温のほうが腋窩温よりも信頼性が高い）.
- 観察後は速やかに保温を行う.

6 圧挫症候群（Cr：crash syndrome）

- 大量輸液による腎保護を速やかに行う.
- 高カリウム血症による致死性不整脈の誘発に備え，AEDを装着する.

2 代用品を利用した応急処置

　災害時にはがれきや飛散物などによる外傷が多発するが，医療機関も被災しているため，受傷後すぐに治療を受けることは難しい．また，公的な救急車等による搬送は厳しく，多くが自助，共助で対応しなければならない．外傷による骨折や出血の応急処置は，その後の疼痛緩和や合併症予防に効果的であるため，できる範囲で行う．代用品を使用した外出血の止血法（図5.4-4）と骨折

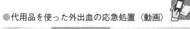

●代用品を使った外出血の応急処置〈動画〉

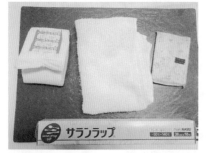

①必要物品：食品用ラップフィルム，清潔な被覆材（タオルまたは尿パッド，生理用ナプキン）など

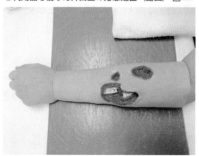

②外傷部の大きな汚れを取る．傷口には直接触れない.

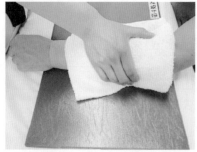

③出血部位を清潔なタオルやパッドなどで保護する．熱傷や皮膚損傷の場合は，タオルを水で濡らすと鎮痛効果がある.

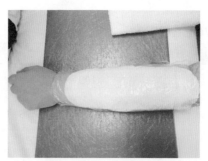

④タオルの上から患部を食品用ラップフィルムで覆う．テープが必要なく，内部が見えるので交換の時期もわかりやすい.

図5.4-4　代用品を使った外出血の応急処置

●代用品を使った四肢骨折の固定法〈動画〉

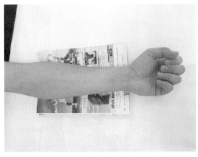
①骨折した箇所に雑誌や段ボールを添える.

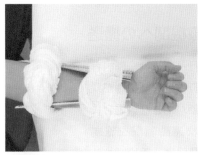
②タオルなどで2カ所を固定する.

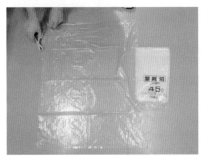
③大きめのポリ袋の片側のみを切る.

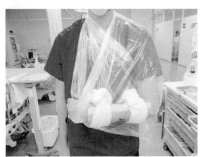
④ポリ袋で腕を支えるようにして吊り下げ, 首の後ろでしばる. この時, 肘が90度(良肢位)になるように固定する.

図5.4-5 代用品を使った四肢骨折(前腕骨)の固定法

の固定(図5.4-5)を紹介する.

■ 引用・参考文献

1) 日本集団災害医学会. DMAT標準テキスト. 改訂第2版. へるす出版, 2015.
2) 日本外傷学会・日本救急医学会. 改訂第6版. 外傷初期診療ガイドラインJATEC®. へるす出版, 2021.
3) 日本蘇生協議会. JRC蘇生ガイドライン2015.
4) JPTEC協議会. 改訂第2版. JPTECガイドブック. へるす出版, 2016.
5) 日本救急看護学会. 外傷初期看護ガイドラインJNTEC®. へるす出版, 2018.

ABCの安定化	ABCDECrアプローチ	出血性ショック
安定化治療	用手的気道確保	

5 移送・搬送

1 救護所から医療機関への搬送

救護所で安定化治療を行った後は，傷病者を医療機関に搬送する．脊椎・脊髄損傷が疑われる場合や，適切な評価ができない場合に限り全身固定による脊椎運動制限を施す（図5.5-1）．搬送の優先順位は，手段（ヘリなど），救急車の台数，距離，所要時間，必要な治療，医療機関の特徴や被害状況などを考慮して決定する．

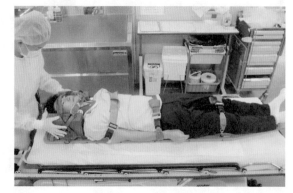

図5.5-1　全身固定による脊椎運動制限

2 医療搬送

DMATや救護班などにより，医療を継続しつつ患者を搬送することを**医療搬送**と呼ぶ．患者と共に同乗し，生体監視モニターなどを使用し搬送を行う．医療搬送には**広域医療搬送**と，**地域医療搬送**がある（図5.5-2）．

1 広域医療搬送

大規模災害が発生し，被災地域内で多数傷病者が発生した場合，被災地内の医療機関だけでは対応できない．そのため，国が策定した飛行計画に基づき，自衛隊の航空機や大型ヘリなどで被災地域内から被災地域外へ患者の搬送を行

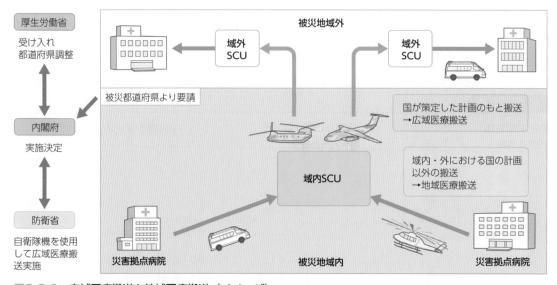

図5.5-2　広域医療搬送と地域医療搬送（イメージ）

表5.5-1　医療搬送におけるDMATの役割

役　割	内　容
被災地内の 災害拠点病院の拠点化	被災地内の災害拠点病院の機能を確認し，拠点化する．被災患者を収容し医療搬送のための安定化や準備を行う．
地域医療搬送	医療機関からSCUや他の医療機関への医療搬送を実施する．患者の状態と必要な治療内容に応じて，被災地内で行う場合もあれば，被災地外へ陸路搬送する場合もある．
SCUでの活動	傷病者の搬送前のABCの安定化，追加処置，搬送準備，搭乗する機体の決定，搬出などを行う．被災地域外のSCUでは，被災地内SCUの患者を受け入れ安定化を確認し，医療機関へ搬送する．
機内DMAT	航空機内において，患者を搬送するための医療資機材の固定や準備，患者搬送を行う．

うことを**広域医療搬送**という．

　被災地域外からDMATを派遣し，各都道府県の地域防災計画に基づき**航空搬送拠点**に**臨時医療施設**（staging care unit：**SCU**）*を設置する．医療搬送におけるDMATの役割を**表5.5-1**に示す．東日本大震災においても，実際に自衛隊航空機を使用して広域医療搬送が実施された．

2　地域医療搬送

　広域医療搬送以外の消防，警察，医療機関，自衛隊，ドクターヘリなど，国が策定した搬送計画以外の医療搬送をすべて**地域医療搬送**という．都道府県や自治体に設置される災害対策本部内の医療搬送担当部門において調整される．

> **用語解説** *
> **臨時医療施設（SCU）**
> ―――――――
> 災害発生時，傷病者を被災地外へ航空機搬送する際に患者を一時的に収用するため，臨時に設置される医療施設．

■ **引用・参考文献**
1) 日本集団災害医学会. DMAT標準テキスト. 改訂第2版.
　へるす出版, 2015.

 重要用語

医療搬送　　　　　　　　　　　地域医療搬送
広域医療搬送　　　　　　　　　臨時医療施設（SCU）

6 感染症対策

1 災害時における感染症対策の重要性

　災害発生時にはライフラインの停止により生活用水，トイレ，ゴミなどに関する生活環境が悪化し，長期にわたる避難所生活では，狭い空間での過密な集団生活により感染症が発生しやすく，集団感染の危険性が高くなる．感染症を予防する公衆衛生活動を行う看護職者は，日ごろから感染防止に対する知識を蓄え，技術を習得しておくことが重要である．また，COVID-19を含めて地域住民への正しい知識の普及・啓発や，災害時要援護者への支援活動は災害発生後の感染症の予防や拡大防止につながり，最大の減災となる．

2 感染症サーベイランス

1 災害時における感染症サーベイランス

　サーベイランス*は，人間集団に発生する健康異常を**宿主***・病原体・環境の多方面から継続的に観察し，有効な情報を収集・分析し，その結果を迅速に提供することで，できるだけ早期に疫学的因果関係の究明と適切な対策を立てることが目的である[1]．

　被災地においては，発災直後から**情報収集**（表5.6-1）を行い，風邪や下痢など体調を崩している人の有無を把握する．被災地や避難所生活者に感染症が出現した場合は速やかに調査の必要性を検討し，保健師等の職員が現場に出向き直接情報を収集し，感染症の動向や原因追究のための**初動調査**を行う[2]．初動調査では，①**患者調査**：症状の経過，発症場所，治療状況，感染推定時期，診断・治療行動等を患者および医師から聴取，②**接触者調査**：症状や感染症発症者との接触状況等の聴取，③**行動調査**：症状や行動等の聴取，④**環境調査**：周辺環境，住居形態，飲用水，炊事場，下水設備，トイレ，手洗い設備等の環境を確認し，疫学分析により感染症の潜伏期間，感染暴露の状況，感染経路などを推定し，感染防止対策を立てる．

2 各フェーズにおける感染症対策

　大規模な自然災害が発生すると，発災直後から衛生水準全体が大幅に低下するため，二次災害としての感染症流行の危険性が指摘される[3]．

|1| 超急性期（発災直後〜72時間）

　最も優先される**感染制御**は，負傷者の血液や体液などの曝露から医療従事者を守ることである．そのため，**個人防護具（PPE）**を確実に装着する必要があり，装備もなく活動することは控える．また，災

用語解説*
サーベイランス

surveillanceには，監視・見張り・監視制度といった意味がある．感染症領域で用いられる場合は，疾病の発生状況を正確かつ継続的に調査・把握し，その情報をもとに疾病の予防と管理を図る一連のシステムを指す．

用語解説*
宿主

体内あるいは体表に他の生物（寄生体）が寄生している動物のこと．一時的に病原体（ウイルスなど）を保有している人を指す．

表5.6-1　感染制御のための情報収集項目

ライフラインの損壊状況と復旧状況 上下水道の使用と汚染状況，電気器具の使用が可能かどうかなど
避難所生活者の登録内容 避難所生活者数，性別，家族数，連絡先，家族内の死傷者（入院先）
避難所の環境・構造 体育館などの施設の種類，構造（木造・鉄筋）など
被災者への救援資材の補給状況 食料，水，毛布，日常生活品，衛生用品（マスク，速乾式手指消毒剤，泡石けん，歯磨き剤，歯ブラシ，ティッシュペーパー等），洗面台，仮設トイレなど
被災地内医療機関の診療状況 被災地内医療施設の被災状況と受け入れ状況
避難所生活者の背景・既往歴・健康状態 支援優先度が高い人の把握

害の種類や状況によって安全に活動するための装備は異なるため，救助隊と連携を図り，災害現場の状況把握，危険物，医療介入の方法などに関して十分に情報交換を行い，目的に応じて安全性が確保できる防護具を着用する[4].

　一方，医療施設などにおいては施設が損害を受け，ライフラインの停止などで機能不全に陥り，備蓄されている防護具が活用できないことがある．こうした状況では可能な限りの資源を活用し，清潔な環境を保持しながら救援を待つ．混乱する状況下で速やかに防護具を着用するためには，日ごろから着脱方法を訓練しておく必要がある．

│2│ 急性期（～1週間）

　COVID-19はもちろん，細菌性（O-157やサルモネラ）やウイルス性（ノロウイルス）の**感染性食中毒**の流行が想定される．避難所での初期対応としては，感染制御において重要かつ基本である**手指衛生**の実践に向けての環境調整を迅速に励行する．速乾式手指消毒剤をいたるところに配置し，ポスターなどで使用方法をわかりやすく掲示する．水の供給がされ次第，石けんやペーパータオルを速やかに配備する．

　そのほか入り口へのサーモグラフィーの配置や体温計測，マスクの着用，感染症を発症した被災者を一時的に隔離するスペースの確保を行う．ただし患者を隔離する場合は，隔離が感染拡大防止への協力であることを当事者に説明し，十分な理解を得ることが大切である．

│3│ 亜急性期（～1カ月）

　劣悪な環境下での集団生活において，生活用水，飲料水，食料品，衣料品，トイレなどの支援が不十分であれば，さまざまな感染症が発生する．閉鎖された生活空間ではCOVID-19をはじめ，麻疹，結核，髄膜炎菌感染症のリスクが高まり，冬季にはインフルエンザのリスクが加わる[5]．狭い空間での衣食住を余儀なくされる避難所では清潔な環境の維持管理が困難なため，マスクの着用や体温計測，3密（密閉・密集・密接）の回避，清掃・整理整頓，ゴミの管理に関するルールを設け，できる限り清潔を保たなければならない．特にトイレや水回りにおける清潔管理には，十分な配慮が必要である．また，苦難に直面している被災者に対し，長年の習慣を変えるような説得は難しいため，発

食中毒の分類

食中毒は細菌性食中毒，ウイルス性食中毒，化学性食中毒，自然毒食中毒などに大別される．飲食物などに含まれる原因物質を摂取することで食中毒が発生するが，原因物質が毒物としてすぐに作用するときと，原因物質の増殖により感染症が発症する場合に分けられる．梅雨の時期に発生しやすい食中毒のほとんどは，O-157やサルモネラなどの細菌性食中毒である．ノロウイルスなどのウイルス性食中毒は季節に関係なく発症するが，特に冬季に発生することが多い．

災時の健康教育は水の管理と個人の衛生管理（マスク着用，体温計測），排泄物や廃棄物の処理に重点を置くべきである[6].

4 平時の備え

限局的に発生する感染症を予防するためにも，平時から地域単位における有益性の高い**感染症情報ネットワークシステム***を構築しておきたい．予防や症状，治療法などが迅速に検索でき，どこでどんな感染症が発生しているかを知らせるこのシステムがあれば，発災時の危機的状況においても情報共有と早期の適切な支援を可能にする．同時に，速乾式手指消毒剤，石けん，トイレットペーパーなどの消耗品，清掃に必要な道具など，不測の事態に備えた感染症対策と備蓄が必要である．

3 感染症対策と対応の実際

感染症は，**病原体・感染経路・感受性宿主（ヒト）**の三要因がすべてそろって初めて成立するため，これら三つの要因を正しくコントロールできれば，要因成立を阻止することができる．

1 病原体対策

病原体対策とは病原体そのものをなくす，または感受性のある者から引き離すことで感染の成立を阻止することである．消毒や滅菌処理で病原体を不活性化したり，病原体による汚染物の廃棄や除去を行い，常に衛生を保てるようにする．

2 感染経路対策

現在の感染対策は，「すべての人が感染源となる可能性がある」とした**標準予防策***（スタンダードプリコーション，standard precaution）が基本であり，調査結果などから病原体の感染経路が推定された場合は，感染経路対策が必要となる．主要な感染経路は**空気感染，飛沫感染，接触感染**の三つである．

a 空気感染予防策

飛沫の水分が，蒸発した5 μm以下の微粒子である飛沫核による感染のため，換気などの空調管理に重点を置く．1時間に平均6回程度の換気，戸外への排気を適切に行える部屋（原則は陰圧の部屋が望ましい）での個室隔離が必要である．医療従事者は**N95マスク***を着用し，移送時の患者には**サージカルマスク***を着用してもらう．

b 飛沫感染予防策

咳やくしゃみ，会話などの際に生じる飛沫は，通常1 m程度しか飛散しないため空調管理は不要だが，感染者から1 m以上の距離を確保する．医療従事者はサージカルマスクを着用し，移送時には患者にも着用してもらう．

c 接触感染予防策

感染者との直接接触や環境，器具などを介した間接接触による感染のため，処置やケアなどで感染者と接触する際には必ず手袋を着用する．ケア終了後は手袋を外し，見た目で手が汚れていれば流水で**衛生的手洗い**を行い（図5.6-1），

用語解説*
感染症情報ネットワークシステム

診断の遅れによる患者の重症化や初動対応の不備による感染拡大の防止を図るため，各都道府県では感染症情報センターを設置し，関係機関における感染症情報の共有化を図っている．インフルエンザや集団食中毒，麻疹の流行など，各地域における感染症の情報が入手できる．

用語解説*
標準予防策

米国疾病管理予防センター（CDC）が推奨している院内感染対策の基本的手法．すべての患者の血液や体液，分泌物，排泄物は感染源であるとみなし，これらに触れた後は衛生的手洗いを励行し，触れる恐れがあるときは，手袋やマスク，ガウンを着用することが基本とされている．

用語解説*
N95マスク

N95規格をクリアし，認可された微粒子用マスクを指す．N95規格とは，米国労働安全衛生研究所（NIOSH）が定めた九つの基準中，最も低いもので，「N」は耐油性がないこと，「95」は試験粒子を95％以上捕集できることを表す．装着者が空気中の微粒子を吸入しないようにするためのものである．

用語解説*
サージカルマスク

不織布を使用した医療用の使い捨てマスク．機能性が高く，微粒子やウイルスをほとんど通さないが，顔とマスクの間に隙間があるため，空気感染を完全に防ぐことはできない．装着者側からの飛沫拡散を防止することができる．

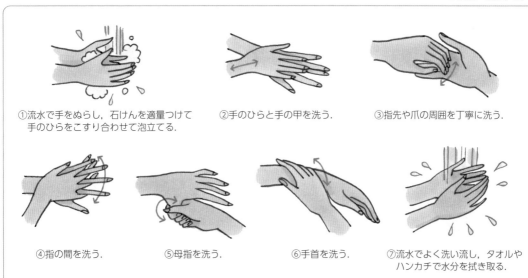

①流水で手をぬらし，石けんを適量つけて手のひらをこすり合わせて泡立てる．

②手のひらと手の甲を洗う．

③指先や爪の周囲を丁寧に洗う．

④指の間を洗う．

⑤母指を洗う．

⑥手首を洗う．

⑦流水でよく洗い流し，タオルやハンカチで水分を拭き取る．

図5.6-1　流水による衛生的手洗いの基本手順

汚れていない場合は，速乾式手指消毒剤を使用する．

3 感染症に関するリスクアセスメント

　災害は地震や津波，火山噴火などの地理的変動，台風や洪水など悪天候に起因するもの，大火や事故，紛争など人的な要因によるものなど，その種類は幅広く，その規模や頻度もさまざまである．これら多様な災害によって発生し得る感染症や，避難所での集団生活によって発生し得る感染症の状況について，発生時期，地域的特性，免疫状態等を考慮し，人の健康に対するリスクをアセスメントすることは，感染症予防に大いに役立つ．同時に，感染者が出たときには，アセスメント内容から疾患や感染経路の特定が容易になる．**感染症に関するリスクアセスメント表**（表5.6-2）や感染症についての情報は，国立感染症研究所のホームページ等が参考になる．

表5.6-2　平成28年熊本地震による感染症に関するリスクアセスメント表（2016年6月10日現在）

	感染症名	A	B	C	コメント（症状が出現した際は速やかに申告するよう避難所関係者に周知する）
避難所の過密状態に伴う感染症	急性呼吸器感染症	3	2	3	避難所での過密状態が継続すれば発生リスクが高まる．気温・湿度の変動も病原体伝播・避難者の体調に影響する．レジオネラ感染症はがれき撤去等の作業に伴い発生するリスクがある．A群溶連菌の地域における増加が報告されている．引き続き手指衛生や咳エチケットを徹底する．手足口病とヘルパンギーナの地域における増加が報告されている．
	インフルエンザ／インフルエンザ様疾患	2	2	2	全国および地域での活動性は低下傾向であるが，県下の定点報告では患者数は現在も一定数認めているため，引き続き注意が必要である．
	結核	1	2	1	発生リスクは必ずしも高くないが，咳が2週間以上続く場合には鑑別が必要である．治療中の避難者の場合は，確実な服薬継続が重要である．
水系／食品媒介性感染症	感染性胃腸炎／急性下痢症（黄色ブドウ球菌・サルモネラ・カンピロバクター・病原性大腸菌・ノロウイルス・ロタウイルスなど）	3	2	3	避難所で胃腸炎の散発的な発生や食中毒事例が報告されている．ノロウイルス感染症は全国の活動性は低下傾向だが，避難所においてはノロウイルス感染症の発生・感染拡大のリスクに注意する．食中毒の発生については，気温・温度の上昇等の影響により，リスクは今後高まってくる．トイレの使用後，調理前，食事前，避難所に出入りする際には個人の手指衛生対策を強化する．食品衛生管理の強化（手指衛生，十分な加熱，二次汚染防止，温度管理），トイレの衛生状態の保持が重要である．
野外活動等で注意する感染症	創傷関連皮膚・軟部組織感染症	2	2	2	がれき撤去等の活動に伴う受傷による破傷風や皮膚感染症発生の可能性がある．患者の予防処置としては，必要に応じて破傷風トキソイドの接種が行われる．
	節足動物等の媒介による感染症	2	2	2	県内においてツツガムシ病，日本紅斑熱，SFTS（重症熱性血小板減少症候群）などのダニ媒介性感染症の発生が報告される時期に入ったため，発熱患者には屋外での行動歴や刺し口の有無を確認する．避難所によっては蚊の発生も見られているため，虫よけスプレーの使用など，蚊に刺されない対策をするとともに，屋外の容器や廃棄物を水がたまらないように適切に処理する．また，日本脳炎の定期接種対象者で必要回数受けていない場合は，早めに接種を受けるなどの対策が重要である．
ワクチンで防ぐことのできる感染症	破傷風	2	2	2	外傷後，土壌暴露後に感染し得る．がれきや泥の撤去作業時にもリスクがあるため，患者の予防処置としては，必要に応じて破傷風トキソイドの接種が行われる．
	麻疹（はしか）	1	3	2	輸入例等により持ち込まれ，また避難所に感受性者（乳幼児等やワクチン未接種者等）が居住する場合，空気感染により伝播する麻疹は常に最大級の警戒をする必要性がある．麻疹様症状を呈する者が認められた場合には速やかに隔離が必要である．
	風疹	2	2	2	ワクチン未接種の成人を中心に感染伝播する可能性がある．妊娠初期の感染は先天性風疹症候群のリスクがある（妊娠中の風疹ワクチン接種は禁忌）．
	ムンプス（おたふくかぜ）	2	2	2	地域によっては報告数の多い感染症として注意喚起されている．避難所での報告もあったことから，引き続き注意を要する．任意接種だが，予防のためにワクチンが用いられる．
	水痘（みずぼうそう）	2	2	2	これまでに避難所での報告があった．水痘は空気感染により伝播するため，避難所で水痘患者が確認された場合，ハイリスク者（乳児期後半・妊婦・免疫不全者等），未接種・未罹患の避難者については医療機関を受診するなど速やかに適切な対応をとる．定期接種対象者で未接種者は，早めに接種することが奨められる．
	百日咳	1	2	1	定点からの報告によると，地域における百日咳の発生は極めて低いレベルで推移している．ただし百日咳様症状（持続的な乾性咳嗽や笛声咳嗽等）を認めた際には医療機関へ相談する．定期接種対象者で必要回数受けていない場合は，早めに4種混合（百日咳，ジフテリア，破傷風，不活化ポリオ）ワクチンの接種を開始する．
	肺炎球菌感染症	1	2	1	東日本大震災において発災直後から3週間程度の間に肺炎球菌性肺炎が多発している．定期接種対象者で未接種者は早めに摂取することが奨められる．

A：地域・避難所で流行する可能性，B：公衆衛生上の重要性，C：リスク評価，1：低い，2：中等度，3：高い　を表す．

熊本県健康福祉部健康危機管理課・国立感染症研究所感染症疫学センター．平成28年熊本地震による感染症に関するリスクアセスメント表を改変．

いわて感染制御支援チーム（ICAT）

◉ 発足の背景

　東日本大震災津波時において，岩手県地域防災計画（防疫計画）に基づく感染症対策が県および市町村のみでは事実上困難な状況であったため，県はDMAT等を参考に岩手医科大学および県立病院の感染制御の専門家のアドバイスを受けて感染制御支援チーム（Infection Control Assistance Team：ICAT）を設置した．2011（平成23）年4月から8月にかけてICATは避難所の巡回・監視，サーベイランス（感染症発生動向調査）を実施したほか，感染症発生予防，拡大防止等の措置を行い，感染症の集団発生を小規模（30人程度2回）にとどめた．

　この全国初の取り組みが一定の成果を上げたことから，県地域防災計画（防疫計画）の見直しにおいて「専門家への支援の要請」が規定されたことを踏まえ，今後の大規模災害等の健康危機管理事案発生に備え，2012（平成24）年6月にICATを常設とした．

◉ 目　的

　主に岩手県内における大規模災害や新型インフルエンザによる緊急事態等の健康危機管理事案発生時に，県民の生命および健康を保護し，県民生活および県内経済に及ぼす影響を最小にとどめることを目的としている．

◉ 組織編成

　ICAT構成員は，感染管理に関わる認定を受けた医師，看護師，薬剤師，臨床検査技師ならびにこれに準ずる者の中から，関係団体および医療機関の推薦に基づき岩手県知事が指名する．健康危機管理事案発生時には，避難所等における感染制御のため構成員2～3人を1班とする現地支援班を編成する．

◉ 活動内容

● 探知

　ICATは，被災地の状況確認，無線通信機器等を用いた緊急時ネットワークの構築など，知事および所管の保健所長と協力して感染症法第15条第1項に規定する積極的サーベイランスを実施し，感染症の兆候を早期に発見する．

● 未然防止

　各現地支援班は，所管の保健所長および市町村と連携の上，週1～2回以内の頻度で被災地の避難所等を訪問し，リスクアセスメント，衛生資器材の確認・調達，具体的な感染制御方針の提示，避難者への衛生教育，臨時の予防接種に関わる支援等を行う．

● 拡大防止

　各現地支援班は，感染症の集団発生の兆候が認められた場合，所管の保健所，医療機関，医療救護班，市町村，避難所自治会等と協働し，衛生資器材の調達，避難者への衛生教育，具体的な感染制御方針に基づく患者の隔離，医薬品予防投与等の措置をとる．

● 情報提供

　ICAT，知事および所管の保健所長は，感染症情報等を全避難所や在宅の避難者向けに提供するとともに，医療救護班，保健活動班等の定期的なミーティングに参加し，感染制御に必要な情報共有，助言等を行う．

引用・参考文献

1) 岩手県保健福祉部医療推進課．いわて感染制御支援チーム運営要綱．岩手県．2012-06-11．https://www.pref.iwate.jp/_res/projects/default_project/_page_/001/003/156/240611youkou.pdf，（参照2023-07-12）．

■ 引用・参考文献

1) 田中良明, 佐藤元. 集団感染症対策の理論. 災害・健康危機管理ハンドブック. 石井昇, 奥寺敬, 箱崎幸也編. 診断と治療社, 2007, p.258-265.
2) 全国公民館連合会編. 公民館における災害対策ハンドブック：避難所運営の実際. 2006, p.30-37.
3) 菅又昌実. 災害時に必要な医療支援とは：災害時の感染予防の立場から. 日本保健科学学会誌, 2006, 9（3）, p.145-154.
4) 中山伸一. がれきの下の医療：閉鎖空間での医療. 石井昇, 奥寺敬, 箱崎幸成編. 災害・健康危機管理ハンドブック. 診断と治療社, 2007, p.86-93.
5) 加來浩器. 自衛隊による自然災害時の感染症対策活動. 医学のあゆみ. 2008, 225（11）, p.1198-1199.
6) 横堀將司, 平尾智広, 近藤久禎, 島田靖, 布施明, 横田裕行, 山本保博. 集団災害における健康教育：国際緊急援助隊医療チーム活動の報告. J.J. Disast. med. 2009, 14（1）, p.38-42.

重要用語

感染症対策	手指衛生	接触感染
サーベイランス	感染症情報ネットワークシステム	N95マスク
宿主	標準予防策	サージカルマスク
初動調査	（スタンダードプリコーション）	衛生的手洗い
個人防護具（PPE）	空気感染	
感染症食中毒	飛沫感染	

「災害看護は看護の原点である」という言葉に支えられた日々

クローズアップされる災害看護の役割

　私たち看護師が看護サービスを提供する場は，これまで主に病院などの施設，在宅や学校が中心であった．しかし，事故現場や災害現場から受傷後早期の医療介入の必要性が強く示唆され，今日ではドクターカーやドクターヘリを所有する施設も増えている．そして，プレホスピタル（病院前救護）へ看護師が出向く機会が増え，看護を提供する場も変化している．

　2005（平成17）年度からは，日本DMAT（災害派遣医療チーム）隊員養成研修が開催されており，看護師も多数参画している．JR西日本福知山線列車事故でもDMATによる活動が報告されており，また新潟県中越地震や新潟県中越沖地震，岩手・宮城内陸地震といった自然災害においても，DMATによる活動実績に看護師も大きく貢献している．このように事故現場のみならず，災害現場での看護師の活動機会が増える傾向にある．2006（平成18）年度からは看護教育カリキュラムに災害看護が設けられ，教育の現場においても看護師が病院外での活動をする機会について紹介される場面が増えた．

医師とともに実施した災害時のトリアージ

　2005年4月25日の朝に発生したJR西日本福知山線列車事故．運転士，乗客合わせて107人もの犠牲者を出した．筆者はこのとき，初めて災害現場での救護活動を経験した．当日午前10時ごろ，医師3人・看護師1人という体制で，当院ドクターカーで現場へ出動した．看護師である筆者が同乗することになった理由は，夜勤明けで手が空いていたことと，他のスタッフより救急の経験が長かったというだけだったように思う．

　当時，当院はドクターカーを所有していたが，プレホスピタルへ看護師が出動するというシステムは確立されておらず，消防から要請があったときのみ医師が現場へ出動していた．そのため，看護師に対してのプレホスピタル活動についての教育は，実施されていなかった．

　現場にはすでに消防や警察，他の医療施設のドクターカーが到着していた．筆者たちも他の医療者と同様，消防の指示のもと活動を開始した．主に現場で行った活動は，①Triage（トリアージ），②Treatment（治療），③Transportation（傷病者の搬送介助），④ボランティアへの指導，⑤黒タグ傷病者への対応の五つであった．

　到着時，近隣の工場の従業員や商店街の人たちが持ち寄ったタオルや水を用いて，ボランティアとして傷病者への救護活動を行っていた．そんな中，医師とペアになって，次から次へと到着する傷病者のトリアージを行った．それまで，講習会などでトリアージを行ったことはあったが，実際の災害時にタグへ記入することは初めての経験で，騒然とする現場での傷病者の呼吸・循環観察は困難を極めた．事故概要などの情報提供もなく，傷病者から「何があったのかわからない……」「いつになったら病院に運んでもらえるのか？」などと質問されても，「もうじき救急車が来ます」「医療チームがたくさん来ていますから」という返事しかできなかった．

　治療としては，輸液ルートの確保や，ガーゼを用いた簡単な創傷処置，また，搬送を手伝うボランティアの人たちへのアドバイスを行った．昼過ぎになると，車両内から助け出される人のほとんどが，生命徴候のない黒タグの傷病者ばかりとなっていった．救命救急センターに勤めているため，遺体への対応は日常のことであったが，通常であればCPA（心肺停止）患者として病院へ救急搬送され，一連の蘇生措置が実施される傷病者を病院へ搬送できないことは，頭では理解しているつもりでも，大きな違和感がぬぐえなかった．

　また，災害時の活動が初めてだったこともあり，懸命に救助活動に当たっている人たちを目の前にし，「私はいったい何をしに来たのか？」「看護師である自分にできることは何か？」という問いをずっと自分に投げ掛けていた．

とっさに体が反応した黒タグ傷病者へのエンゼルケア

　黒タグを付けられた傷病者は，遺体安置所へ移動する前に，一時的に事故現場横のブルーシートに囲まれた一角に安置されていた．事故当日は4月下旬ではあったが，日中は20℃を超える陽気で，日陰を探したくなるような天候だった．それに加え，多くのマスメディアの関係者がシートの隙間から遺体を撮影していたため，屋根のない場所に遺体を仮安置していることに大きな抵抗を感じた．

　ちょうどそのころ，エンゼルメイク（死化粧）に個人的に興味をもち，自部署で取り組んでいたため，本当なら最期を家族や友人に看取られ，温かい湯で清拭され，やわらかい布団に横になるはずの遺体を前にして，何もせずにはいられなかった．医療チームの充足

5

災害医療活動の特徴

も伝えられ，負傷者の救出も停滞していたため，遺体の着衣の乱れを可能な限り整え，目が開いたままの状態の遺体は目を閉じ，手を胸の上に置き，余った毛布で一体一体覆い包んでいった．

　夕刻，現場の医療チームの解散が伝えられ，病院へ戻ったのは午後5時を過ぎていた．病院は，事故による入院患者やその家族でごった返していた．当時，夜勤明けにもかかわらず，異様に興奮していた自分の精神状態を今でもよく覚えている．

❈ 「災害看護は看護の原点である」

　当時の筆者は災害時の看護について，ほとんど知識をもたないまま現場へ出動した．指揮命令系統や，災害時の基本的な考え方などについても無知に等しかった．現場での活動に必要な服装や知識もなく出動したことに対し，批判する者もいた．事故後，この経験を無駄にできないと考え，筆者は必死に災害現場での看護師の役割について模索し，一つの言葉を発見した．それは，「災害看護は看護の原点である」という言葉である．この言葉に出合ったとき，物品がそろっていない中で行った事故現場での創傷処置や，一般市民の人たちとの協力，黒タグの人々への対応，それらすべてが看護であったととらえることができるようになった．今になって考えると，特に黒タグの人々への対応は，災害看護未経験者であったからこそ脳裏に浮かんだ対応だったようにも思う．

　私たち看護師が，傷を負った人々に提供できる看護は無限大である．高度な医療機器がないから，あるいは物品が足りないからできない，というものではない．看護を提供する環境が変わるだけで，あとは私たちの手と，なんとかこの傷病者を安全・安楽に手当てしたいという気持ちと，創意工夫が必要なのだと信じている．

[国立病院機構本部DMAT事務局災害医療課厚生労働省DMAT事務局　千島佳也子]

6 災害初期から中長期における看護活動

学習目標

- 災害サイクルや，発災からの時間経過に応じた看護活動を理解する．
- 医療救護所，指定避難所など，災害時に頻出するキーワードを正しく理解する．
- 応急仮設住宅や自宅避難者など，被災者の生活の場に応じた看護を理解する．

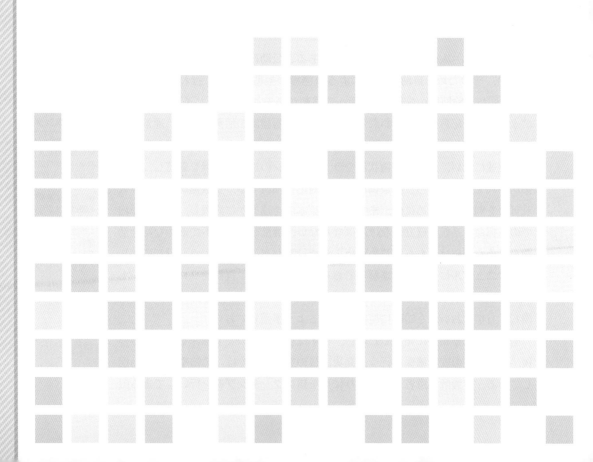

1 初動時（超急性期・急性期）における看護活動

　災害看護は，人々の生命や健康生活を災害から守ると同時に，刻一刻と変化する災害サイクルに対応しながら，身体面から精神面にわたる看護活動を行うことである．災害時の看護活動は人的・物的資源が不足し，医療の需要と供給のバランスが崩壊した混乱の中で行われるため，通常の看護活動とは全く異なる．災害の種類と規模，災害の発生時期，活動場所によって医療ニーズに違いが生じるだけでなく，発災から経過した時間によっても活動内容が変化することを理解しておく（表6.1-1）．

表6.1-1　阪神・淡路大震災と東日本大震災との比較

フェーズ	阪神・淡路大震災		東日本大震災	
	医療ニーズ	医療対応	医療ニーズ	医療対応
超急性期	甚大	事前計画なし 診療機能を喪失した医療機関での診療	小	事前計画あり・硬直化した対応
亜急性期	継続	事前計画多少あり 各現場の創意工夫で対応	拡大 （医療崩壊の延長）	行政機能の麻痺・被害甚大 支援充足まで遅延・各現場の創意工夫
慢性期	継続		継続	事前計画多少あり 新しい対応（JMAT，大学病院支援）の創設

日本集団災害医学会．DMAT標準テキスト．改訂第2版．へるす出版，2015．p.25を参考に改変．

1 災害発生期：発災〜数時間

　発災直後は，人的・物的被害が甚大であると公助による救護活動だけでは足りない．そのため，自助・共助による負傷者の救助も同時に行われる．そして，まずは危険地域から安全な場所への移動が優先され，主に**バイスタンダー***による救出や応急手当が行われる．この時期の看護師の活動場所は，通常勤務している医療施設が想定される．医療施設では，入院患者の安否確認と安全確保を迅速に行い，建物の損壊状況やライフラインの途絶の有無を確認し，今後搬送されてくるであろう多数傷病者への対応を検討する．多数傷病者の受け入れ可否を判断するためには，まず災害対策本部を速やかに設置し，医療施設内での指揮命令系統を確立しなければならない．混乱した状況下で適切な初動活動を行うためには，あらかじめ決められた役割が遂行できるよう，日ごろから**災害マニュアル**に目を通し理解しておく必要がある．災害初動フローチャート（図6.1-1）や**アクションカード**，点検項目チェックリスト（表6.1-2）等を常備し，有事においても的確に使いこなせるよう準備しておく．

　医療施設で勤務中に発災した場合，まずは自分自身の安全確保を行い，その後，入院患者の安全確保を行う．発災直後の患者の多くは，恐怖や不安で動揺している．看護師は患者一人ひとりに声を掛けタッチング等を行い，できる限

り恐怖や不安の軽減を図る．また重症患者の場合は，医療機器等の動作状況を確認し，安全を確認する．

　災害医療・看護は災害現場の最前線（がれきの下）での活動というイメージがあるが，基本的には医療施設での活動が主である．発災時においては，①

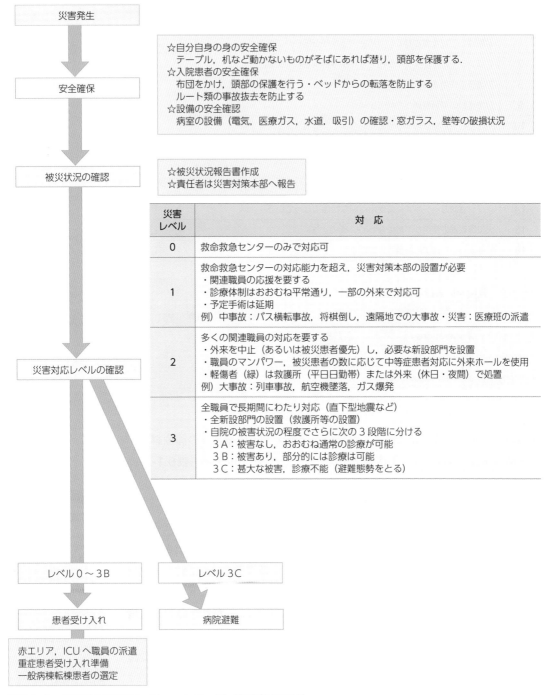

図6.1-1　**災害発生時フローチャートの一例（救命救急病棟）**

表6.1-2 病棟・外来災害対策点検項目

	点検項目	
1	医療機器は適切なコンセントが選択されている	☐
2	ブラインドやカーテンなどによるガラス飛散防止対策がされている	☐
3	停電時の懐中電灯が整備されている	☐
4	消化器や消火栓が適切に整備されている	☐
5	防火扉・防火シャッター周囲に障害物がない	☐
6	避難はしごが設置されている周囲の環境が整備されている	☐
7	トランシーバーがすぐに使用できるよう整備されている	☐
8	災害時に使用する報告書が整備されている	☐
9	避難経路の環境整備がされている	☐
10	引き出しや戸棚はしっかりと閉められている	☐
11	ストック薬剤や患者内服薬カートなどは減災対策がなされている	☐
12	一斉放送が使用可能である	☐
13	院内PHS番号表が最新になっている	☐
14	アクションカードがすぐに使用可能な状態になっている	☐
15	火災警報器の使用が可能になっている	☐
16	緊急連絡網が適切に整備されている	☐

表6.1-3 発災時における管理プログラム

①Protection and security	職員・入院患者・外来患者の安全確保
②Continuity of operations	診療の継続
③Health and Medical surge	多数傷病者受け入れ
④Support to external requirements	医療チームの被災地派遣

The Emergency Management Programを参考に作成.

医療施設の入院患者・外来患者・職員の安全確保，②医療施設の診療継続，
③多数傷病者の受け入れ，④医療チームの被災地支援の順に行う（表6.1-3）.

2 超急性期・急性期：発災後数時間〜1週間

　急性期の中でも，発災後数時間〜72時間は**超急性期**と位置付けられる．災害現場では，警察・消防・自衛隊の公助による被災者の救出活動が引き続き懸命に行われている．それに加え，自助・共助による被災者の救出活動も引き続き行われている．発災から72時間を過ぎると生存率が著しく低下するといわれているため，状況によっては災害現場の最前線における**がれきの下の医療**（**閉鎖空間での医療**，confined space medicine：**CSM**）が行われる．また，避難所が開設され，看護師の活動場所としては医療施設，被災現場（医療救護所，CSM），避難所が想定される．

　東日本大震災が起こるまでは，災害時に医療施設へ搬送される傷病者の多く

plus α
72時間の壁

災害時の救命・救助活動において，発生から3日目に当たる72時間を境に，脱水や低体温症などにより要救助者の生存率が急激に低下するといわれている．これは阪神・淡路大震災で救出された人の生存率が根拠とされており，救出された人の生存率は1日目74.9%，2日目24.2%，3日目15.1%で，72時間を過ぎた4日目は5.4%と急激に下がった.

は外傷患者であり，平時の救急看護，特に外傷初期看護の実践力が必要とされていた．しかし，東日本大震災では地震そのものによる外傷患者は少なく，津波の被害による低体温症や肺炎患者が多数を占めた．このように，災害の種類や規模により来院する傷病者の疾病構造は異なるため，これからの災害看護の現場では，さまざまな災害や状況に応じた看護実践能力が求められる．また，災害拠点病院等は被災患者の受け入れに加え，機能の低下した病院や老健施設などから重症度や緊急度にかかわらず患者が搬送されてくることも想定される．医療施設では，被災地内の多種多様な医療ニーズに応えられる看護活動が必要である．この時期の医療者の活動場所は，被災現場の最前線や被災現場に設置された医療救護所（➡p.135参照）が多い．CSMの活動では，基本的に看護師ががれきの下へ進入することはない．看護師は資器材の準備や記録，情報伝達，救出後の対応調整など，がれきの外から内部の活動を支える重要な役割を担う．

　避難所においては，多くの被災者が避難生活を余儀なくされる．看護活動においては，避難所内の巡回診療や救護所診療，避難所の環境整備，公衆衛生管理，被災者の心のケアなど，幅広い役割が求められる．

3 亜急性期：発災後 1 週間～ 1 カ月

　亜急性期は，災害の規模や被害状況により異なる．救急車の出動件数や救急患者数などから，東日本大震災の亜急性期は 4 ～ 5 週間と報告されている．この時期は被災による新たな傷病者は徐々に減少すると同時に医療機関の復旧も進み，入院患者の状態も落ち着いてくる．急性期同様，看護師は病院復旧態勢の下，患者のケアと入院生活の環境整備に取り組む．地域保健の復旧や避難所の看護の継続には，さらなる他職種との連携やボランティアとの協働が必要になってくる．

4 発災時における病棟での初動ポイント

　災害時における看護師の活動場所は災害現場，医療施設，医療救護所，避難所と多岐にわたる．各活動の場に共通する医療活動上のポイントは，**災害医療の3T**と呼ばれる**トリアージ**（Triage），**応急処置**（Treatment），**搬送**（Transportation）を有効に展開することで，1 人でも多くの傷病者を救命するには3Tは不可欠である．3Tの展開には，各活動場所でのマネジメントをしっかり行い，MIMMSで用いられている**CSCATTT**のCSCAを確立することが重要である．

➡ CSCATTTについては，5章2節p.104参照．

　病棟では災害対策本部の指揮の下，看護師は他職種と連携し，初動を開始することとなる．しかし，災害対策本部が設置されるまでの間も，看護師として自分自身と入院患者（家族含む）の安全確保など，最低限の活動を行わなければならない．病棟看護師は被災状況を災害対策本部へ報告し，災害対策本部は

各病棟の状況から多数傷病者受け入れの可否判断を行う.

1 Command & Control：指揮命令・統制

病棟では病棟看護師長の指揮命令系統の下，活動する．また，看護師長不在時，休日・夜間は代行師長，またはリーダー看護師の指揮下で活動する．そのため，指揮者が誰であるかを明確にしておく必要がある.

2 Safety：安全確保

考えられるすべての危険に対して安全を確保することが大切であり，病棟においての安全の確保は**3Sの原則**（Self：自分自身，Scene：現場，Survivor：傷病者）に基づき考える.

3 Communication：情報伝達

病棟内の情報伝達手段が確保されているか確認する．院内PHSが使用できないようであれば，拡声器や伝令などの代替手段も考慮する．また，日ごろから複数の情報伝達ツールを整備しておくことが必要である．各部署にトランシーバーを配置できるのであれば配置し，各部門担当者や部署の内線番号がわかる連絡先一覧表を常備しておく.

4 Assessment：評価

病院全体の評価は災害対策本部が行い，傷病者受け入れ等の方針を決定する

被災状況報告書（第1報用）　—発災5分以内に報告！—

報告日時：　　月　　日　　時　　分

部署：	報告者：

患者の安全	□被害あり	□被害なし
職員の安全	□被害あり	□被害なし

設備の安全		
壁・天井等の破損	□被害あり	□被害なし
電気の供給	□被害あり	□被害なし
医療ガス	□被害あり	□被害なし
水道・水漏れ	□被害あり	□被害なし
固定電話	□被害あり	□被害なし
診療の継続	□不　可	□可　能
避難の必要	□あ　り	□な　し

備考・その他（必要時に記載）　※被害ありにチェックした際は被災状況を簡単に明記

図6.1-2　被災状況報告書の一例

が，まずは各病棟が自部署を評価することが前提である．看護師は評価の基準となる必要な情報を，正確に発信する．初動期の混乱では，評価項目等が抜けることも考えられるので，あらかじめ被災状況報告書を準備しておくとよい（図6.1-2）．

2 医療救護所での看護活動

1 医療救護所とは

　災害時には一度に多くの傷病者が発生するため，既存の病院などの医療機関以外で処置や治療が可能な**医療救護所**が設置される．医療救護所は，大規模列車事故などで設置される**現場救護所**，大震災時の避難所などでは医療救護所，あるいは**応急救護所**などと名称がその都度異なる．

　東日本大震災では，各被災地域にさまざまな医療救護所が設置され，それぞれのフェーズや医療ニーズに合わせた目的別の救護活動が実施された．

1 病院前医療救護所

　東日本大震災時，宮城県石巻市では病院，医院が大きな被害を受け，ほとんどの医療機関の機能が停止したため，唯一残った石巻赤十字病院に傷病者が集中した．同病院では，病院玄関の軒下に設置した**病院前医療救護所**において軽症者に対応し，病院の負担軽減を図った．

2 避難所医療救護所

　避難者数の多い学校などの避難所内，またはその近隣には**避難所医療救護所**が設置された．甚大な被害を受けた石巻市では，当初，石巻赤十字病院に病院前医療救護所を設置していたが，県外からの救護班数が増えてきた時点で，病院周囲の避難所に救護班を派遣し，医療救護所を設置した．

3 拠点医療救護所

a 長期的設営

　被災地域において，病院などの医療機関や行政などが大きな被害を受け，医療の提供が危機に瀕していた岩手県釜石市では交通の要所となる広場に，岩手県陸前高田市では中学校に，それぞれ医療の拠点となる**拠点医療救護所**が設置された．これらの救護所には長期にわたり多くの救護班が集結し，救護所診療，巡回診療などの地域医療の拠点となった．

b 一時的設営

福島県の原子力発電所事故での警戒区域一時立ち入り規制時において、警戒区域外に拠点となる拠点医療救護所が一時的に設置された.

4 現場救護所

岩手・宮城内陸地震やJR西日本福知山線列車事故等では災害現場に**現場救護所**が設置され、消防と連携した医療活動が行われた.

局地災害では、災害現場から医療機関への搬送がスタック*してしまう. そのため、医療機関へ搬送されるまでに現場救護所で応急処置が行われる場合がある. 現場救護所で行われる処置は、あくまでも応急的な、医療機関で根本治療が行われるまでの間、生命を維持するための処置である.

用語解説 *
スタック

雪やぬかるみにはまって、立ち往生してしまうことをいう. 災害現場では車両に限らず立ち往生の意味で使われる.

2 現場救護所における看護師の役割

現場救護所で活動する看護師は、応急処置が目的であることを理解し活動することが求められる. 搬送手段が豊富にあり、搬送時間が短時間であれば、現場救護所での応急処置を行わない場合もある. むしろ医療機関で受け入れる準備を行ったほうが、効果的な場合もある.

そのため、状況判断を行い最も効果的な活動場所を考えて出動することが必要である. また、現場救護所では、院内の活動と比べてさまざまな危険があるため、安全確保を十分に行わなければならない.

1 携行医療資器材と準備

携行できる医療資器材には限界がある. そのため、災害の種類や医療活動内容、移動手段等を考慮し、携行する医療資器材の内容、種類、量を決定する. 医療資器材はオスカルバッグ（図6.2-1）に入れて携行することが多いが、平時からその準備を行い、どの医療資器材がどのオスカルバッグに入っているのかを把握し、現場で迅速に処置が行えるよう備えておく.

2 現場救護所の設営

現場救護所は、医療班が現場に到着するころにはすでに消防によって設営されている場合が多く、自分たちで設営することはほとんどない. 現場救護所はテント設営されていることが多いが、状況によってはビニールシートのみで簡易的に設営されている場合もある. 状況に応じて安全管理・効率性・集団管理などの観点から、消防と現場救護所リーダー医師と連携し、レイアウト等を決定する. 災害の種別によってさまざまな状況が想定されるため、その時々の現場救護所の環境、医療ニーズ、医療資器材の使用頻度などを総合的に判断し、現場救護所を設営する.

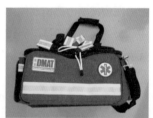
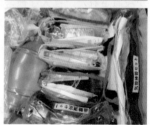

図6.2-1　オスカルバッグと医療資器材

3 現場救護所における看護活動の実際

1 現場救護所でのマネジメント

現場救護所では，人・情報・医療資器材のマネジメントが欠かせない．現場救護所では複数の医療班が活動するため，リーダー医師とリーダー看護師を決め指揮命令系統を確立し，人員の管理を徹底することが大切である．

ここでは主に傷病者の重症度・緊急度のトリアージを行うため，赤・黄・緑・黒のトリアージカテゴリーと同様に色分けされたテントが設置される．人のマネジメントにおいては，基本的には重症エリアである赤テントに重点的に人的資源を投入することがポイントとなる．ただし，中等症エリア（黄テント）の患者の容態変化にも注意すること，時間経過に応じて人員の配置換えを行うことに留意する（表6.2-1）．

情報のマネジメントでは情報を整理・精査し，必要な情報を必要な部門に届けるよう配慮する．例えば，現場救護所と現場指揮本部とでは必要な情報は異なる（表6.2-2）．現場救護所で必要な情報は，主に傷病者情報である．これらの情報は一覧表の形式で記載し，傷病者の搬送の優先順位を把握するために使用する．また，ホワイトボードがあれば活用し，情報を集約・共有する．

医療資器材のマネジメントにおいては，限りある医療資器材の使用に際し，優先度を判断すること，また，必要最低限の使用にとどめる工夫が必要である．参集した医療班が持参した医療資器材の情報共有を行い，共同利用できるよう連携することも大切である．医療資器材の使用量や残数を把握し，不足が予想されるものは追加調達等の調整を行う．医療資器材の配置は，残量の管理を行うには1カ所に集約するほうが便利であるが，迅速・効率的な診療を行うためには，傷病者のそばに配置することが望ましい場合もある．管理と医療のバランスを考慮したマネジメントを心掛ける．

2 診療の補助

現場救護所では，治療の優先度・緊急度を判断し，医療施設に安全に搬送できるような必要最低限の処置のみが行われる．

看護師が行う診療の補助としては，平時の外傷初期診療とほぼ同様の活動が想定される．現場救護所という特殊環境下ではあるが，傷病者に対し保温，プライバシーの

plus α
災害医療情報

災害医療情報のうち，次の八つにおいて早期対応の必要性があるといわれている．①情報のトリアージ，②情報要員の配置・教育，③情報収集手段の早期確保，④情報の取りまとめ・報告方法（5W1H），⑤時系列での記録，⑥最新情報の入手，⑦正確な情報の収集，⑧関係機関との情報の共有化．

plus α
ホワイトボードの活用

災害対策本部や現場において，すべての要員が同じ情報の下で活動できるよう情報の共有化を図るために，ホワイトボードが活用される．情報やデータ，知識を視覚的に表現し可視化するのに適している．

表6.2-1　現場救護所における人員マネジメント

人員配置のポイント
・人的資源は基本的にはすべて赤に投じる
・黄色エリアの患者の容態変化に注意する
・救護所全体を把握するリーダーを配置する
・経時的にニーズが変化するため，それに合わせ人員の配置も変える
・救急隊員は搬送開始まで医療補助にあたる

日本集団災害医学会．DMAT標準テキスト．改訂第2版．へるす出版，2015を参考に作成．

表6.2-2　現場における情報マネジメント

現場指揮本部・DMAT現場指揮所が把握すべき医療情報
①傷病者情報→傷病者リスト（搬送の優先順位） ・災害現場発生状況→全傷病者数の予測 ・救護所での傷病者数，傷病者の緊急度と必要な治療
②医療機関情報→医療機関リスト ・搬送先病院：距離，搬送時間，受け入れ可能数，手術対応
③搬送手段情報→搬送手段リスト ・搬送能力：救急車，ヘリコプターなど，搬送可能数
④管理項目情報→医療資器材不足・供給状況 ・救護所スタッフの活動状況 ・医療資器材：保有する量，使用された（る）量
※赤字は現場救護所で情報を取りまとめるべき項目

日本集団災害医学会．DMAT標準テキスト．改訂第2版．へるす出版，2015を参考に改変．

保護，清潔の保持，排泄・嘔吐への対応，記録など，平時の看護実践力が必要となる．

■ 引用・参考文献

1) 日本集団災害医学会. DMAT標準テキスト. 改訂第2版.
　へるす出版, 2015, p.89.

重要用語

医療救護所	病院前医療救護所	現場救護所
現場救護所	避難所医療救護所	ロジスティクス
応急救護所	拠点医療救護所	

3 避難所での看護活動

1 避難所の定義と課題

■ 避難所とは

　避難所とは，災害で住む場所を失った人や災害の恐れがあり被災する可能性がある人が，一時的に生活を行う場所のことを指す．日本災害看護学会では，「災害より被災を受け，又は，受ける恐れのあるもので，生命を守るために一時的に滞在する施設」として定義している．

　2011（平成23）年に発生した東日本大震災では，災害の危険から逃れるための「避難場所」と避難生活を送るための「避難所」が明確に区別されておらず，被害拡大の一因となったと指摘されている．この教訓を踏まえて2013（平成25）年6月に災害対策基本法の改正が行われ，指定緊急避難場所および指定避難所に関する規定が設けられた．

② 指定緊急避難場所と指定避難所

|1| 指定緊急避難場所

　指定緊急避難場所とは，災害が発生，または発生する恐れがある場合に，その危険から逃れるための避難場所として，災害種類ごとに一定の基準を満たす施設または場所のことであり，市町村長が事前に指定を行う（災害対策基本法第49条の4）．

　2022（令和4）年における災害種類ごとの指定緊急避難場所の指定状況は**表6.3-1**の通りである．どこに指定緊急避難場所があるか，一目でわかるように国土地理院が管理している地理院地図にてウェブ上で閲覧できるようになっている．

|2| 指定避難所

　指定避難所は，災害の恐れがあり，避難した住民等を必要な間滞在させ，ま

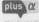

plus α

指定避難所となる建物

原則として，学校や公民館等の既存の建物を利用することになっているが，避難生活の長期化によって避難者の健康問題が懸念される場合，ホテルや旅館などの宿泊施設を借り上げて避難所とすることができる．

表6.3-1　全国の指定緊急避難場所の指定状況（2022年4月1日現在）

	洪　水	土砂災害	高　潮	地　震	津　波	大規模な火事	内水氾濫	火山現象
指定箇所数	70,979	66,671	22,577	85,901	39,118	40,550	37,990	10,665
想定収容人数（万人）	12,263	13,426	5,992	23,872	8,874	17,813	7,621	2,705

たは災害により家に戻れなくなった住民等を一時的に滞在させるための施設として市町村長が指定するものである（災害対策基本法第49条の7）．指定緊急避難場所と異なり，災害種類ごとの定めはない．指定避難所の基準は，表6.3-2のように決められており，すべての基準を満たすことが条件となっている．

3　福祉避難所

　福祉避難所とは，高齢者，障害者，妊産婦，乳幼児，病弱者等の要配慮者で避難所生活においてなんらかの特別な配慮を要する者が滞在できるよう，必要な設備が整った避難所のことをいう．

| 1 | 福祉避難所の経緯

　福祉避難所が誕生するきっかけとなったのは，阪神・淡路大震災である．当時，多くの高齢者が避難所まで行くことができず，家から一番近くの公園に避難をしていた．冬空の下，寒さに体を震わせているのを見たボランティアが行政と交渉した結果，老人ホームの空き室を借りて臨時の避難所を設置することができた．全国から医師や看護師，社会福祉士，栄養士，理学療法士，市民ボランティアなどが集結して24時間体制で被災者支援に取り組み，被災者一人ひとりに添ったケアを提供し，最後の一人まで見捨てない体制をつくり上げた．これが福祉避難所の元とされる．

　その後，旧厚生省・災害救助研究会が1996（平成8）年にまとめた「大規模災害における応急援助のあり方」の中で福祉避難所の設置について提案し，2007（平成19）年の能登半島地震において初めて福祉避難所が設置された．厚生労働省は2008（平成20）年に「福祉避難所設置・運営に関するガイドライン」を作成して福祉避難所の設置を進めたが，東日本大震災では，多くの福祉避難所が被災し十分な機能を果たせなかった．これまでの教訓を踏まえ，内閣府が2016（平成28）年に「福祉避難所の確保・運営ガイドライン」を作成した．2021（令和3）年にガイドラインの改定を行い，福祉避難所の指定の促進や機能強化が行われている．

| 2 | 指定福祉避難所の指定

　指定福祉避難所の指定基準として，指定避難所の基準に加えて表6.3-3の基準を満たすことになっている．指定福祉避難所を指定するに当たり，市町村はあらかじめ指定福祉避難所として利用可能な施設を選定する．市町村は，指

表6.3-2　指定避難所の指定基準

- 被災者等を滞在させるために必要かつ適切な規模のものであること．
- 速やかに，被災者等を受け入れ，または生活関連物資を配布することが可能な構造または設備を有するものであること．
- 想定される災害の影響が比較的少ない場所にあること．
- 車両などによる輸送が比較的容易な場所にあること．

定福祉避難所に受入対象者を特定する場合は公示することができる.

| 3 | 指定福祉避難所の受入対象

指定福祉避難所の対象は，上記の要配慮者に加えその家族まで含めることができる．ただし，特別養護老人ホーム，老人短期入所施設等に入所している者は，各入所施設で対応し，原則として指定福祉避難所の受入対象にはならない．しかしながら，緊急かつ一時的に指定福祉避難所へ避難することについて妨げるものではないとしている.

| 4 | 指定福祉避難所の開設

指定福祉避難所は，災害が発生し，または発生の恐れのある場合で，高齢者等避難が発令された場合などに開設される．また，一般の避難所に避難してきた者の中で指定福祉避難所の受入対象者が存在し，かつ指定福祉避難所の開設が必要と判断される場合は，市町村は指定福祉避難所を開設する.

4 指定避難所・福祉避難所の課題

| 1 | 指定避難所の課題

災害の複合化や被害の甚大化によって，指定された避難所まで行くことができない場合もあり，地域の空き地や空き家の活用，車やテントへの避難など，避難方法も多様化している.

現在，日本における一般的な避難方法は，各自治体が指定した公民館や学校等の指定避難所に避難することである．災害救助法には，避難所の開設期間は原則7日以内と明記されているが，災害の被害の程度によっては7日～数カ月の開設を余儀なくされ，阪神・淡路大震災では9カ月，東日本大震災や2016（平成28）年の熊本地震では最長で7カ月開設された．避難所として指定されている場所の多くは，避難を目的として建てられたものではないため，一時的であっても生活するには不便な場所である.

近年，段ボールベッドやパーティションなどの導入が進み，避難所環境の改善に向けてさまざまな取り組みが行われている．しかし，被害が広範囲にわたることで支援の手が届かなかったり，1人当たりのスペースが**スフィア基準***（3.5㎡）の半分以下であったり，避難用の物品が不足していたりなど，必ずしも良好とはいえない環境の下で生活を続ける避難所もあった．このように開設期間や施設，環境などのさまざまな課題があり，改善を必要とする.

| 2 | 福祉避難所の課題

東日本大震災では，多くの高齢者や障害者，妊産婦，乳幼児等が被災したが，福祉避難所の事前指定や対応体制も十分とはいえないところもあった．そのほかの災害においても，福祉避難所に一般の避難者が集中し，介護職員を含めた職員・物資が不足した事例や，混乱を防ぐ目的から福祉避難所に指定された施設名を公表しなかった事例が報告された.

表6.3-3 指定福祉避難所の指定基準

- 要配慮者の円滑な利用を確保するための措置が講じられていること.
- 災害時に要配慮者が相談し，支援を受けることができる体制が整備されること.
- 災害時に主として要配慮者を滞在させるために必要な居室が可能な限り確保されること.

用語解説 *

スフィア基準

1997年に国際赤十字・赤新月運動と人道援助を行う国際NGOが開始したスフィアプロジェクトにおいて，紛争や災害の被害者が尊厳のある生活を送ることを目的に策定された基準．正式には「人道憲章と人道対応に関する最低基準」という.

また，福祉避難所として指定されている建物の課題も生じている．特に福祉施設ではないところが指定されている場合，手すりの位置が高かったり，多目的トイレの広さが不十分であったりなど，バリアフリーに改修されていても，実際に車椅子を使用している人からみると使いにくい場合もある．そのため，福祉避難所の整備や指定を行う際には，当事者とともに考えていくことが非常に重要である．

また，日ごろから利用している施設へ直接避難したいとの声を受け，2021年のガイドラインの改定で，地区防災計画や個別避難計画等の作成プロセス等を通じて，要配慮者の意向や地域の実情を踏まえつつ，事前に指定福祉避難所ごとに受入対象者を調整し，直接避難の促進が図られた．

2 避難所における看護職者の役割

災害発生直後は，ライフラインや物資が整わない中での生活となり，余震や土砂崩れなどの二次被害への不安，食料やトイレなど，さまざまな問題に直面する．避難所は，心身にさまざまなダメージを受けた被災者が共同生活を余儀なくされる場所であり，個人だけではなく集団での健康レベルの低下が懸念される．そのため，避難所における看護職者の役割として，感染予防などの衛生面や安全対策などの環境面の管理，被災者の心身の健康管理などが挙げられる．

避難所は，一時的に生活する場であるとともに，復興に向けた準備を行う場所でもある．災害の種類や被害の程度によって避難所の様相は異なるため，支援に入る前に表6.3-4の情報を把握するとともに，その時々の状況に応じながら人・地域・暮らしの視点をもって一人ひとりに寄り添った看護を行うことが重要となる．次に，避難所における看護の留意点について述べる．

表6.3-4 **避難所で看護を行う上で把握しておきたい点**

- 避難所の責任者ならびに住民の代表（自治会長，自主防災組織のリーダーなど）
- 避難所内の連絡体制（緊急時は誰に相談すべきか）
- 避難所が立地する地域の被害状況
- 避難所周辺の二次災害の可能性
- 避難者の概要（人数，性別，年齢層，要配慮者はいるか）
- ライフラインの被害状況（上下水道，ガス，電気）
- 外部支援は入っているか
- 福祉避難所は設置されているか

1 避難所環境・衛生面の管理

|1| トイレの管理

水や電気，ガスなどのライフラインが遮断された場合，避難所の衛生面で重要となるのがトイレである．使用できるトイレは何個あるのか，和式なのか洋式なのか，段差はあるか，避難者数に対して足りているのか，汚れていないかなどを確認し，トイレに行くのを我慢しないように取り組むことが大切である．トイレの数が足りない場合は，避難所の責任者を通じて仮設トイレやポータブルトイレを手配し，物資がないときは，バケツにビニール袋をかぶせて新聞紙を中に入れ，簡易のトイレを作成することもできる．

トイレ環境が整っていないと，トイレに行く回数を減らそうとして水分摂取を控えたり，尿意や便意を我慢したりするため，脱水症や尿路感染症，深部静

脈血栓症のリスクにつながる．清潔を保つために率先してトイレ掃除を行い，状況をみながら避難者自身で掃除に取り組めるよう働き掛けていく．また，集団生活の中でトイレは一人になれる空間でもある．緊張感の絶えない避難生活の中では，少しの瞬間でも一息つける，排泄以外の大切な空間であることも忘れてはならない．

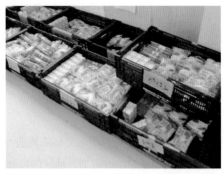

東日本大震災の発災から３カ月後の昼食の様子．この日の食事内容は，菓子パンに野菜ジュース，魚肉ソーセージであった．

図6.3-1　避難所の食事の一例

|2| 食事の管理

避難所の食費は，災害救助法により１人当たり1,160円／日（一般基準の場合）と定められている．ただし，災害の規模によって一般基準での救助が困難な場合，被災都道府県の知事が内閣総理大臣に協議し，同意を得た上で特別基準を定め，限度額を引き上げることができる．多数の避難者に提供するため同じようなメニューとなり，栄養バランスの偏った食事内容になりがちである（図6.3-1）．高齢者や乳幼児，慢性疾患をもつ人などに対応するために，必要に応じて管理栄養士や栄養士に相談する．また，食物アレルギーを考慮し，提供する食事が事前にわかっていれば，原材料を示した献立表を掲示するとよい．食中毒を予防するために，食べ残しは廃棄するように説明することも必要である．

|3| 土足の管理

津波災害や水害の場合，水が引いた後の地面には汚染された泥が残り，外で使用した靴底には汚染された泥が付着している可能性がある．汚染された泥が室内に入ることによって，喘息や肺炎などの呼吸器症状や感染症などを引き起こす可能性があるため，避難所内は土足厳禁を徹底する．

|4| ペットの管理

避難者の中には，ペットとともに避難してくる人もいる．ペットも家族の一員であることを理解し，ペット用のスペースを確保できるとよい．ただし，動物が苦手な人，アレルギーをもっている人もいるため，運営責任者と相談しながら両者に配慮した方策をとることが大切である．

|5| 要配慮者のスペースの管理

避難所にはさまざまな要配慮者が避難している．要配慮者に応じて必要なスペースを確保する必要がある．例えば，日常的に介護が必要な避難者がいる場合，避難所の一角に福祉スペースを設置する．また，乳幼児のために，授乳やおむつ交換を行えるよう個室を手配する．個室が確保できない場合は，段ボールやカーテン，シーツなどを用いて周囲の視線が遮断できるようなスペースを確保する．子どもたちが遊べる場や勉強できる場を設けることも大切である．

2 健康面の管理

|1| 感染症の予防

集団生活の中で最も留意することは感染症の予防である．季節によっては，

インフルエンザやノロウイルスなどの感染症が蔓延することもあり，手洗いとうがいができる場所を確保する．断水で確保できない場合は，手指消毒剤，ウエットティッシュを手配する．感染者が出た場合に備え，隔離する部屋や仕切りのある空間を確保する．また，嘔吐した場合に備え，次亜塩素酸ナトリウムや手袋，マスク，ビニール袋などをセットしておくとよい．

|2| 室温，湿度の管理

熊本地震では，発災から2週間後に連日25℃以上の夏日を記録することがあった．気温が高いときに懸念される健康問題として，熱中症が挙げられる．避難所の中にいても熱中症の危険性はあり，気温だけではなく湿度にも配慮する必要がある．避難所の中に温湿度計を設置し，日々の温度・湿度を小まめに確認するとともに，状況に応じて水分・塩分摂取を呼び掛けることも必要である．

|3| 生活不活発病の予防

避難所生活では，被災前の生活と比べ身体を動かす機会が減る．さらに慣れない避難生活によるストレスも重なり，特に高齢者においては，日中も寝ていることが多く，筋力の低下や関節の拘縮が進み，生活不活発病（廃用症候群）になりやすい．日中にラジオ体操を行ったり，避難所の中での役割を任せたりして，活動量を上げるように働き掛けることが重要である．

|4| メンタル面の管理

先が見えない避難生活は，人々に大きなストレスをもたらし，心のバランスを崩しやすくなる．できるだけ休息や睡眠をとるように声を掛け，時には不安を吐露する場を設けることも必要である．しかし，避難生活の中では，不安の表出がなかなかしにくいため，普段の生活（食事の様子や夜間の入眠状況）の中から異変を感じ取ることが大切である．

3 避難所における看護活動の実際

1 時間の変化に応じた支援

災害発生からの時間経過に伴い，避難所内の人々の様子や環境などの様相が変化していく．ある避難所では，発災から3日間は，避難者の食料がなく，皆で協力して食料確保に奔走した．発災から3日〜1週間すると，さまざまな外部支援が入り復興に向けて避難所内に活気が出てきたが，徐々に避難生活の疲れがたまり高齢者を中心に体調を崩す人が現れた．発災から数週間後になると，応急仮設住宅やみなし仮設住宅，または自宅再建など次の生活の場へ移行する時期となり，応急仮設住宅に移る人と避難所に残る人との間で復興の格差が出現した．

以上の状況は，熊本地震で経験した避難所の一例である．災害の種類や規模によっては，数日間で避難所の様相が変化することもあるため，支援を行う際には，いまどのような時期にあるのかを踏まえて，その時々の状況に合った支

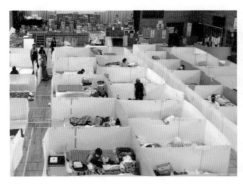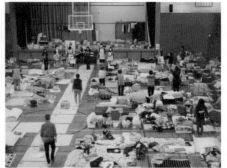

図6.3-2　発災から1カ月が経過した二つの避難所

援を行うことが重要である.

2 避難所の成り立ちを踏まえる

　避難所で看護を行うに当たり，避難所の地域性はもちろんのこと，避難所が成り立った経緯をしっかり把握しておくことが重要である．避難所の様相は，災害の種類・程度，ライフラインの使用状況，避難所の広さ，避難者の人数，地域性，運営管理者によって異なり，同じ地区にあったとしても同じ支援を行うことが正しいとは限らない.

　図6.3-2は，発災から約1カ月が経過した同じ地域にある避難所である．同じ地域内にあっても避難所によって様相が大きく異なり，右側の避難所にはパーティションが設置されていないことがわかる．設置をしなかった理由として，歩行困難な高齢者を住民が手助けしており，パーティションを設置すると夜中のトイレに気付くことができないためである．この状況を住民同士で話し合い，設置しないことになった．その結果，日中は高齢者たちが1カ所に集まって井戸端会議をしたり，それぞれが声を掛け合ったりなど，温かな雰囲気が生まれた．一見するとパーティションを導入していないことで，プライバシーが守られていないと判断してしまいがちであるが，見た状況で判断するのではなく，避難所の成り立ちを踏まえることが支援を行う上で大切である.

4 新型コロナウイルス感染症（COVID-19）と避難所

　これまで，避難所での看護について述べてきたが，新型コロナウイルス感染症（COVID-19）の発生によって，従来通りの避難所では対応が難しい状況となった．内閣府は，今後起こり得る災害に対し，分散避難計画の立案を都道府県に通達している．**分散型避難**の避難先として，宿泊施設，公営住宅，知人・親戚宅，車中泊，テント泊が挙げられるが，自治体によっては空き家や企業の会議室などを検討しているところもある．分散型避難を行う際，災害の状況や自宅周囲のハザードなど，地域もしくは世帯ごとで避難先が異なるが，災害で助かった命がその後の生活で奪われることがないようにしていかなければならない．感染対策として「密」を防ぐことが重要といわれており，COVID-

19対策を踏まえた避難所対応の一例を表6.3-5にまとめた.

　避難所におけるCOVID-19対策が検討される中で，2020（令和２）年7月豪雨が発生した．COVID-19発生後に初めて避難生活を強いられた災害である．各避難所では，入口にサーモグラフィーを設置したり，受付で感染の疑

表6.3-5　COVID-19を踏まえた避難所の対応例

3密を避けた滞在スペースの確保
- 滞在スペースは可能な限り2m間隔で簡易ベッドやパーティションを設置する（図6.3-3）.
- テントがあれば積極的に利用し，隣同士の密を防ぐ.
- 場所を分ける場合は，利用する場所を分けていることがわかるように色テープで示す.
- 感染が判明している人と感染が疑われる人の利用できる避難所を近隣で住み分ける.
- 近隣で住み分けられない場合は，施設内で住み分け（空き室の利用等）を考慮する．その際に，利用できる場所も住み分け（居住場所，トイレ，洗面所等）を行う.
- 駐車場や広いグランドがある場合，テント泊や車中泊ができるスペースを確保する.

感染が疑われる人，重症化するリスクの高い人への対応
- 避難所の受付前に，事前受付をつくって問診・体温測定を行い，「感染が判明している人もしくは感染が疑われる人」また「重症化するリスクが高い人（要配慮者：慢性疾患を抱えた人，高齢者，妊婦等）」のトリアージを行う.
- 感染が疑われる人，症状がある人，具合が悪い人は，個室（教室や会議室等）に入ってもらう.
- 出入口が2カ所以上ある建物の場合は，感染が判明している人，感染が疑われる人，症状がある人，具合が悪い人と，それ以外の人とで出入口と動線を区別する.
- 緊急時に備え，感染が判明している人，感染が疑われる人，症状がある人，具合が悪い人はできるだけ建物の出入口に近い個室に入ってもらう.

避難所内の生活環境について
- 食事の配給は，時間をずらして順番に食事を受け取るようにする.
- 夏季は常に2カ所を開放し換気しておく（サーキュレーターも活用して空気の入れ替えを検討）.
- 避難所の2方向の窓やドアを開けて空気の流れをつくり，少なくとも30分に1回以上，窓を全開し換気を行う.
- 不特定多数の人が触れる場所は，1日複数回の拭き掃除を行う．雑巾ではなくディスポーザブルのものを使用する.

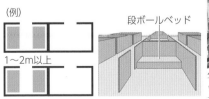

テーブル等による区画表示

（例）

・一家族が一区画を使用し，人数に応じて区画の広さを調整する.
・家族間の距離を1m以上あける.

※スペース内通路はできる限り通行者がすれ違わないように配慮する必要がある.

テントを利用した場合

（例）

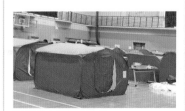

・テントを利用する場合は，飛沫感染を防ぐために屋根があるほうが望ましいが，熱中症対策が必要な際には，取り外す.

平成30年7月豪雨において

パーティションを利用した場合

・飛沫感染を防ぐため，少なくとも座位で口元より高いパーティションとし，プライバシーを確保する高さにすることが望ましい．また，換気を考慮しつつ，より高いものが望ましい.

（例）

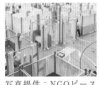

段ボールベッド

写真提供：NGOピースウィンズ・ジャパン佐々木康介氏（令和2年7月豪雨において）

内閣府．新型コロナウイルス感染症を踏まえた災害対応のポイント【第1版】．防災情報のページ．2020-06-16．https://www.bousai.go.jp/pdf/covid19_tsuuchi.pdf，（参照2023-07-12）.

図6.3-3　避難所滞在スペースのレイアウト例

いがないかトリアージを実施したり，37.5℃以上の発熱がみられた場合は車両を提供して車内待機をしてもらったりなど，限られた資源の中でさまざまな感染対策が実施された．しかしながら，浸水や土砂崩れによって使用できなくなった避難所が生じたこと，密を避けるために収容可能人数に制限を設けたことなどによって，新たな避難者の受け入れができない避難所が発生し，避難所自体の数が足りなくなり，指定避難所以外の場所での開設を余儀なくされた．避難に時間のかかった高齢者が入所を断られ，他の避難所へ移動しなければならないという事態も起こった．

　避難所は生活の場であり，被災者の自立した生活を促すためにも住民同士のコミュニケーションは重要となるが，隣との距離を取りパーティションを高くするといった対策が取られた結果，今までの避難所に比べるとコミュニケーションを取ることができないといった課題も生じた．感染症対策を実施した結果，新たな課題も生じており，COVID-19によって避難・避難所のありかたを見直すきっかけとなっている．

■ 引用・参考文献

1) 消防庁国民保護・防災部．地方防災行政の現況：令和3年度及び令和4年4月1日現在における状況．総務省消防庁．https://www.fdma.go.jp/publication/bousai/#058323,（参照2023-07-12).
2) 黒田裕子．在宅療養・避難所・仮設住宅・復興住宅における看護．災害看護：看護の専門知識を統合して実践につなげる．酒井明子ほか編．改訂第2版，南江堂，2014, p.106-121.
3) 津久井進ほか．「災害救助法」徹底活用．兵庫県震災復興研究センター編．クリエイツかもがわ，2012.
4) 内閣府．福祉避難所の確保・運営ガイドライン，防災情報のページ．平成28年4月（令和3年5月改定）．https://www.bousai.go.jp/taisaku/hinanjo/pdf/r3_hinanjo_guideline.pdf,（参照2023-07-12).
5) 黒田裕子ほか．事例を通して学ぶ避難所・仮設住宅の看護ケア．日本看護協会出版会，2012.
6) 内閣府．新型コロナウイルス感染症を踏まえた災害対応のポイント【第1版】．防災情報のページ．2020-06-16. https://www.bousai.go.jp/pdf/covid19_tsuuchi.pdf,（参照2023-07-12).
7) 内閣府．新型コロナウイルス感染症対策に配慮した避難所開設・運営訓練ガイドライン（第2版）について．防災情報のページ．2020-09-07. https://www.bousai.go.jp/pdf/korona_0908.pdf,（参照2023-07-12).
8) 内閣府．避難所における新型コロナウイルス感染症への対応に関するQ&A（第2版）について．防災情報のページ．2020-07-06. https://www.bousai.go.jp/pdf/corona_QA2.pdf,（参照2023-07-12).

重要用語

| 指定緊急避難場所 | 福祉避難所 |
| 指定避難所 | 分散型避難 |

4　応急仮設住宅での看護活動

1　応急仮設住宅

1　応急仮設住宅の定義

　応急仮設住宅（図6.4-1）とは，災害救助法に基づき行政が建設する簡易住宅のことで，災害で住家が滅失した被災者のうち，自らの資力では住宅を確保

することができない者に対し一時的な居住の安定を図るため，無償（実費等経費を除く）で貸与される．その他，市営住宅の空室や空き家を借り上げ，応急仮設住宅として利用する**応急借上げ住宅**や，高齢者等の要配慮者等を数人以上収容する**福祉仮設住宅**がある．これらの供与期間は，建築工事が完了した日から最長2年3カ月以内とされているが，災害公営住宅の建設の遅れ等により，期間を超えても多くの人が生活しているのが実情である．また，応急仮設住宅の広さは1戸当たり29.7㎡（9坪：2DK）が基準で，国の補助対象限度額は平均253万円／戸以内である．

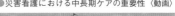

●災害看護における中長期ケアの重要性〈動画〉

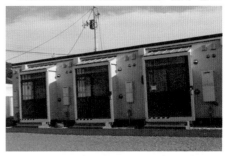

宮城県気仙沼市の応急仮設住宅．2011年5月から入居が始まり，当初は102世帯が生活していた．2016年9月時点では，67世帯が暮らしていたが，ほとんどが退去・解体されている．

図6.4-1　応急仮設住宅

2 応急仮設住宅で暮らす人々の現状

東日本大震災後，2012年4月に12万1,850戸あった応急仮設住宅は，6年7カ月が経過した2017年10月時点で，入居戸数は8,474戸（1万6,816人）まで減少し，多くの被災者が耐久住宅へ転居した[1]．しかし，災害公営住宅等の恒久的な住宅の整備ができていない人に対しては，供与期間を延長するなどの措置がとられている．

建設を急ぐ必要のある応急仮設住宅は，その時点で空いている土地を利用するため，店舗や公共施設から遠く利便性の悪いところに建てられることが多い．入居にあたっても，避難所のコミュニティーが生かされることはなく，さまざまな地域から集まった人々の間で新たなコミュニティーを構築しなければならない．このような状況下にある入居者は，狭い応急仮設住宅の中から外に出たがらなくなり，特に高齢者の間では，生活不活発病による機能低下が増加する．また，被災による外傷や，ストレスの多い避難生活が起因する疾患やアルコール依存症，認知症，精神疾患，心疾患などを抱える人も多い．加えて，広い敷地で生活していた環境から一転し，周囲の生活音が気になるストレスの多い環境下にあるため，近隣トラブルも少なくない．

看護職者は，入居者が可能な限りストレスを蓄積させることなく生活できるよう，そして何よりも人間としてその人らしく生きていけるよう支援しなければならない．

2 応急仮設住宅における看護職者の役割

1 応急仮設住宅における支援の現状

東日本大震災後の応急仮設住宅では地元の行政機関，社会福祉協議会，ボランティアセンター，地域包括ケアセンターをはじめ，震災後に設立された**こころのケアセンター**，日本国際ボランティアセンター（JVC）など多くの支援団体がサポート体制を構築した．個々の団体が特徴を生かした支援を行うことで，入居者が必要なときに必要な支援が受けられるよう体制が整えられた．ま

応急仮設住宅入居者を支える支援者（宮城県気仙沼市の例）

● 応急仮設住宅入居者等サポートセンター：孤立化やひきこもりなどを防止するため，入居者に対する総合相談の実施や交流活動を通して，安心した生活が送れるよう支援している．主に看護師，介護福祉士等で構成される．

● 友愛訪問員：被災地の応急仮設住宅等で暮らす高齢者世帯を訪問し，話し相手や手伝いを行うことで孤立化やひきこもりを予防することを目的に活動している．

● 地域支援員：気仙沼市震災復興・企画部震災復興・まちづくり推進課が担当しており，12人の支援員で構成されている．主な活動内容は，応急仮設住宅自治会に伴走しながらの運営上の課題解決，住民への各種情報提供，まちづくりの担い手育成等である．

た，入居当初だけでなく，中長期的な支援も行われたため，入居者と支援者側との信頼関係も深まり，よりニーズに合った活動が展開された．

　しかし，支援の初期段階では，一つの応急仮設住宅に多くの支援団体が関わることで，いくつか問題も生じている．例えば，複数の支援団体が入れ代わり立ち代わり同じ家に訪問し，同じような質問を繰り返したり，必要のない支援団体が訪れたりするなどして入居者の不信を招いた．これは，支援者側の連携が不十分だったことが原因と思われる．支援者は，多職種間での情報交換，連携・調整を綿密に行い，支援が被災者の負担にならないよう心掛けなければならない．

　応急仮設住宅において看護職者は，住民の健康状態を把握するだけでなく，住民全体の生活実態を把握し，予防段階から関わることが必要である．そのためには，各団体が活動を通して入手した情報を共有し，支援の方向性を決定した上で，同じ方針で活動することが大切である．看護職者は各団体が入手した住民の情報から心身の健康面をアセスメントし，対象者に対する支援の方針を提案する．情報の入手が難しい場合は自ら対象者を訪問し，必要な情報を入手した上でアセスメントを行い，必要なサービスにつなげることが望ましい．そのためには継続的な支援の中で，入居者が心を開いて話してくれるような関係性を築くことが大切である．

　支援者の中には，未経験者や現場に不慣れな人がいることも覚えておきたい．たとえ家庭訪問で居住者と接することができても，観察の視点がずれていては疾患の早期発見にはつながらず，意味のない訪問となってしまう．コミュニケーションの取り方や健康状態の把握方法など，支援者を指導することも看護活動の一環となる．

2 応急仮設住宅での看護職者の役割

　応急仮設住宅における看護の目的は，①高齢者の**孤独死**の防止，②**生活不活発病**による生活機能の低下予防，③生活習慣病予備群の増悪防止，④コミュニティーの構築が挙げられる（**表6.4-1**）．阪神・淡路大震災時には孤独死が

多職種・多機関との連携

宮城県気仙沼市では，各サポートセンターが中心となり「支援者ミーティング」を開催し情報交換を行っている．ミーティングには10団体が参加していたが，震災後5年が経過した時点で役割を終えた団体もある．

注目されたが，新潟県中越地震と東日本大震災では，生活不活発病による生活機能の低下が特に目立つ．震災前は，畑仕事や海の仕事を元気に手伝っていた高齢者が，震災後は行くところもなく狭い応急仮設住宅での生活を強いられたため生活機能が低下し，動けなくなってしまうケースが頻発した．生活不活発病は生活が不活発になることで起こるが，可逆性で予防も可能である．予防または回復には，特定の時間に運動するというよりも，とにかく体を動かすことが大切である．例えば，買い物や散歩，掃除など，できる範囲で体を動かすように指導する（図6.4-2）．

　生活不活発病や孤独死を防止する上でも，コミュニティーの再構築が必要である．震災前から築いてきたコミュニティーは，避難所や応急仮設住宅に移るたびに崩壊してしまい，再構築する間もなく新しい生活が始まってしまう．狭い応急仮設住宅から出る機会は減り，カーテンの端から外をそっとうかがっている人，カーテンを閉め切っている人，挨拶もしない人など新しい生活になじめない人も中にはいる．そういった人を1人でも減らすため，住民同士が触れ合える場や機会をつくることは，看護活動の一つである．時間の許す限り「健康」をテーマに住民同士が交流できる「お茶っこ会」などの場を設け，また，健康相談や健康講和を行うなど，看護職者ならではのイベントを主催して住民とのコミュニケーションに役立てたい．コミュニティーが住む人の生きがいとなり，健康へとつながることが望まれる．

　応急仮設住宅での看護の視点を黒田は，「居住者と向き合う時の原点として，『人間』と『生活』に看護の視点をおく」[2]と述べている．震災により大切な家族を失い，財産を失いながらも一生懸命生きようとしている被災者の多様なニーズを把握し，その人がその人らしく生活できるよう支えることに視点を置くことが大切だという．大規模な災害が起こると，災害前のコミュニティーは崩壊し，さまざまなものを失い途方に暮れている人が集まってくる．そのような状況であっても集まる場を設け，コミュニケーションを図り，互いに支え合う関係性の構築を支援し，コミュニティーの活性化に貢献することも，看護職者の役割の一つなのである．生活全体を把握し，個人だけでなく家族，地域社会にも目を向け，多角的に物事をとらえ，人々の健康状態をアセスメントする能力を身に付けている看護職者には，人が抱える健康や心の問題を早期に発見し，対応を考え，支援者たちの核となって活動することが求められる．

表6.4-1　**応急仮設住宅における看護の目的**

①高齢者の孤独死の防止
②生活不活発病による生活機能の低下予防
③生活習慣病予備群の増悪防止
④コミュニティーの構築

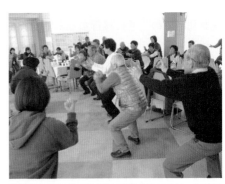

簡単な体操などで体を動かす機会をつくり，生活不活発病の予防に努める．

図6.4-2　**生活不活発病の予防への取り組み**

3 応急仮設住宅での看護の実際

東日本大震災後，神戸市にあるNPO法人日本ホスピス・在宅ケア研究会は，阪神・淡路大震災の教訓を生かし，被災者が避難所から応急仮設住宅に移行し，その後，復興住宅での生活に移行するまで支援を行っていた[2]．その目的は，①孤独死を出さない，②自殺者を出さない，③うつ状態の人をつくらない，④寝たきりをなくす，⑤閉じこもりをなくす，⑥住みやすいコミュニティーをつくる，である．活動の内容は，集会所の1室に看護師が24時間常駐し，家庭訪問や健康相談（図6.4-3），毎日の体操，イベントの調整から心のケアまで，生活全般にわたり被災者の支援を行うことであった．

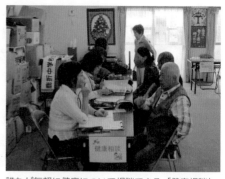
誰もが気軽に健康について相談できる「健康相談」などの実施も看護活動の一環である．

図6.4-3　健康相談の一例

活動の中でも特に力を入れていたのが，家庭訪問による支援である．看護職者が直接部屋に出向く家庭訪問は，被災者の応急仮設住宅での暮らしぶりがよくわかり，具体的な支援に結び付けることが可能であったという．家庭訪問の目的は，①異常の早期発見，②認知症患者の安全管理と予防，③アルコール依存症への対応，④ストレスへの対応，⑤心のケアの5項目とし，仮設住宅の全住民の生活状態を把握することに努めた．不在の場合は夜間に再度訪問し，電気がついているか，点灯していない場合は早朝に朝食の準備をしているかを確認するなど，徹底した見守り活動を行っていた．また，「向こう三軒両隣」の人に確認するなど，状況を正確に把握できるように努めたという．家庭訪問は全世帯の安否確認と見守りにもなり，孤独死の防止につなげられた．訪問時のチェック内容を表6.4-2に示す．

24時間体制で支援を行った応急仮設住宅では，住民の9割近い人たちがなんらかの健康問題を抱えていた．疾患別では，高血圧症・心疾患・糖尿病など生活習慣病がほとんどを占めていた．また，被災がきっかけとなった消化器系

24時間駐在型看護支援

2011年5月〜2015年3月の約4年間にわたり，日本ホスピス・在宅ケア研究会と阪神高齢者・障害者支援ネットワークは共同で，宮城県気仙沼市において24時間駐在型の看護支援を行った．活動の目的は，在宅および応急仮設住宅に居住する人が，尊厳をもって生活できるよう支援することである．現地看護師2名，長期派遣看護師1名，医療福祉関係者（基本1週間単位）を現地へ派遣し，医療，福祉サポート（24時間看護師常駐），毎朝のラジオ体操やお茶会などによる日常生活リズムの安定化，訪問看護・介護活動による安否確認，自殺および孤独死の予防，イベントのコーディネート，コミュニティーづくりや地域の自立支援，他団体とのネットワークづくり，継続的な心のケアを行った．

疾患や呼吸器系疾患，外傷による後遺症が増加の傾向にあり，避難生活での環境の変化やストレスが原因と考えられる認知症，ストレス性精神障害，アルコール依存症も散見された．これらの疾患はそれぞれ症状が異なるため，看護職者はその人の生活環境や暮らしに焦点を当てながら，きめ細かに継続的な支援を行う必要がある．

応急仮設住宅には，健康以外の諸問題を抱えて暮らす家族も多く居住する．両親と息子の3人で居住しているある家族の例を紹介する．

表6.4-2　訪問時のチェック内容

①訪問時，声を掛けてから玄関に出てくるまでの時間
②戸の開け方（開きの大小，戸を開けるときの目線）
③声の張り
④台所の汚れ（全く汚れていない場合は，食事を食べていないか，買ってきたものだけを食べている可能性がある）
⑤ゴミ箱の中（同じ空箱がいくつもある場合は栄養状態が偏っていると思われる）
⑥食器棚の中を見たときに，食器の移動があるか
⑦部屋の隅の汚れ

▶ **家族構成**

Aさん（85歳），夫（87歳），息子（65歳）

▶ **状　況**

夜間にAさんが頻繁にトイレに行くため，隣で眠る息子はそのたびに目覚めてしまう．そのためAさんは寝るときに紙おむつをしている．「歩いてトイレに行ける．足もしっかりしている．それなのに…」と，Aさんは情けなく思っている．

▶ **支援者の対応**

Aさんにとって，おむつをさせられることは耐えがたいことだが，狭い応急仮設住宅の中で頻回にトイレに行くことで，隣に眠る息子に迷惑をかけている．検討した結果，家族にとってもAさんにとっても気兼ねなく居住できるようグループハウスを設け，Aさんはそこで生活することになった．その結果，Aさんはもとより家族の健康状態もよくなり，共に人間らしい生活ができるようになった．

たとえ，応急仮設住宅であっても，支援者の対応次第で誰もが人間らしい，そして暮らしやすい生活に近付けることができる．看護職者は被災者の立場に立ち，心に寄り添いながら被災者の潜在ニーズを見つけ，支援することが大切である．

■ **引用・参考文献**

1) 復興庁. 東日本大震災からの復興の状況に関する報告. 2017.
2) 黒田裕子. 災害看護. 第3版. メディカ出版, 2016, p.100-104, （ナーシング・グラフィカ，看護の統合と実践3）.
3) 大川弥生.「動かない」と人は病む：生活不活発病とは何か. 講談社, 2013.
4) 宮城孝ほか. 居住5年目を迎えた岩手県陸前高田市仮設住宅における被災者の暮らし：被災住民のエンパワメント形成支援による地域再生の可能性と課題Ⅴ. 現代福祉研究第16号, 2016.
5) 黒田裕子ほか. 事例を通して学ぶ：避難所・仮設住宅の看護ケア. 日本看護協会, 2012.

 重要用語

応急仮設住宅　　　　　　　　孤独死　　　　　　　　　生活不活発病

5 自宅避難者に対する看護活動

1 自宅避難者とは

自宅避難者（**在宅避難者**）とは，行政から避難指示や避難勧告が出された地域であっても，自宅を避難場所に選択した人，すでに被災地域であり被災者であるが，自宅での生活（避難所以外）を継続している人のことである．

自宅避難者は，一度に多くの被災者が発生した東日本大震災で生まれた被災形態といわれている．災害救助法や災害対策基本法では想定されていなかったため，支援が遅れ，大きな社会問題となった．その反省から2013（平成25）年ごろより法整備が行われ，自宅避難者へも避難所の避難者と同じように支援がなされるよう定められた（災害対策基本法第86条の7）．

なぜ自宅避難者となるのか．その理由は，災害の種類や大きさ，地域や個人，行政の事情によりさまざまである（表6.5-1）．避難行動の多様化に合わせた支援対策が重要である．

また，地域には在宅扱いの大小の施設がある．高齢者施設，重症心身障害児・者施設などである．高齢者施設の例として，特別養護老人ホーム，有料老人ホーム，サービス付き高齢者専用住宅，グループホームなどが挙げられる（図6.5-1）．

2 自宅避難者に必要な看護

自宅避難者には，乳児から高齢者まで，健康な住民から医療依存度が高い人まで，年齢や健康状態など，さまざまな人がいる．情報収集や支援の責任主体は市町村にあり，行政保健師がリーダーを担うことが多い．

看護師の役割は，まず"いのちの安全"を第一優先にアセスメントしていくことである．そして，自宅療養の継続に必要な人材・薬剤等の確保状況，二次感染・合併症の予防，心身の健康と暮らしを守る視点で関わることが求められる（表6.5-2）．特に災害で家族や友人等を亡くした自宅避難者へは，グリー

表6.5-1　自宅避難（在宅避難）を行う理由の例

自宅避難者の意識	・避難所に行ったが，いっぱいで入れなかった． ・自宅から避難所に行くことが危険だ． ・ペットまたは家畜がいて，家を離れることができない． ・家族に集団生活が困難な者がいる．高齢者，障害者，医療機器等を装着している． ・自宅から離れると盗難が心配だ． ・家屋の倒壊が心配で車中やテント，ホテル等に泊まる．
施設の立場	・多数の高齢者を避難させることが困難である． ・集団生活が困難である．
行政の立場	・避難所に希望者全員を受け入れることができない． ・大都会では被災者が多く，感染症対策等のため，自宅避難が可能な住民には自宅や分散避難を推奨している．

フケアも視野に入れ，より丁寧に接することが必要である．自宅避難者自らのレジリエンス（対処していく力）を支援するという看護本来の姿勢が基本である．安定した生活に戻れるまで中長期的な関わりも視野に入れ，チームで支援を続けたい．

自宅避難者への支援は，地域という特性から多くの関係者（行政・医療・介護・福祉・近隣・住民代表・社会福祉協議会・学校・施設・企業等）との連携が必要になる（図6.5-2）．看護師は自宅避難者を中心に効果的なチームの構築に努め，チーム全体に看護力を発揮したい．また，関係者同士がプライバシーに配慮しながら**循環型支援**を行い，二次被害や災害関連死を決して出さない覚悟が大切である．

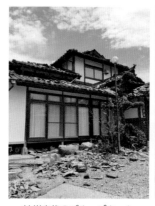 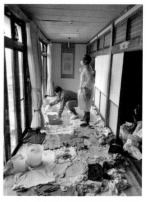

被災直後のグループホーム　　グループホームで暮らすために避難所から戻ってきた避難者

高橋恵子ほか．大地震から認知症高齢者を守れ‼：小規模介護事業所の実体験から．ぱーそん書房，2018，巻頭p.1，p.20.

図6.5-1　全壊判定の住宅で生活を続ける在宅避難者

1 自宅（在宅）で生活する要援護者

要援護者（避難行動要支援者）とは，要配慮者と同一に使用されることもあるが，ここでは要配慮者の中でもより医療介護福祉等の支援を必要とする自宅療養者とする．要援護者に対して，国は行政に個別避難計画を作成するよう推奨している．

自宅で生活を続ける要援護者は，①被災前から自宅療養をしていた，②被災前から自宅療養中で，被災によりさらに支援が必要になった，③被災が原因で負傷や疾病を発症し新たに支援が必要になった，の3分類が考えられる．

特に①②の人は，医療依存度が高く，人工呼吸器装着，在宅酸素療法，進行がん，進行した認知症，心身の障害によりベッド上生活などであり，被災前から関わっていた医療介護福祉の担当者による介入が望ましいが，病院や診療

表6.5-2　自宅（在宅）避難者における看護師の役割

医療的ケア	医療処置，医療機器の理解，薬剤の知識，病状の把握，緊急度のアセスメントなど
精神的ケアや家族ケア	直接ケア，専門職との連携，グリーフケアなど
疾病の予防	感染症対策，衛生状態の改善，フレイルの予防，衣食住の保障など
多職種連携	職種の役割，医療や介護制度の理解，医療チームの構築など
関係機関との連携	病院，診療所，医療介護業者，行政，地域包括支援センター，地元の役員，消防，警察など
倫理的配慮	本人とキーパーソンの意思の尊重，情報共有と拡散防止，個人的な物品の授受等の支援にならないことなど
二次災害の予防	エコノミークラス症候群の予防，介護用品や薬剤の不足・調達方法の確認など
情報の収集と発信	支援物資や社会資源の情報の提供，行政との情報交換など
コミュニティー再生支援	サロンなどの集いの場づくり，健康相談，健康障害の早期発見，中長期の支援など

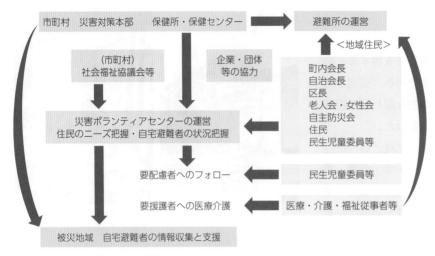

図6.5-2　自宅避難者の支援

所，訪問看護や介護事業所，ケアマネジャー等の被災も考慮し，行政とともに早期に状況把握を行い，適切な対応を行うことが求められる．

　そして，要援護者一人ひとりの理解を深め，本人の意思を尊重することが大切である．福祉避難所や病院の利用も可能であるが，確実な情報提供を行い，いのちと人権が守られなければならない．

2 自宅療養（在宅療養）における医療機器，介護用品支援

　要援護者は，医療機器やベッド等の介護用品に電気を使用していることが多い．人工呼吸器，在宅酸素濃縮器，吸引器，輸液ポンプ，経腸用ポンプ等である．停電が長引くといのちの危機に瀕する．これまでも述べたように，市町村には自宅療養者に対する支援の責任があり，行政保健師等は情報収集し，相談に応じなければならない．自家発電機等については，購入費助成制度もある．日ごろから停電時の対応を考えておく．困ったときは，使用している医療機器業者や医療介護福祉の担当者，もしくは市町村の保健所・保健センターに相談するなど，早めに対処することを勧める．

　ストーマケア用品，経腸栄養剤，おむつ，マスク，ゴム手袋等の介護用品は，市町村，避難所，社会福祉協議会等の支援物資の中にあれば，自宅療養者も活用できることになっている．自宅で使用する医療物品や薬剤等は，これまでの担当医師や訪問看護師，また保健センター，避難所等にある医療救護所に相談すれば，緊急用に入手も可能である．療養者やその介護者が困ったり不安にならないように，災害時もベストを尽くすべきである．

3 要援護者の情報の収集

　市町村は，要援護者（避難行動要支援者）の情報を収集し，名簿作成を行い，災害時の迅速な対応に役立てるように努めなければならない．また，市町村は，名簿に載っていない人や被災により新たに要配慮者や要援護者となった

plus α
市町村の責任

・自宅避難者（避難所以外の被災者）に対しても，保健医療サービスの提供，保健師等による巡回健康相談，食料等生活物資の配布，情報提供，生活環境の整備等に努めること
・自宅避難者の情報，要配慮者の安否確認を早期に把握すること
・医療・福祉等の支援と連携体制を構築しておくこと

人の情報を収集しなければならない．その方法として，一戸ずつの個別訪問が基本となる．

個別訪問による健康状態の把握には，専門知識が必要であり，時間と多くの人手を要する．そのため，自治体同士で災害時保健師等派遣協定を締結したり，地元の医療機関や医療福祉系大学，ケアマネジャー協会，医療系ボランティア等に協力依頼するなど，工夫しながら迅速性を高めている．

要援護者情報は，市町村が把握する介護保険や障害者手帳等をもとに作成していることが多く，いずれも個人情報の壁がある．災害の非常時には情報共有の了解を取っておくなど，日ごろからの住民や要援護者への働き掛けが必要である．行政と社会福祉協議会等が緊密な連携を取り，情報把握を行い，支援につなげるよう国からも求められている．

3 自宅避難者への看護の実際

看護師が，被災後の自宅避難者へ看護を提供する機会を2例挙げる．

a 行政保健センターからの要請

- 個別訪問にて情報の収集，安否の確認
- 保健医療サービスの提供
- 健康相談場所の設置・巡回健康相談　等

b 社会福祉協議会からの要請

- 災害ボランティアセンターにて救護所の運営
- 自宅避難者の個別訪問にて健康相談や生活環境の把握
- 交流サロン開設や健康相談の実施　等

a，bは組織や団体に支援要請がある場合であるが，個人ボランティアに登録を行い活動に参加するなど，さまざまな機会がある．また，被災地域の在宅施設（グループホーム，障害児・者の施設等）で看護師の支援を求めていることもある．災害時には看護師自ら被災者への支援を申し出ることで，自宅避難者への看護へと発展する．そのためにも日ごろから災害看護に関心をもち研鑽を積んでおくことや，職場としてどのような支援ができるのかなどを話し合っておくことが肝要である．

看護師が訪問すると，自宅避難者から「薬がない」「車を流されて通院や買い物にも困っている」「食欲がない」「血圧を測ってほしい」など，さまざまな訴えが聴かれる．そこに看護師がいるから心身のことを安心して話せる．そのためにも，看護師である身分や所属を明確にし，信用される態度で接することである．自宅避難者の情報や調査結果は，行政保健師に文書やミーティングなどで報告を行い，自宅避難者の状況が改善されることが重要である．

災害の大小にかかわらず，自宅避難者一人ひとりの「身体的痛み」「社会的痛み」「精神的痛み」そして「スピリチュアルな痛み」に対して，真摯にチームで向き合える看護の実践が望まれている．

■ 引用・参考文献
1) 中央防災会議. 防災基本計画. 防災情報のページ. 2021-05-25. https://www.bousai.go.jp/taisaku/keikaku/pdf/kihon_basicplan.pdf, （参照2023-07-12）.
2) 厚生労働省. 厚生労働省防災業務計画. 2021. https://www.mhlw.go.jp/content/000752021.pdf, （参照2023-07-12）.
3) 高橋恵子ほか. 大地震から認知症高齢者を守れ!!：小規模介護事業所の実体験から. ぱーそん書房, 2018.
4) 山崎栄一. 特集, 自然災害と避難所：避難所・避難生活に関する法制度. 消防防災の科学. 2019, 135（冬号）, p.19-22.

重要用語

自宅避難者（在宅避難者）　　　　要援護者
循環型支援　　　　　　　　　　　避難行動要支援者

---

6 復興期の看護活動

1 復興期と災害公営住宅

　災害サイクルにおける復旧復興期を，居住の場としての住宅の状態に着目してみると，**仮設住宅期**と**恒久住宅期**に大別される．仮設住宅期は，応急仮設住宅のほか民間賃貸住宅，さらには親戚の住宅などに仮住まいし，災害による心身の傷を癒やしながら住まいと暮らしの自立を目指す時期である．恒久住宅期は，応急仮設住宅での生活を終え**災害公営住宅***，あるいは自力再建住宅に居を移して新たな生活環境に溶け込みながら，未来に向けて生活の復興を図る時期をいう．

2 復興期に必要なケアと支援

　復興期には安住の場としての恒久的な住宅が確保されるため，それまで抱えていた被災者の生活再建への不安が大きく解消される．しかし，住宅の確保だけで被災者の復興が完了したわけではなく，最終的に復興を成し遂げるには，**医，職，住，育，連，治**という六つの要素が欠かせない．医は健康な心と身体，職は生きがいを生む仕事，住は住まい，育は子育てや人づくり，連は人や自然，文化とのつながり，治はみんなで地域を支えるという自治を指す．復興期には，この六つの要素を包括的に確保することが求められる．住宅を確保し，医療や福祉のケアが充足し，生業や仕事が安定し，コミュニティーが構築されるなど，被災者が自立するための支援が大きな課題となる．中でも，最も大切と考えられる復興期の看護の課題を三つ挙げる．

1 災害時の傷の快癒と心のケア

　災害による傷はとても深く，簡単に解消されるものではない．復興期になっても心身の傷を抱えた被災者は多く，継続的なケアを図らなければならない．震災から数年が経過しても後遺症に悩む震災障害者が取り残されており，阪

用語解説*

災害公営住宅

災害で自宅を失った被災者に対し，公営住宅法に基づいて県や市町村が整備し，安い家賃で恒久的に貸し出す住宅．維持・管理費は自治体が負担する．入居に際し所得制限はないが，家賃は所得によって異なる．

神・淡路大震災の被災地では，今なお数百人に及ぶ震災障害者がいるといわれている．災害の衝撃で大きな傷を受けながら，災害後の混乱の中で十分な治療が受けられず，後遺症が残ってしまった人も少なくない．災害後のケアの欠如による障害者が希望をもって生きていけるよう，復興期においてもケアを継続していかなければならない．

また，喪失感や自責の念など，心の傷に苦しんでいる人も多い．家族や友人を失った人，自分だけが生き残った自責の念にさいなまれている人の悲しみに寄り添った心のケアが欠かせない．過度に災害の恐怖を感じている人には，防災教育などを通して災害を乗り越える自信が取り戻せるよう，ケアを図る必要がある．

2 閉じこもり防止とコミュニティーの形成

復興期では，多くの人が今までと違った環境で生活を始めることになる．それまでの人とのつながりや土地とのつながりが切れ，自宅に引きこもってしまう人，新しい環境やコミュニティーに溶け込めない人だけでなく，移転したことで買い物や通院が困難になる人も生じる．これらのことが被災者の孤立を招き，心身の健康破壊につながる．また，生活のストレスが大きくなるだけでなく，コミュニティー活動の停滞にもつながる．こうした問題が生じないよう，コミュニティー活動への参加を促す活動や，生活支援員の巡回訪問や看護師の見守りなどによる支援が必要である．

3 生活環境の改善と健康づくり

復興期には，過去の傷を癒やすだけでなく，今後も傷を受けないよう，健康な体力づくりや安心な環境づくりに積極的に取り組むことが求められる．医療面や健康面から被災者の生活環境の改善を図る取り組みが求められ，住まいのバリアフリー化や日々の食生活の改善，支え合いなど人とのつながりを生み出すことが課題となる．地域ぐるみのラジオ体操や自然との触れ合いなど健康増進活動の展開も必要で，保健師や看護ボランティアなどによる定期的な健康相談も大切な取り組みである．

3 復興期における看護職者の役割

復興期における看護職者の役割は**継続性，捕捉性，協働性，補完性**などのキーワードで説明できる．継続性とは，災害直後から看護のサイクルの各段階で被災者に寄り沿い行ってきたケアを，復興期にも継続するものである．

捕捉性とは復興期に見えにくくなる被災者を，セーフティネットの網でしっかり捕捉し，必要なケアを施すことである．特に自力再建の被災者は別の地域に移動し，既存のコミュニティーの中にまぎれ込むため，見失ってしまう．見えなくなった被災者を把握するため，コミュニティーとも連携したローラー作戦などが必要となる．

協働性とはさまざまな支援者と協働・連携し，支援を図ることである．復興

コンテンツが視聴できます（p.2参照）

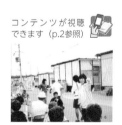

●復旧復興期における看護活動〈動画〉

期では，生活全体の包括的な支援の中で，災害看護や健康管理を図ることが求められるため，地域の医師や保健師など医療や保健関係者との連携，コミュニティーリーダーや民生委員，ボランティアとの連携に努める必要がある．

　補完性とは，被災者の自助あるいは共助の力を引き出すよう，後方から背中を押す補完的な役割を果たすことである．与える支援ではなく，引き出す支援を心掛け，被災者自身が自ら健康な生活を展開していけるようサポートする．

4 災害公営住宅等における看護活動の実際

　復興期の看護活動では，被災者が集中している災害公営住宅での取り組みが中心となる．災害公営住宅は，災害で家屋を失い，自力で住宅を再建することが困難な被災者のために自治体が低家賃で提供するもので，**復興公営住宅**とも呼ばれる．災害公営住宅には，経済力の低い被災者やケアの必要な高齢者が優先的に入居するため，援助の必要な高齢者，家族との関係が希薄な人，隣人との付き合いが苦手な人，自立的に生活できない人などが多く居住する特徴がある．コンクリートの集合住宅形式の場合，閉じこもりが発生しがちで，既存のコミュニティーと切り離された場所に建てられた場合，地域とのつながりがもてない人が数多く生まれる．それだけに，公営住宅入居者に対しては一人ひとりの状況に寄り添いながら，手厚く生活全般をケアすることが強く求められる．災害公営住宅の中に，ふれあいセンターや町の保健室といった見守りのための拠点をつくり，保健師や民生委員，生活支援員，さらにはボランティアやコミュニティーリーダーなどと連携して，健康づくりや生活の支援，心のケアやコミュニティーづくりなどに積極的に取り組むことが大切である．

　恒久住宅期における被災者の住まいは，災害公営住宅だけではない．東日本大震災の例をみても，災害公営住宅で暮らす人は，住宅を失った被災者の約1割にすぎない．それは，仕事がなく被災地から離れざるを得ない人，家賃が払えず公営住宅を退去する人，みなし仮設住宅を選択して復興コミュニティーから切り離された人などが増えているからである．結果として，先に述べた見えない要支援者が増える傾向にある．支援や看護の対象を災害公営住宅に限定せず，地域に分散した被災者を被災者台帳などを通じて把握し，地域包括ケアシステムの充実などを図って，すべての被災者に必要な看護を届けられるようにしなければならない．

重要用語

仮設住宅期　　　　　　　　　　恒久住宅期　　　　　　　　　　災害公営住宅（復興公営住宅）

158

鬼怒川水害〜看護師として何ができるか〜

医療知識だけでは足りない病院避難

2015（平成27）年9月，関東・東北豪雨によって茨城県常総市石下地域で鬼怒川の堤防が決壊・溢水し，大規模な人的・住家屋被害が発生した．被害は甚大で，ライフラインが途絶したため，2カ所の病院避難が行われた．避難所への避難者は，最終的には1,786人に及んだ．

発災直後の急性期の場合，医療従事者としては避けられた死の発生に留意しなければならない．被災地への支援活動では医師と協力し，看護師としてそれまで知り得た知識・技術を最大限に発揮し，被災者に接する必要がある．また，自らが災害に遭遇し，被災者でありながら看護師として支援活動を行わなければならないこともあるため，支援者と受援者双方の活動を理解しておく必要がある．

筆者は，災害医療・災害看護について十分過ぎるくらいの知識を得てからでないと，被災地での活動はできないと思っていた．しかし，医療知識があればすべてが解決できるわけではない．今回の災害では病院避難が必要となったのだが，溢水の中，患者の避難においては資器材をもたない医療者にはほとんど何もできなかったのが実情である．災害時には医療者だけでなく多くの専門家の支援が必要であり，他職種との連携の重要性にあらためて気付かされた．

亜急性期の避難所生活においては，平時から地域住民の健康生活に密接に関与している保健師との連携が欠かせない．地域の特殊性や，被災者の普段の生活状況を知る保健師から情報を得た上で，支援活動を行うことが必要になるためである．ただ，地域の保健師は被災者でありながら，地域住民のために支援活動を行っている場合がある．看護師同様，災害時に支援を行った経験はあっても，自身が被災し受援してもらった経験をもつ人はそう多くはない．医療者だけでなく警察や消防，市役所など行政に携わっている人たちも，災害時の対応を休みなく行わなければならないということを理解し，接することを忘れてはならない．

医療者として，できることを自ら探して行う姿勢が大切

急性期に被災地で活動しているとき，ある医療従事者から「急性期にできることはないから，亜急性期になったら現地に入る」という連絡があった．本当にそれでよいのだろうか？

災害時には，思いもよらぬ問題が数多く生じる．そ

れらの問題は医療に限ったものではなく，単に人手を多く必要とするものも多々ある．自らの専門分野だけにこだわって被災者と接するのではなく，被災地にいて被災者に寄り添うことも必要なのではないだろうか．

常総市の避難所となっていた体育館を訪問したとき，一人の看護師が避難者の手浴・足浴を行っていた．被災地の避難所に来たのも初めてで，何をしていいのかよくわからないが，手が汚れていたため実施しているとのことであった．その看護師が去ってから，手浴・足浴を受けていた被災者に何か困っていることがないか聴いてみると，「あの看護師さんに何でも相談しているから，今のところはないです」とのことだった．手浴・足浴は，感染症を予防する大切な看護支援の一つである．しかし，被災者にとっては手浴・足浴よりも，そのとき，看護師と交わした会話が不安を除去する手立てとなっていたようである．このように，たとえ初めての被災地や支援であっても，看護師として自分ができることを探し，被災者と良好なコミュニケーションをとることも，大きな医療支援の一つだと考える．

まず，被災者に寄り添うことから始めてみる

コミュニケーションの重要性について触れたが，誰もが最初から話しやすく，また，こちらの問いに気軽に答えてくれるわけではない．急性期の場合は，トリアージや状態観察のために率先して被災者に話し掛けることができる．しかし，亜急性期に入ると，そういうわけにもいかなくなる．筆者が支援に入った病院では，自ら入院してくる患者は，必要な支援を医療者に直接訴えてくれる人が多かった．しかし，被災者の多くは，たとえ不調であったり不安があっても自ら訴え出ることは少なく，コミュニケーションを確立させることの難しさを感じることが多かった．そこで筆者は，亜急性期には無理して被災者に話し掛けることはせず，空間と時間を被災者と共にし，被災者の心が開くことを待つようにした．

厚生労働省が行ったアンケートでは，災害時において「ボランティアなどの支援活動を行いたい」と答える人が年々増えているという報告がある．看護師として看護技術を学び，災害についての支援・受援について覚えることも大切だが，難しく考えずに，まずはボランティアなど一人の人間として被災地に赴き，被災者に寄り添ってみてはどうだろう．支援活動の流れの中で，他職種と連携をとりながら，看護師という専門

性が生かせる場面がきっと見つかるはずである．そんなとき，日ごろ培った看護力が十二分に発揮できるよ

う，日々の研鑽に努めたい．

［国立病院機構災害医療センター福島復興支援室　小塚浩］

コラム　熊本豪雨における保健師に寄り添った避難所支援と在宅支援

令和2年7月豪雨による熊本県の被害概要

2020（令和2）年7月に発生した豪雨により熊本県では河川の氾濫，土砂災害，低地の浸水等が発生し，死者65人，行方不明者2人，全半壊4,200棟以上，床上浸水2,100棟以上に及ぶ甚大な被害となった．

被災地の保健医療システム，保健師に寄り添った支援

この災害において，私は日本赤十字社災害医療コーディネートチーム（以下，日赤CoT）として，熊本県芦水地域で活動した．同地域には「芦水地域保健医療調整本部」が設置され，DMATとともに本部運営を行い，日赤CoTは巡回診療・避難所支援の全体コーディネートを担った．

私たち日赤CoTは，平時より地域の保健医療を担い，災害時には避難所保健活動を実施する町役場の保健師を支援する形態で活動を開始した．活動当初，町役場においては，被害が大きい人吉地域に支援が集中していることや新型コロナウイルス感染症の流行期であるため，支援保健師の十分な人数の確保が困難な状況であった．そのため，他の地域では実施されている住民の全戸訪問（健康調査）が進んでいないとのことであった．

そこで，平時より住民に密着し住民のことを理解している保健師が，全住民にアプローチしたほうが効果的であると考え，調整本部・日赤CoTが公的な部分である避難所の継続的支援を実施できることを提案した．その結果，外部救護チームは避難所の巡回診療に加え，保健師が使用する「避難所日報／避難者状況日報／健康調査連名簿」を救護チームの記録媒体とした避難所環境改善・避難者健康管理支援を担うこととなった．このことにより，役場保健師や支援保健師が被災地域の在宅避難者と住民の全戸訪問を実施できる体制構築を支援することができた．

私は，救護チームからの報告をもとに情報を整理し

課題を明確にして，役場保健師とともに対応策を検討し支援を実施した．また，保健師の要望に応じて，看護協会災害支援ナースや地域広域リハビリテーションスタッフの避難所への介入調整を行った．

活動中に私が常に考えていたことは「被災地の保健師に寄り添った活動を何でも行う」であり，足しげく保健師のもとを訪れ，業務の邪魔にならないように，困ってそうなことはないか，やってほしそうなことはないか，ここを支援すると楽になるのではないかということを見て・聴いて・感じ取り，積極的にコンサルテーションやコーディネーションを行った．

求められる真の支援とは

最近の災害対応の主流は「プッシュ型の支援」である．熊本地震で自施設が被災したため，多くの救護チームを受け入れ，私はその受援調整を行った．その際に，外部支援者は，受援者側の状況や心理状態に配慮した支援を行うことが最も重要であると痛感した．この経験をもとに，どのような支援を被災地の保健医療従事者は求めているのかということを考えるようになった．ヒト・モノ・カネはプッシュ型でよいかもしれないが，支援に対する姿勢や思い，感情は，被災地の保健医療従事者の重荷になりかねない．何を求めているのか，何に困っているのか，どのように支援すれば被災地支援が進むのかということを感じ取り，アサーティブコミュニケーションで臨むことが大切である．その上で，災害看護の専門家としての知識・スキルを活用し，被災地の保健医療従事者に寄り添った支援を行い，被災者の健康被害予防，災害関連死防止の支援を行う必要があると考える．

被災者は避難所のみではなく在宅にも存在する

今までの災害関連の報告書から，医療機関や避難所への保健医療支援は手厚くなっているが，在宅支援が不足していることが明らかになっている．

今回，外部救護チームが巡回診療に加え，避難所支

援をサポートしたことで，保健師が被災地域の全戸訪問を実施できる体制構築を支援することができた．保健師の活動を支えるために避難所支援を外部救護チームが行うことで，平時から関わっている保健師が自宅待機している要配慮者に対し可及的速やかにアプローチすることができた．このことは，今後，地域包括ケアシステムの推進に伴い地域に増加することが見込まれる要配慮者の二次的健康被害の最小化，災害関連死の予防につながると考える．

最後に，被災地はまだまだ復旧・復興の道半ばであり，一日も早く日常が戻りますよう心よりお祈り申し上げます．

引用・参考文献

熊本県災害対策本部．令和2年7月豪雨に係る災害対策本部会議資料（第29回）．熊本県．2020-08-31．https://www.pref.kumamoto.jp/uploaded/attachment/109995.pdf．（参照2023-07-12）．

[熊本赤十字病院手術センター看護主任・災害看護専門看護師　小林賢吾]

▶ コラム　応急仮設住宅での24時間365日体制の支援活動

2011（平成23）年3月11日午後2時46分に発生した東日本大震災後の宮城県において，筆者らは発災当初から2015年4月2日まで支援活動を行った．地震・津波・大火災で壊滅的な被害を受けた気仙沼市は死者1,214人，行方不明者220人（2016年3月現在）を数え，震災から5年が経過しても復興は道半ばである．

❋ 活動拠点と支援体制，そして中学生たち

気仙沼市某避難所，拠点である応急仮設住宅（以下，仮設住宅）に，現地在住支援者が週5日間（午前8時30分から午後5時），他府県の支援者と交代で4年間寝泊まりし，24時間365日体制の支援を行った．中学校の敷地内に設けられた避難所は，震災6カ月後には完全閉鎖となり，その隣に建てられた仮設住宅において，153世帯364人の仮設生活がスタートした．

震災5年目を迎えても運動場を生徒たちに開放することができず，生徒たちの体力低下が懸念されているが，当の中学生たちは不平を漏らすこともない．先生や住民と一緒に避難訓練を行うなど地域の活動にも参加し，とても前向きに見受けられた．中でも高齢者宅を訪問し，換気扇や窓ガラスの大掃除を行った際には，住民からいつも歓迎され，深く感謝された．この活動は，生徒たちに大きな達成感を与えたように思う．しかし，成長期である生徒たちは，大人以上に苦しみや悲しみを抱えており，それを表出できずにいることも多い．そのため学校内では，生徒同士のけんかやいじめが横行していると聴かされた．

❋ 9歳の少年が14歳に

母・妹・祖父母を津波で亡くし，父親と2人で暮らしていた小学4年生の男の子は，毎朝，自分で鍵をかけ，登校していた．あるとき「鍵を忘れて家に入れないのでお父さんが帰って来るまで待たせてください」と集会所を訪ねて来た．宿題を済ませ，ゲームをしながら父親の帰宅をぽつんと1人待っていた姿を，今もよく覚えている．遅くに帰宅した父親にこぼれそうな涙をこらえながら「ごめんなさい」．父親は「遅くなった，長く待ったな」と子どもの頭をなでながら，二人は帰って行った．

中学生になり，彼が野球少年として活躍するようになったとき，帰宅の遅い父親から午後11時ごろ，子どもの服にゼッケンをつけてほしいとの依頼があった．次の日少年は，「勝ちました．ゼッケンありがとうございました」と試合の結果とお礼を言いに来てくれた．彼はその後，東北楽天ゴールデンイーグルスの始球式に招待されるなど，マスメディアから頻繁に取材を受けていたが，中学生になった息子の着実な成長を願い，父親は取材を断るようになった．

❋ 一人住まいの60代の女性

震災の1カ月前に一人娘を病で亡くし，その四十九日の法要を夫と準備しているところに津波が襲来し，夫の命も奪われ悲痛な日々を過ごしている女性がいた．持病もあり内向的な性格で，住民との付き合いは

多くなかったが，同級生との関わりが唯一の楽しみの様子だった．早朝5時ごろトイレに行った際，腹臥位に倒れて動けなくなり，同級生に電話した．連絡を受けた同級生は急いで駆け付けたが，鍵が掛かっていて入室できず，集会所に助けを求めて来た．筆者らは，市の建設課に直ちに鍵を持参するよう依頼したが，9時にならないと行動できないとの返事であった．やっと室内に入ったときは倒れてから数時間が経っており，「下の世話を他人にしてもらうなんて情けない，死んだほうがましだ」と嘆き悲しまれた．この件がきっかけとなり，急変が予測される独居住民の鍵は集会所で預かることになった．その後，女性は親族の協力を得て，開業医のケアを受けながら穏やかな日々を過ごされ，2016年3月24日，夫と娘のいるところに旅立たれた．

🔨 4年間の支援から学んだこと

● 日常生活を共に送ることで，住民との一体感が生まれた．例えば，前年の夏に熱中症になった高齢者には，今年はしっかり水分をとるよう伝える．インスリン使用者が毎日参加しているラジオ体操を欠席したときはすぐに訪問し，状況を把握・判断する．この訪問で異常の早期発見につながったケースもある．
● いつ，誰でも，何でも相談可能の体制としたため，

安心感が広がった．海の仕事をしている人は朝が早く，会社勤めの人は夜遅く帰宅するため，定時を問わない対応が必要であった．体調が悪い人だけでなく，話を聴いてほしいだけの相談もあった．二重ローンで悩んでいる人に弁護士を紹介し難局を乗り越えたり，酒を飲み過ぎて転倒し頭を強打したが救急車を呼んだほうがいいかという相談もあった．その都度，症状を観察し適切なアセスメント行い，専門家へつなぐことが重要である．
● 被災者と支援者の継続的な関係には相互理解が生まれ，信頼関係が構築される．体調の思わしくない人には隣人に声を掛けてもらうよう依頼し，ゴミ出しや買い物など住民同士が支え合うことから関係性が深まった．

🔨 今後に向けて

24時間365日支援体制の継続は，被災者にとって有益だが，人材確保が非常に難しい．組織的な取り組みと公的な経済支援が必要である．また，災害の種類・規模・被災地の特性にもよるが，被災者の自立を見定め，見放され感を生まない支援活動の終了時期の見極めも困難である．中長期における支援の課題は，まだまだ山積している．

[NPO日本ホスピス・在宅ケア研究会理事　中川愛子]

⚒ コラム　　**住み慣れた家・地域での暮らしの喜び〜仮設住宅での暮らしを経験して〜**

🔨 令和元年東日本台風によるの宮城県大郷町の被害

　2019（令和元）年10月に発生した台風19号は，東日本を中心に3・6・12・24時間降水量の観測史上1位を更新する記録的な大雨をもたらした．
　宮城県大郷町においても，10月13日に町を横断する吉田川が破堤し，全壊45棟，大規模半壊75棟を含む416棟の住宅被害と959ヘクタール（東京ドーム204個分）に及ぶ農地被害をもたらした．幸いにも死者・行方不明者が出なかったのは，過去の災害経験から地域に根付いた防災意識と避難行動を支えたコミュニティー力の賜物であったといえよう．

🔨 避難所生活から仮設住宅への移行

　避難所生活は，避難者にとって苦労の連続であっ

た．これまで暮らしていた自宅が突然の濁流に襲われ，帰る住まいを失った人も多かった．これまで農作業にいそしんでいた高齢者は大切な畑を失い，避難所の中で横になって過ごすほかなかった．しかし，避難所には同じ境遇の地域住民がたくさんいた分，悲しい経験を共有することができた．その一方で，広い体育館の中で足音を感じながら眠らなければならず，生活リズムや生活様式が異なる人との共同生活に居心地の悪さを覚える人も少なくなかった．
　避難所での暮らしは，与えられる支援に依存しやすい．食事は毎食準備され，生活環境の調整や身の回りの清掃にも支援者がいた．これまで1日3回台所に立っていたある女性は，避難生活により包丁を握るという当たり前の日常を失ったと悲嘆した．日常の営み

を取り戻すために料理教室を開催したところ，その女性は1カ月ぶりに料理ができることに涙を流して喜びを感じていた．

仮の住まいへ移行できたのは，避難所生活が始まって約1カ月半が経過したころであった．町内に建設された応急仮設住宅に入居を決めた人，町内外のみなし仮設住宅で生活を始めた人，親戚宅へ身を寄せた人，それぞれの新しい暮らしがスタートした．

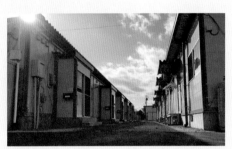

仮設住宅

応急仮設住宅での暮らしの実際

段ボールの仕切りだけの避難所生活は，いつも誰かに監視されているような感覚にとらわれていた．その

ような過酷ともいえる生活を経験して応急仮設住宅に移行した人の多くは，壁に囲われた，鍵のかかるプライバシー空間が確保されたことに安堵している．

しかしながら，応急仮設住宅での生活が始まると，住み慣れた家・地域に当たり前にあったものが，そうではなかったことに気付かされた（**表**）．自由に修繕をしたり手を加えたりすることができない応急仮設住宅の特性も，暮らしづらさにつながっている．

住み慣れた家・地域で暮らすことの喜びと保健師の役割

いつもの生活を早く取り戻してほしいと，応急仮設

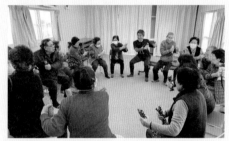

仮設住宅の談話室で行われるダンベル体操

表　応急仮設住宅と住み慣れた家・地域との相違点

	応急仮設住宅における生活の苦労（一例）	住み慣れた家・地域の当たり前
家（住まい）	部屋が狭くて居心地が悪い	大きな部屋があって，畳の匂いを感じ，窓から景色を眺めることができた
	カーテンの仕切りでは家族間のプライバシーが保てない	家族それぞれの部屋があって，自分の時間を楽しみながら家族だんらんの空間があった
	トイレットペーパーホルダーの位置が低いため位置を変更したい	自分に合った位置に設定することができて，利用に不便を感じなかった
	お風呂が狭くてゆっくりできない	足を伸ばして湯船につかることができていた
	自宅前の階段の段差が高くて昇降が大変	自分に合った段差で，手すりの位置も使い勝手が良かった
	備え付けのエアコンや新しく購入した家電の使い方がわからない	戸惑うことなく家電を使うことができていた
	自分が出す生活音が近隣の迷惑になっていないか気になる	少し大きな声を出しても，夜中に洗濯しても，走っても苦情はなかった
地域	ゴミ出しのルールがわからない	生活する行政区のゴミ出しルールに従い，違和感なくゴミ出しができていた
	子どもの声がうるさい	戸建てのため，生活音に「子ども」を感じることはなかった．地域にいる子どもたちの声はうれしかった
	買い物などの利便性は上がったが，車の音（交通音）が気になる	買い物に行くのには車を使わないといけなかったし，生活の利便性は悪かった
	いつもお茶飲みをしていた人と疎遠になってしまった	隣の畑を見ればいつもの人がいて，休憩を一緒に取っていた

住宅において戸別訪問を繰り返し行い，健康相談やサロン，畑の運営等も手掛けた．被災地域ではコミュニティー力の維持を図るためのイベントも展開した．

支援のありかたが適切であるのか自問自答の毎日であったが，支援を重ねる中で，住み慣れた家・地域で暮らせることがどれほど幸せなことで，尊いことであるかを被災者は気付かせてくれた．

保健師は公衆衛生の担い手である．「生命」「生活」「生業」「生きがい」などさまざまな「生」を守る存在として，人と地域に寄り添い，住み慣れた家・地域を大切にしながら，防災を含めた災害対応の中にその価値を見いだしていきたい．

[宮城県大郷町役場保健師　千葉真也]

7 被災者と支援者の心理の理解と援助

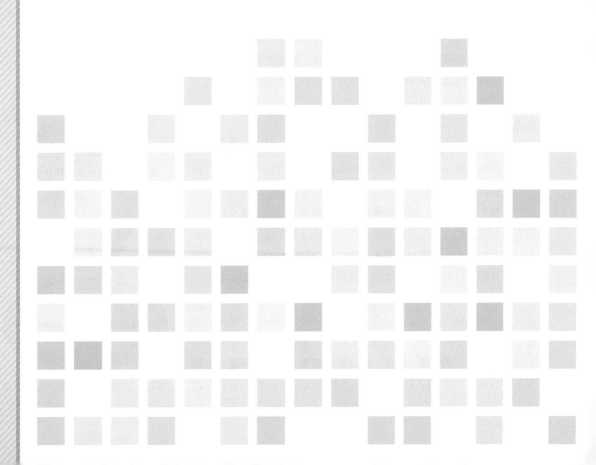

学習目標

◉ 災害時における被災者の心理を理解する.

◉ 遺族の心理的特徴を理解する.

◉ 災害時における支援者の心理を理解する.

◉ 支援者の心理を理解した上で，ストレスマネジメントを学ぶ.

災害は地域に甚大な被害をもたらすだけでなく，そこに暮らす人々の生命や財産を奪い，心身に大きな影響を与える．また，災害といっても自然災害，事件・事故，感染症など，災害の種類や被害の程度によって人々に与える影響は異なる．そして，災害は被災者にだけでなく，支援に当たる人々にも大きな影響を与える．被災地の支援者は被災者でもあり，支援者がそのとき置かれた役割や立場によって災害の体験内容が異なる．

　この章では，災害をストレスという観点からとらえ，被災者のストレスとストレス反応を理解した上で，どのように支援を行うか，ストレス緩和を行っていくかを扱う．遺族となった人々への援助の留意点を特に詳しく取り上げる．また，最後に支援者の災害体験，支援者特有のストレス，その対処方法について述べる．

1 被災者の心理の理解と援助

1 災害とストレス

　災害とは，「通常の対処が困難な，喪失を伴うストレス事態である」ということができる．**ストレス**とは，もともとは工学用語であり，ハンス・セリエが生体の生理学的現象を説明する際に用いるようになった．**図7.1-1**に示されるように，ボールに加わる外力を**ストレッサー**と呼び，外力によって内部に生じるゆがみの力をストレスという．このときボールがゆがむ現象を**ストレス反応**という．日常的にはストレッサーとストレスをあまり区別なくどちらもストレスと呼んだりするが，概念的には外力（ストレッサー）がなくなると，ゆがみの力（ストレス）がなくなり，ボールは元の形に戻る．回復力があるためである．

　私たちの日常生活にはさまざまなストレスがあるが，普段はなんとかやりこなして対処している．しかし，災害は，こうした私たちが普段経験する外力（ストレッサー）をはるかにしのぐ力となって私たちを襲い，圧倒的事態としてやってくる．多くの大切なものが奪われ，私たちに傷痕を残さずにはおかない．先の図からいうと，ボールが傷つき癒えるまでに時間がかかるような状況である（**図7.1-2**）．場合によっては修理（治療）も必要になる．

　私たちが知っておく必要があるのは，災害によってもたらされるストレスには，傷となるような**トラウマ**的ストレスがあり，トラウマ的ストレス反応を引き起こすことである．トラウマ的ストレス反応には，**過覚醒**，**侵入・再体験**，**麻痺・回避**，**解離**などがあるが（➡p.170 **図7.1-4**参照），これらは正常反応だというこ

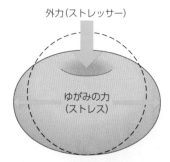

図7.1-1 **ボールのゆがみ（ストレス反応）**

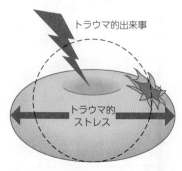

図7.1-2 **トラウマ的ストレス反応**

とを知っておきたい.

2 被災者のストレスとストレス反応

災害は生死を分かつ危機的ストレスをもたらす. これによってトラウマ的ストレス反応が出現し, さらには自分を責めたり, 生き残ったことに罪意識を覚えることがある. そればかりか, やっと助かっても**避難ストレス**や**生活ストレス**が被災者にのしかかる. 避難所での集団生活は大きな苦労を伴うが, 自宅に避難していても, 街機能が十分ではない生活には苦労がある. それにもかかわらず自宅避難者が, 避難所の住民に申し訳なさを覚えたりもするのである.

避難所を出て仮設住宅や復興住宅に転居すると, ほっとできる一方で, 仮設住宅特有のストレスを体験することになる. 仮設住宅は通常, 安普請（やすぶしん）で, 少しの間の仮住まいであることから住環境は決して十分とは言えない. それでも避難所の雑多な環境からみると, プライバシーが守られ, 個人や家族の生活が始められる. しかし, 集団生活から離れて落ち着くと, 今度はさまざまなことがよみがえり, 失ったものの大きさを実感したり, 喪失感の深まりを経験したりする. 孤独感や孤立感を覚えやすくなり, 喫煙や飲酒の量が増えるということも起こるのである.

仮設住宅には居住期間に制限があるため, やがて自分で生活を再建することが求められるようになる. しかし, 同じ災害であっても被害程度や補償, 経済力, 近親者とのつながり, 年齢などの個人差があり, 不公平感が生まれやすい. しかもさまざまな手続きや交渉などに苦労も多く, 選択できないことの選択に迫られ, ジレンマを味わうことがある.

一方, こうしたそれぞれのストレス事態に対して, ポジティブな行動や態度となって困難を乗り越えようとする姿がみられることがある (表7.1-1). 中には**外傷後成長** (post traumatic growth : **PTG**) といわれるような, 深い世界観や人生観, 公徳心の高まりを示す人も出てくる.

災害は多重かつ累積ストレス事態であり, 人々はさまざまなストレス反応を経験するが, 同時にこうした困難な状態の中でもポジティブな行動や態度が現れることがある.

3 被災者への心理的援助 (心理社会的支援)

普段の人々の生活は, 人々が暮らす地域社会に生活するための環境が整っているから成り立っている. 災害によって地域社会が破壊されたとき, 傷ついた心は, 生活環境が整わないままで回復することはできない. 地域社会の立て直しは個人の力だけではどうにもならず, 国や地方自治体の力が不可欠である. 心理的援助は, 国や自治体による社会的援助と一体不可分であり, 心理社会的支援であるということをよく理解しておく必要がある.

図7.1-3は, 機関間常設委員会 (IASC) がまとめた心理社会的支援に関す

plus α
トラウマ

身体が負った外傷を一般にトラウマというが, 心が負った傷（心的外傷）もトラウマという. トラウマを起こすストレッサーとは, 実際に生命の危機, あるいは重傷を負うような脅威を, 恐れや無力, 恐怖を伴って体験したり, 目撃したり心理的に直面することである.

表7.1-1　ストレス事態に対するポジティブな行動や態度

ストレス	要因	ストレス反応	ポジティブな行動や態度
危機的ストレス	生死の危機 大切な人を失くす 危機的場面を見聞きする けがをする 地域が変貌する 家財を失う 思い出の品を失う 助けられなかった無念	ぼうぜん自失 恐怖 トラウマ的ストレス反応 （過覚醒・侵入・再体験・麻痺・ 回避・解離） 抑うつ状態 自責感 生き残ったことへの罪悪感	英雄的行動 愛他的感情 並外れた力の発揮 寝食を忘れて行動持続 周囲へのいたわりの感情 責任感・使命感
避難ストレス	寝場所，飲食が不十分 トイレ・入浴・清潔保持が困難 けがや病気の人がそばにいる 知らない人と過ごす プライバシーが保てない 人の出入りが多い	感覚鈍麻 イライラ・不眠 集中困難 焦燥感 抑うつ状態 無力感・孤独感・孤立感 感情があふれる	愛他的協同感情 ボランティア精神 忍耐 有能感・効力感
生活ストレス （避難しなくても誰 もが体験する）	電気・水道・ガスが使えない 夜道が暗い 街機能（交通・流通・金融など）不全 役場・学校・医療・商店・飲食店などの 機能不全 行政サービス（福祉・保健）機能不全 さまざまな不自由	無力感 いら立ち・焦り 怒り 不安 モラルの低下 被害の大きな人への申し訳なさ	生活の簡素化や工夫 譲り合いや助け合い 自助共助の発揮 有能感・効力感
仮設住宅ストレス	安普請・狭い・暑い・寒い 隣戸の音が聞こえる 新しい場所や人に適応する 災害の記憶がよみがえる 商業地・役場・学校・職場が遠い	孤独感・孤立感が深まる 抑うつ状態 喫煙・飲酒の量が増える 災害の記憶がよみがえる 失ったものの大きさを実感する 悲嘆	支え合い 見守りや声掛け 喪の儀式 他者への尊重と配慮
生活再建ストレス	再建に向けたさまざまな手続き 被害程度が異なる 補償や支援金，経済力の個人・地域差 終わりが見えない 再建か転出かなど選択できないことの選 択を迫られる 新しい環境に適応する	孤立無援感 不公平感 焦り 怒り・いら立ち 途方もなさ 悲嘆	世界観・人生観の深化 生きる意欲の増進成長 成長欲求の発現 寛大な態度 公徳心の高まり

るガイドラインを一部改編したものである．ピラミッド最下（第1層）に当たるすべての被災者は，社会的支援として安全の確保や生活の基本的整備（寝食・衛生環境・プライバシーの確保）を必要とする．そして，家族やコミュニティーによる支援を受ける必要もある（第2層）．よりケアを必要とする人を対象とした医療・福祉・教育などの一般的支援も必要になる（第3層）．一般的支援には医療救援も含まれ，またトレーニングを受けたボランティアによるサポートやストレスマネジメントも含まれる．多くはないが精神医療など専門的支援が必要になる被災者もいる（第4層）．ピラミッドの上部になるほど専門性が必要になり，対象者は相対的に少なくなる．ガイドラインでは，心理社会的支援は下部から整えていくなど，支援すべき手順が示されている．

　災害直後に推奨される**サイコロジカル・ファーストエイド**（psychological first aid：**PFA**）はこころの救急法のことで，支援活動に当たる人は，活動の準備（preparation）をした上で，被災者をよく見る（look），話を聞く

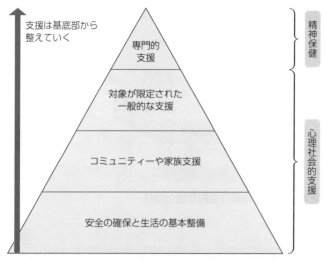

支援は基底部から
整えていく

精神保健

専門的
支援

対象が限定された
一般的な支援

コミュニティーや家族支援

心理社会的支援

安全の確保と生活の基本整備

Inter-Agency Standing Commitee. 災害・紛争等緊急時における精神保健・心理社会的支援に関するIASCガイドライン. 2007. p.13-15より改変.
https://saigai-kokoro.ncnp.go.jp/contents/pdf/mental_info_iasc.pdf,（参照2023-07-12）.

図7.1-3　被災者の精神保健・心理社会的支援の階層

（listen），必要な支援につなぐ（link）ことを基本としている．

　実際に必要とされる支援は，被災者それぞれの被災状況や被害程度，生活環境，経済力，家族関係や人間関係，職業や社会的立場，時間経過で異なっている．そのため，被災者の状況をよくみながら，被災者自身の選択（自己決定）が尊重されなければならない．支援者は被災者の役に立つ何かをすぐにしようとするのではなく，被災者の回復力（**レジリエンス**：resilience）を阻害したり，傷つけたりしないよう心掛けながら，寄り添うことがまず求められる．被災者は患者ではなく，すぐに専門的支援が必要なわけではない．患者であっても同じことだが，どんなに困難に出くわして大変な思いをしていても，それぞれが主体的に生きる力をもつ個人であり，本人のありのままを尊重することを忘れないことが肝心である．

　被災者に求められる心理的支援は，いわゆるカウンセリングのようなものだけではない．PFAが推奨する，個人を尊重し寄り添う態度を基本としながら，安全な場所や物資を提供し，地域社会の環境整備を行い，家族やさまざまな人々からの支援，必要とする人を対象とした医療・福祉・教育の支援という心理社会的支援が求められるのである．そして，**精神保健**という専門的支援と総合して被災者の心理的支援は取り組まれるべきものである（**図7.1-4**）．

　もちろん，直ちに専門家の介入が必要な場合もあり，それを見極めることも重要である．災害医療には医療的支援の緊急性を選別するトリアージという概念がある．心理的支援も「**こころのトリアージ**」という考え方があることを知っておきたい（**表7.1-2**）．すぐに専門家（精神科医・心理学専門家）の介入が必要なら赤，医療者やトレーニングを受けたボランティアの見守りが必要

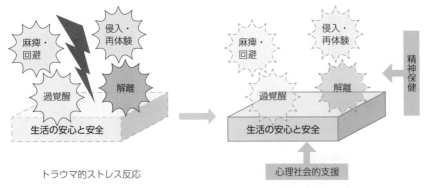

トラウマ的ストレス反応

図7.1-4　トラウマ的ストレス反応と精神保健・心理社会的支援の関係

表7.1-2　こころのトリアージ

区　分	状　態	対　応
赤（即時ケア群）	自傷他害の恐れ，深刻な精神症状	最優先で対応，専門家に紹介する
黄（待機ケア群）	強い悲嘆，見守りや関わりが必要	赤の対応後にケアを行う
緑（維持ケア群）	自分自身で対応可能，現状を維持できる	赤と黄の後にケアを行う

なら黄，本人の力で回復また維持可能なら緑，という具合に分類するのである．これはあくまで目安ではあるが，この分類を用いて他の支援者に引き継いだり，個人の状況の変化をフォローしたりすることができる．

 引用・参考文献

1) 宅香菜子. 悲しみから人が成長するとき−PTG. 風間書房，2018.
2) Inter-Agency Standing Commitee. 災害・紛争等緊急時における精神保健・心理社会的支援に関するIASCガイドライン. 2007. https://saigai-kokoro.ncnp.go.jp/contents/pdf/mental_info_iasc.pdf, （参照2023-07-12）.

重要用語

ストレス	避難ストレス	サイコロジカル・ファーストエイド
ストレッサー	生活ストレス	（PFA）
ストレス反応	外傷後成長（PTG）	レジリエンス
トラウマ	心理社会的支援	こころのトリアージ

2 遺族に必要な支援と看護

災害はさまざまな**喪失体験**を伴う圧倒的事態である．災害で突然家族を失うことは，ショックや悲しみに襲われるだけではない．愛情の対象や心の支えを突然失い，さらには生活や経済の基盤，そして未来が断たれることを意味する．ここでは特に被害者と生計を同一にする親族，そして親しい友人や恋人，婚約者などの関係者を念頭に置きながら遺族の心理的な特徴に基づいて必要な支援を考え，遺族への看護の実際について述べる．

1 遺族の心理的特徴と必要な支援

遺族に対して必要な支援について考えるためには，遺族の心理的特徴をよく理解する必要がある．

1 災害遺族の対象喪失と悲嘆

大切な人やものを失うことを**対象喪失**という．災害で人々は突然，さまざまな喪失を体験し，悲嘆に暮れる．災害で大切な家族を亡くすということは，遺族にとって大きな対象喪失である．別れを言うこともできず，心の準備もないまま，突然，大切な家族との永遠の別れが訪れるのである．さらに，遺族は住居や家財，思い出の品など大切な所有物や，仕事や地域社会，社会的なつながりを失うこともある．これらの喪失は，遺族の将来への前向きな姿勢を損ない，自己への信頼をも失わせる．災害によって遺族は，何重もの大きな対象喪失と悲嘆を経験する．

2 悲嘆反応

悲嘆反応とは，対象喪失によって体験するつらい複雑な心理的，身体的，社会的な反応である．亡くなった人のことが繰り返し思い出され，その人のことばかりを考え目の前のことに集中できなくなり，涙に暮れる日々が続いたり，食欲が低下し不眠，中途覚醒，胸痛，頭痛，腹痛などの身体症状が出たりする．周囲から孤立し，ぼんやりしていることがあるかと思うと，今までになく何かに没頭したり，忙しく過ごすようになることもある．これらの反応がすべての人に現れるわけではなく，また，同じ家族でも喪失に対して同じ反応を示すわけではない．それぞれの反応は故人との愛着関係や，時間経過によって変化していく．

3 悲嘆のプロセス

対象喪失という事実に直面して悲嘆にくれることは自然なことであり，さまざまな反応が現れる．これらの反応は喪失を受け入れるまでにみられる**悲嘆のプロセス**である．これは，**キューブラー＝ロスの死を受容するプロセス**（図7.2-1）と同様，対象喪失の直後から，それを受け入れて再出発を期するようになるまでに図7.2-2のようなプロセスをたどる．

大切な人を亡くした直後はショックを受けぼうぜんとするが，次に亡くなっ

plus α
遺族

通常は生計を同一にする親族を指す．しかし，恋人や婚約者も家族と同様の大きな喪失感を経験するが，親族でないため難しい立場に置かれることがあり，親族以上に支援を必要とする場合がある．

plus α
対象喪失時の対応

対象喪失に関わったとき，支援者が遺族から突然怒りを向けられることがある．支援者は，戸惑い傷つくこともあるが，「悲嘆反応ではないか」ととらえる冷静さが必要である．

plus α
キューブラー＝ロス

Kübler-Ross（1926-2004）．スイスに生まれ，チューリッヒ大学医学部卒業後，アメリカに渡った．精神科医として多くの死にゆく患者と対話し，『死ぬ瞬間』を著した．

171

た事実を否定するようになる．そして，このような悲しみを与えた運命に怒り，もし加害者がいたならその強烈な怒りは加害者に向かう．または加害者を探したくなる気持ちに駆られることもある．次いで起こりえない可能性を夢想し，どこかで生きているのではないか，これは夢ではないか，再び取り戻せるのではないかと思ったりする．しかし，どうしても失った人が戻らない事実に落ち込み，悲しみを深める．そして少しずつ故人がいない現実を受け入れるようになり，再出発を期すことができるようになるが，それまでには長い時間の経過や人々の援助を必要とする．

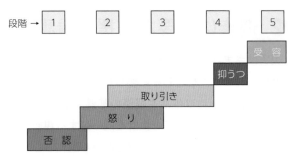

図7.2-1　キューブラー＝ロスの死を受容するプロセス

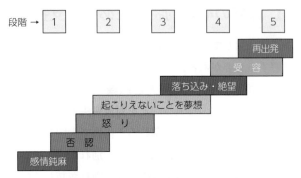

図7.2-2　対象喪失から再出発を期すまでのプロセス

すべての人が同じ経過をたどるわけではなく，また，段階を進むだけでなく戻ることもある．いずれにしても共通しているのは，大切な人を亡くしてすぐに喪失を受け入れて再出発できるわけではないということである．そうした気持ちになるまでに，さまざまな心理的，身体的，行動的な反応が生じるのが正常なプロセスなのである．

また，身元や遺体の確認ができた場合と行方不明のままとでは，家族の死の受け入れのプロセスは異なる．日本の場合は遺体を見つけ，住み慣れた土地に骨だけでも戻してやりたいという思いが遺族に残っていることが多い．

４　サバイバーズギルト

災害で家族を亡くした遺族は，**サバイバーズギルト**と呼ばれる，生き残ったことへの罪悪感を覚えることが知られている．自分が一緒にいればよかった，あのときに手を離さなければ……と自分を責め，あるいは自分がこうしていれば死ぬことはなかったのではないかという自責の念にさいなまれる．子どもを失った親は子どもを助けられなかったと自分を責め，親を失った子は自分が悪い子だったからと考える．そして，なぜ自分だけが生き残ったのか，自分が死ぬべきだったのではないのか，という考えが自分を責め，さいなむ．

５　悲嘆と自殺

自分だけが生き残ったという罪悪感，何もできない自分の無力さに対する恥ずかしさ，愛する家族を奪ったものへの怒りと絶望などの悲嘆反応は，**自殺**と結びつきやすい．ただ，中には死んだら愛する家族に会えるのではないかなどのはかない期待や強烈な思慕の念が自殺への衝動を高めることもある．自殺は，平時より災害後に増加する傾向にある．自殺は残された家族や周囲の人間

に悲しみや怒りだけでなく，なぜ思い詰めていることに気付かなかったのか，救うことができなかったのか，という堪え難い罪意識を残す.

6　遺族に必要な支援とは

　遺族が喪失を受け入れるために適応しなければならない領域は四つあるという．一つ目は，あの人はもう戻ってこないという喪失を心情的に認めること，二つ目は悲しみや怒り，絶望などの悲嘆の感情を乗り越えること，三つ目は生きていく上で必要な生活の場所を確保するなどの実用的対応，四つ目は未来に目を向け，亡くなった人の思い出とともに生きていくことを学ぶことである．災害によって突然家族を失った遺族が経験する悲嘆は正常反応であるが，その喪失を受け入れるために遺族はいくつもの領域に適応しなければならない．この適応を支えるような支援が遺族には必要である.

　喪失を心情的に認めることには，十分な時間が必要であり，いくつかの段階を行きつ戻りつすることが自然なプロセスであると周囲が理解し，受け止めることが大切である．遺族が口にする不合理な罪悪感や，自殺をにおわせる言動，怒りや嘆きに対して，看護職者はすぐに否定したり反応したりせず，十分話を聞き，否定も肯定もせず，「つらいですね」と気持ちを受け止めるような態度で接することが，悲嘆感情を乗り越えるのに役立つ.

　また，生活に必要な手続きを代行することは，周囲のできる具体的支援の一つで，家族や友人，周囲の人の適切な支援は悲嘆のプロセスを進行させることに役立つ．葬儀が行われ，周囲の共感的サポートが十分にあり，悲嘆を味わうための時間がたっぷりあれば，多くの人は喪失を受け入れ，新たにやっていくことができるようになる．災害では多くの人が遺族となる．多くの遺族が集まって祈りをささげたり，故人をしのぶことができる記念碑を建てる行政的支援も，対象喪失を受け止める大きな助けになる．個人的に遺族や周囲の人が木や花を植えたり，ろうそくを灯したり，ウエブサイトを作って故人をしのぶことも一つの方法である.

2　遺族への看護

　突然，愛する家族を失った遺族が経験する悲嘆は正常反応であり，喪失を受け入れるまでに必要なプロセスである．しかし悲嘆反応には，複雑性悲嘆と呼ばれる状態があり，専門家の介入やグリーフケアなど遺族対応を念頭に置いた関わりが必要なこともある．看護職者が遺族に向き合い，気持ちを受け止める場面に遭遇したときの遺族対応について述べる.

1　複雑性悲嘆

　遺族は愛する人を失ったこと自体の悲しみとともに，住居や経済基盤を失い途方に暮れる．中でも寡婦や孤児は，特に大きな影響を被（こうむ）ることになる．また，家族の死を間近で見た場合，死の想起は耐え難い苦痛をもたらす．この種のトラウマティックな記憶は，悲嘆のプロセスを阻害する．死の記憶は抑うつ

感をもたらし，家族の死を思い出すことを避けるようになる．この場合，一見，家族の死を深く受け止めていないような態度に見えるため，注意が必要である．

複雑性悲嘆は悲嘆のプロセスが阻害され，情緒的混乱が続く状態である．通常の心理的，身体的，社会的機能が障害され，無気力で何もしないまま，一日中過ごすような状態が続くと，それはうつ病と似たような状態である．悲嘆は正常な反応だが，このようなうつ状態が6カ月を超えても続くようであれば，専門家の介入を検討する．またPTSD症状が1カ月以上続いている，自殺念慮がある，アルコール依存など，通常の悲嘆のプロセスを超えた反応がある場合も，専門家の介入が必要である．

2 グリーフケア

自然災害や大規模な事故では，一度に何人もの家族を亡くすことがある．母を亡くしたことへの悲嘆は強いが，きょうだいを亡くしたことへの悲嘆はそれほどでもないなど，亡くした家族に対する思い入れの違いに遺族自身が混乱したり，罪の意識をもったりすることがある．また生前に，自分との間に未解決の問題を抱えていた人や，対立関係にあった人に対しては複雑な心境になることがあるが，これは自然なことである．異なった思いをもってもよいことを伝えることが，心の負担を和らげる助けになることもある．

複雑性悲嘆に陥ることを防ぎ，喪失を受け入れるためには，**グリーフケア***が役立つ．グリーフケアとは，深い悲しみや絶望を抱える人を支えケアすることで，米国でその必要性が高く評価されている．日本では，JR西日本福知山線列車事故後に救護に当たった専門家間でその必要性が認められ，**災害死亡者家族支援チーム**（disaster mortuary operational response team：**DMORT**）が結成された．グリーフケアでは，次のような関わりが役立つことが知られている．

a 傾聴する

遺族の語りに，共感的に耳を傾けることが基本的な姿勢である．トラウマティックな出来事も，遺族が自発的に語ることを受け止めることは望ましい．ただし，コントロールを失って語るときは，落ち着いてもらうことも必要である．大切なことは無理に話を聞き出したり，興味本意で話を誘導しないことである．遺族が，「きっと苦しまなかったでしょうね」と述べることに同意するのはよいが，看護職者から述べることは控える．表7.2-1のような関わり方が大切であるが，正解があるわけではない．

b 一般的で実際的な支援をする

対象喪失によって悲嘆する遺族は，必要な援助を求めることすら思いつかないことがある．食べ物や飲み物を提供したり，電話を代わりに掛けたり，子どもの世話を手伝ったり，遺族のそばにいられる人と連絡を取るなどの実際的援助も，遺族にとっては大きな助けとなる．

用語解説 *
グリーフケア

griefは深い悲しみ，絶望を意味し，特に大切な人との死別という喪失体験をした人に対して，悲嘆のプロセスを促進するための援助を指す．

plus α
DMORT

米国では医師，看護師，検視官，法医学者，歯科医などで構成されており，災害現場や死体安置所に急行し，遺体の識別や修復，遺族への連絡と心のケア，検視検案を行っている．日本では2006（平成18）年に発足した．

plus α
魔法の言葉はない

遺族に，何か言葉を掛けようといたずらに言葉選びに焦るよりは，ただそばに寄り添うだけでよいことがある．魔法の言葉はないのである．

表7-2-1　遺族との関わり方

望ましい関わり方	望ましくない関わり方
・遺族が語ることによく耳を傾ける ・遺族が語ろうとしないことを聴き出そうとしない ・そっと寄り添う ・現実的なサポートも行う ・自分だけで抱え込まず，必要な人とコンタクトをとりながら支援する	・「時間が癒やしてくれますよ」「今に忘れます」などと述べる ・ほかの遺族と比べる ・大きな生活変化を勧める ・一方的なアドバイスを行う ・「また子どもは生まれますよ」など，対象喪失の代わりが得られるような発言

c グループ活動につなげる

　しばらく時間が経過すると，記念日や休日，誕生日や命日など，遺族にとって一人で過ごすことのつらい日が訪れる．そのようなときに，グリーフケアのためのグループ活動やウエブサイトを紹介することも助けになる．同じような境遇にある人と痛みを分かち合ったり，気持ちをわかり合ったりするだけでも立ち直りのきっかけになることがある．ただし，遺族の意思を尊重することが大切である．

　災害によって遺族は家族だけでなく，家族に関わるさまざまなものを同時に失う．人の多い避難所などの雑多な生活では感じなかった孤独感や悲しみは，応急仮設住宅などプライバシーが確保される環境ではより深まり大きくなる．遺族が周囲から孤立しないよう，保健活動などの継続した社会的支援や配慮が大切である．

引用・参考文献

1) Community-based psychosocial support participant's book. IFRC. 2009.
2) 日本DMORT. http://dmort.jp，（参照2023-07-12）.
3) JDGS Project. https://jdgs.jp/，（参照2023-07-12）.

重要用語

喪失体験	死を受容するプロセス	グリーフケア
対象喪失	サバイバーズギルト	DMORT
悲嘆反応	自殺	
悲嘆のプロセス	複雑性悲嘆	

3 支援者の心理の理解と援助

　災害時には被災者と同じく，支援者もそれぞれの置かれた立場や役割，支援活動の時期によって特有の心理状態を経験する．ここでは，支援者の心理過程について「支援者の立場と役割」「支援者のストレス」「支援者のストレス反応」という観点から述べ，最後に「支援者のストレスマネジメント」の留意点について述べる．

1 支援者の立場と役割

　災害時に支援者がどのような立場でその支援活動を行うのか，支援者の置かれた立場や援助する上での役割によってその経験内容は異なってくる．支援者の立場を，「自身も被災したか」「支援活動は職務や命令なのか」「自発的支援なのか」に分けて考えると，支援者の立場は大きく四つに分かれることがわかる（図7.3-1）．

1 自らも被災者で，支援活動は職務である

　災害時に自身も被災していても，支援活動が職務である場合，支援者は発災直後に大きな葛藤やジレンマを経験することになる．被災によるショックを受けながら，家族や知人の安否・被害状況が不明なまま支援活動を行わねばならないのである．同時に，災害に見舞われて大きな痛手を受けた地元住民に対し，職務として支援できる立場にあることから使命感に鼓舞され，支援者としての自覚が高まっていくのである．

2 自らも被災者だが，自発的に支援を行っている

　自身も被災者だが，自発的支援による支援活動の場合は，被災者に対して強い共感をもって接することができる．ただ，大規模な災害の場合は，その被害の大きさと被災者の多さに圧倒され，何から始めたらよいかがわからず，終わりも見えず，途方に暮れたり戸惑ったり，疲労感や無力感を経験したりすることもある．

3 外部からの自発的支援である

　外部から自発的に支援活動を行う場合は，その活動に高い動機付けや意欲をもち，被災者の役に立ちたいという強い気持ちで臨んでいる．被害の大きさに心を痛めながらも，被災者からの感謝の言葉に接して活動の意義を感じたり，それとは逆に思ったほどの手応えを得られず空振り感やもどかしさ，落胆を経験したりすることもある．時には被災者の怒りやいら立ちに接することもあることに留意しなければならない．

4 外部からの職務・命令による支援である

　外部から職務や命令で支援に向かう場合は，被災地

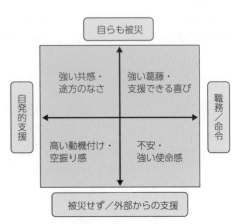

図7.3-1　**支援者の四つの立場**

についての情報が不十分なことも多い．被災地での活動経験がない場合には，職務を全うできるかどうか不安を覚えたり，日常の仕事を他の人に任せる心苦しさを覚えたりもする．被災地に着いてからは，不眠不休で救護活動を行えるほどに使命感に燃えることもあれば，思いのほか救護の必要性がないこともあり，失望感や虚無感を経験することもある．

ここで述べたことは概念的分類であるが，災害時に支援者が置かれた立場や役割によって支援者が経験する内容が異なることを知っておきたい．

2 支援者のストレス

被災地で活動する支援者は，普段の生活では当たり前すぎて意識することのない安心や安全が損なわれた状況に身を置くことになる．そのため支援者は，被災者同様の大きなストレスにさらされた「隠れた被災者」とさえ呼ばれたりするのである．災害時における支援活動は，支援者にとっても大きなストレス下で行われていることを常に念頭に置いておくことが必要である．

ここでは支援者のストレスを，「危機的（トラウマ的）ストレス」「基礎的（生活）ストレス」「累積的ストレス」の三つに分類し，解説する．

1 危機（トラウマ）的ストレス

生命の危機を伴うような重大な出来事にさらされたり目の当たりにしたりすると，とっさには恐怖を感じず，ぼうぜんとして何もできなくなることがある．悲惨な現場を目撃したり，そのような経験をした被災者の苦悩や苦痛に接することは，支援者に影響を与えずにはおかない．被災者に寄り添い，深く共感的に接しようとすることによって，そのつらさを引き受けることになり**二次的外傷性ストレス***を受けることがあることも知られている．

2 基礎的（生活）ストレス

支援活動では，被災者と同様に支援者も普段のような生活を送ることはできない．睡眠・食事・トイレ・入浴などの基礎的な生活条件が整わない中で支援活動を行うことになる．また，支援者同士の人間関係がストレスになることもあり，なじみのない環境自体がストレスの元となるのである．

3 累積的ストレス

支援活動を続けることによってストレスは徐々に累積していく．精いっぱい活動しても終わりが見えずに無力感にさいなまれたり，「不十分な支援しかできていない」といった罪悪感を抱くことさえある．また，被災者の深い悲しみに触れたり，やり場のない怒りを向けられるなど，感情に巻き込まれることも大きなストレスとなる．しかし，支援者として冷静さを保たなければならず，職務であればなおさらその状況から逃れることもできずに，ストレスが累積していくのである．

用語解説*
二次的外傷性ストレス

支援者がその活動によって受けるストレスを意味する．トラウマ的体験をした人に共感的に関わり，情緒的なつながりをもちながら支援しようと試みることで生じる過覚醒，再体験，回避などのトラウマ反応をいう．突然起こり，無力感や困惑，孤立無援感を伴う．回復のペースは速い．

そのほかにも，実際の支援活動で支援者が経験するストレスとして**組織スト**
レスがある．組織ストレスは，組織から派遣される支援者に特有なもので，現
場での支援活動のほかに，派遣された組織に対して行わなければならない活動
に関連して経験されるものである．例えば，報告書や予算申請等の書類の不備
を指摘されたり，予算が承認されなかったりするなど，組織内でのあつれきが
支援者にとって大きな負担となるのである．

3 支援者のストレス反応

支援者に特有のストレス反応として，「私にしかできない状態」「燃え尽き症
候群（バーンアウト）」「被災者離れ困難症」「元に戻れない状態」の四つがあ
る．これらのストレス反応は，一見すると熱心に支援活動を行っていたり，他
の人に比べて元気に活動しているように見える状態も含まれている．特に本人
が高揚し，英雄的な積極性を示している場合は，ストレス反応であることに本
人も気付いていないことが多く，リーダーがそのような状態にある場合には，
周囲も指摘しにくくチームにとって大きな問題となる．

1 私にしかできない状態

支援活動を休みなく続け，「私にしかできない」と思い込み，他の人に仕事
を任せることができなくなる状態を指す．このとき，本人は万能感ともいえる
ような高揚した気分でいることがある．この状態が続くと燃え尽きてしまうこ
とになる．

2 燃え尽き症候群（バーンアウト）

高いストレス下で能力や適応力を使い果たした後に陥る，極度の疲弊状態を
いう．同僚や被災者につらく当たったり，冷笑的になることもある．被災地か
ら帰ってきても仕事から逃避したり，酒に溺れたり，逆に仕事に没頭したりす
るようになる．うつ症状を呈し，自殺を図ることもある．

3 被災者離れ困難症

支援活動には強いストレスを伴うが，被災者から必要とされたり，感謝され
て，やりがいを感じることがある．しかし，時間が経つにつれて被災者は支援
を必要としなくなり，支援者は自分は必要のない存在であるような，拒否され
たような気持ちになることがある．つまり被災者離れができなくなるのであ
る．これは支援者であれば誰もが感じるストレス反応であると理解することが
大切である．

4 元に戻れない状態

支援活動が終わっても，被災者や一緒に活動した仲間のことが頭から離れず
気持ちの区切りがつかなかったり，日常生活に戻っても居場所を失ったような
疎外感を感じることがある．また，「被災地こそが自分の居場所」といった感
覚が残り，平凡な日常生活やそれまで就いていた仕事に価値を見いだせなく
なったり，自分の支援活動の経験が周囲に適切に評価されていないという失望

感や怒り，いら立ちを感じたりすることがあるが，これも支援活動に特有のストレス反応の現れである．

そのほかに，危険なストレス度の高い状況下で一緒に活動することで，強烈な恋愛感情が高まり，災害時恋愛（disaster love）に発展することがあることは，支援者の間ではよく知られている．支援者同士あるいは支援者と被災者，被災者同士で起こることがある．大切な出会いになることもある一方，冷静さを取り戻すことが大切な場合もある．

4 救援時期にみる医療者の心理

支援者の中でも医療者は，直接生命や身体に関わる援助を行う特殊な技能をもつ．そのため，他の支援者には実施できない支援活動を行う一方で，大きな責任を課されたり，ジレンマを経験することがある．ここでは，医療者特有の心理状態を時期に分けて述べる．

医療者が救援活動をどの時期に行うかによって被災地の状況も異なり，医療者の心理状態もそれに対応して異なる．災害直後，発災後数日から1週間，発災後1週間から1カ月，発災後1カ月から3年に分けて被災地の様子，救援内容，医療者の心理状態を整理すると，おおよそ表7.3-1のようになる．

1 災害発生直後（超急性期）

発災直後の被災地は混乱しており，医療的ニーズが高く，トリアージなど生死を左右する判断を行わなければならないため，強いストレスを経験する．救命救急処置やけがの手当て，後方搬送の手配，人工透析患者の維持透析の確保などが使命となる．特に大規模災害では，治療やケアをどれだけ行っても終わりが見えず，支援者には不眠不休の救援活動が求められるが，このときは驚くほどの集中力とパワーで動くことができる．被災地を離れて初めて疲労感や虚脱感が出現し，少し落ち着くと「これでよかったのだろうか」と自問したり，「あれができなかった」と罪悪感や後悔にさいなまれたり，被災現場のことが頭から離れなかったりする．

表7.3-1 **時間経過にみる支援者の心理**

	災害直後	～1週間	～1カ月	～数カ月
被災地／避難所の様子	雑多／混乱／多くの被災者が医療救護所を訪れる	さまざまな支援者／組織化・整理に向けた動き	落ち着き／昼間は人が減少傾向	復興や再建への動き／自宅や仮設への移動／街の機能の回復
救援内容	医療救護所中心／被災者への診療に追われる／不眠不休	医療救護所へは減少／巡回診療／他の支援団体との協力関係／リピーターの出現	医療救護所のニーズの低下／巡回中心／予防保健活動／他の支援団体とのあつれき	ニーズの低下／ルーティン業務／深刻さに触れる
心理状態	使命感／終わりが見えない／葛藤	充実感／戸惑い	充実感／空振り感	余裕／意味の喪失／気重

2 発災後数日～1週間（急性期）

　災害から数日が経過して支援に入った場合は，被災地にはすでにさまざまな支援者が入っている．しかし，雑多な統制のとれていない状況であり，救援体制の組織化や活動の整理が課題となっている．医療活動は，保健行政の主導で，地元の医療機関や他の支援団体との連携が重要であるが，保健行政も医療機関も被害を受けており，体制の立て直しを進めながらさまざまな対応に迫られている状況にある．救護所では，同じ被災者が何度も訪れたりする一方で，医療を必要とする被災者が救護所に来れないこともあり，**巡回診療***が求められる．避難所では，かぜ症状を呈する避難者が増えるなど，感染症予防対策も必要となる．この時期には，さまざまな医療機関による保健医療活動が活発になり，救援活動を通して支援者はやりがいを感じることができる．

　被災者は痛みや身体の不具合を自覚するようになるとともに，自分が経験したさまざまな出来事を語るようになる．このとき，支援者は，涙ながらに語る被災者の話をそこまで聴いてよいのかと感じたり，被災者の語りに支援者も思わず目頭が熱くなり，涙がこぼれて戸惑うことがある．しかし，被災者が自発的に語ることは共感的に耳を傾けてよいのであり，涙がこぼれることも自然な人間的反応として受け止めてよいのである．

3 発災後1週間～1カ月（亜急性期）

　災害発生後，1週間から1カ月ほど経つと，被災地の雑多な状況が徐々に整理されていき，保健行政や地元の医療機関が主導的に采配できるようになり，さまざまな外部の医療救援活動は組織化されていく．被災地全体が一種の落ち着きを取り戻し，避難所から少しずつ人が減っていく．一方，救援団体の数も増え，その調整をめぐって他の団体や支援者との摩擦を経験することもある．地元の行政スタッフや支援関係者の疲労はピークに達する時期であり，そのフォローや見守り，負担をかけないような配慮や工夫が大切になる．

　この時期の支援者は，統制のとれた支援活動に充実感を味わうことがある一方で，避難所に人がいなくなり落ち着き始めた被災地で，被災者との関わりの糸口が見いだせずに虚無感を味わうこともある．

4 1カ月～3年（復旧復興期）

　数カ月も経つと，被災者の日常生活への復帰に向けた動きが活発化し，被災者の多くは自宅に戻ったり，応急仮設住宅に移ったりする．保健行政や地元の医療機関はそれぞれ本来の役割と機能を回復し，巡回診療や予防保健活動は，地元専門機関が中心となって行い，外部からの医療者は，補完的な役割を担うようになる．

　外部からの支援者も寝食に困ることはなくなり，医療活動の合間にくつろぐ余裕も出てくる．医療者としては，医療救援に来た意味を失ったような感覚を覚えることがあるかもしれない．しかし，この時期に避難所にいる被災者は，今後の見通しが立てられずにいる可能性があり，診療場面では身体面だけでな

用語解説 *
巡回診療

医療的処置が必要であるにもかかわらず医療救護所に来ない，または来ることができない被災者を発見するため，巡回診療のようなアウトリーチ（外回り）型の診療活動のこと．

く，困り事などに耳を傾け関心をもつように心掛けることが大切である．また，地元の支援者は発災直後から休みなく被災住民の支援を行ってきているため，疲労回復や休息をとる機会を提供できるようにすることも，重要な役割であることを知っておきたい．

　ここで記した時間経過と被災地の様子，医療支援者の心理的経過は，あくまでも目安であり，被害状況や被害程度，地域特性によって違いはあるが，時間経過によって支援者の救援活動から得る体験や気持ちは変化してくる．支援者は，自分がどの時期に救援活動を行うのかをしっかり意識し，自分の置かれている状況をとらえ直すことで，活動の意義を見失わないようにすることができる．

5 医療者のストレスマネジメント

　被災者同様に医療者も大きなストレスを受ける．医療者の立場によって体験内容が異なることは前述の通りである．ここでは，医療者が受けるストレスに対処する上での工夫や方法について述べる．ストレス処理法については，自分で実施が可能なものと他者からの支援が必要なものがあり，また，支援の時期によっても異なる．

1 支援に行く前

　どのような立場で支援を行うかによって，状況は異なるが，次のことを留意することがストレス緩和につながる．

a 役割を明確にする

　職務として支援活動を行う場合には，事前に任務について**ブリーフィング***を受けることが多い．自発的に支援を行う場合には，自分の行うべき役割をしっかりと認識し，準備を整える必要がある．携行品や備品を明確化し，随時チェックを行う．

b 無事に行って無事に帰ることを大前提とする

　支援に行く際，自身に過度な期待や義務を課すことは避けなければならない．ストレスを高め，冷静な判断ができなくなり，自分ばかりか周囲を危険にさらすことにもつながりかねない．特にリーダーや責任者は，無事に行って無事に帰ることを第一と考え，このことを銘記しておきたい．

2 支援活動中

　支援活動中は比較的ストレスへの抵抗力は高く，不眠不休で動けるものである．しかし，災害直後は医療者も被災地で不自由な生活を強いられ，休養をとることが難しく，後になって心身にダメージが出現することがある．そのため，支援活動中であっても少しでも休息をとり，ストレスを緩和できるようにすることを忘れないようにしたい．長期に，あるいは何度も断続的に支援を行うためには，燃え尽きないよう心掛けることが重要である．

用語解説 *
ブリーフィング

簡単な報告や指令のこと．ここでは救援活動の前に，所属機関のしかるべき役割をもった人から支援者に対し，被災地の状況や求められる役割や任務について簡潔に与えられる情報や指示のことを指す．

a 少しでも休息をとり，可能な限り感情表現の機会をつくる

被災地の深刻な状況と忙しさから，自分の休息を忘れがちになるが，適当な機会と場所をみつけて食事を楽しんだり，仲間と語り，時には冗談を言い合って笑う機会をつくる．あるいは，つらさや悲しさを分かち合って涙を流すことも大切なストレス緩和法である．特にリーダーはこうしたストレス緩和を心掛け，活動と休息のメリハリをつけることが重要である．また，常に**バディシステム***（buddy system）を活用し，仲間同士で気遣い，互いに支え合うように努めたい．

b 自分にも他人にも寛容になる

忙しいと人は早口になり，時には荒い口調となって機敏さや迅速さを追い求めがちになる．しかし，終わりが見えない活動であればなおさら，感情を高ぶらせないようにすることが大切となる．何もかもが十分整わない被災状況の中で，焦ったところでうまくいかず，前にも進んでいかない．それよりも，「人間関係を損なうことほど大きな損失はない」と心得るべきである．

3 支援活動後

支援活動が終了したからといって，誰もがすぐに元の生活や精神状態に戻れるわけではない．活動中はとにかく必死で，振り返る時間がないことも多い．被災地でのさまざまな出来事や体験は，活動を終え自分の生活の場に戻って初めて思い出され，思い返せるようになる．それは，自分で振り返るというよりも自動的に思い出される，あるいは脳裏に深く焼きついてひとときも心から離れないという体験かもしれない．しかし一方で，支援活動に行っている間にたまった仕事を処理したり，留守の間に負担をかけた人の労をねぎらう，といった現実にも直面する．このようなとき，次のことが役立つ．

a 体験をまとめる

支援活動が脳裏から離れないうちに，情景を思い出すままに書きとめ，そのときの心情や考え，周りの状況を記述する．そこから得られた支援者として今後備えるべき知識や技能，あるいは災害看護学としての知見をまとめる．そして，報告会や発表の場に参加し，発表の機会をもち共有に努める．

b 体験を語る

信頼し安心できる場で自分の体験をありのままに語ることは，ストレスの大きな軽減につながる．その際，注意しなければならないのは，アドバイスや意見を求めているのではなく，ただ聴いてもらうことであると自覚し，相手にもそのことを伝えておく．感情を伴う吐露の場合，相手も動揺することがあるため，経験豊かな先輩や仲間，心理カウンセラーに聴いてもらうのがよい．職務としての支援活動の場合，被災地から帰還後の**心理的デブリーフィング***を行うことが有効だということも知られている．

c 留守を守ってくれていた人の話を聴く

支援活動から帰ると，どうしても活動中のことに気持ちが奪われがちになる

用語解説*
バディシステム

バディとは「仲間」「友達」という意味で，スキューバダイビングなどで安全のために2人一組で行動することをバディシステムと呼ぶ．災害時の救援活動においても支援者にかかるストレスを軽減するため，2人で行動し相互に支え合うことをバディシステムと呼んでいる．バディ同士で互いの任務の特性や個人的事情，ストレス対処法についても共有し，支援し合う．

用語解説*
心理的デブリーフィング

デブリーフィングは，状況報告や事実確認を意味する．救援活動によって受けた支援者の精神的ダメージを体験直後〜72時間のうちにチェックし，必要な処置を施したり，支援者同士が経験を話し合うことで心理的負担を緩和する活動をいう．

が，支援活動を行うために不在にしたことで，家族や同僚，職場は普段とは異なる状況を体験している．この間の様子を聞くことは，周囲の人々とのつながりを回復するプロセスにもなる．

支援活動において地元の支援者は，できる限り外部の支援者を活用して自身はコーディネーター役に徹し，心身の健康維持のために休養を心掛けるとよい．

支援活動では，支援者は被災者の対応に追われるため，支援者自身がストレスを自覚することは難しい．充実した医療活動を継続するためにも，医療者自身のストレスの軽減は非常に重要である．被災者同様，医療者も人間であり，休息やストレス緩和が必要であることを，プロであればこそ忘れてはならない．

■ 引用・参考文献
1) 前田潤ほか. 災害時のこころのケア. 日本赤十字社, 2003.　　2) 小西聖子. トラウマの心理学. NHKライブラリー, 2001.

 重要用語

二次的外傷性ストレス　　　　ブリーフィング　　　　　　心理的デブリーフィング
巡回診療　　　　　　　　　　バディシステム

足湯ボランティアとは？

足湯は，東洋医学の一つである．中国には，「日々足湯を行えば薬にも勝る」ということわざもあるほどだ．足を温めることで，発汗による新陳代謝の活性化，弛緩による睡眠促進などの効果がある．さらに，全身の血流を促し，体全体がポカポカと温まっていく．

この足湯を行っている間に，ボランティアが被災者の手を取り，優しくもみ，さするというのが足湯ボランティアだ．体が温まってくると次第に心もほぐれていき，さまざまな話を被災者はこぼし始める．時には，本音をポツリポツリと語り始める．私たちは被災者がこぼす言葉のことを「つぶやき」と呼び，被災者の心の声としてとらえている．

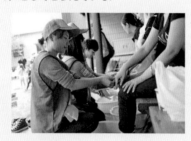

つぶやきとは？

足湯ボランティアを行うと，さまざまな「つぶやき」を聴く．お天気の話や孫の話，災害に遭った直後の話など多様だ．ボランティアは，なるべくその「つぶやき」を聴いたそのままに，カードに記録している．ボランティア側の主観が入っていない生の声を大切にしているからだ．

こうした「つぶやき」には，時に被災者のニーズが隠れている．物資が不足している，というような単純なニーズだけでなく，身体や心の不調，今後の再建への不安などがちらつく「つぶやき」もある．足湯ボランティアは，こうした「つぶやき」から見えるニーズを他の団体や専門職につなぐ，ということも意識している．ただし，「つぶやき」はあくまでも足湯でホッとしてもらった際の副産物と考えている．無理にニーズを聴き出そうとすると，相手に不快感を与えてしまいかねない．聴き取り調査などではわかりづらい被災者の本音が垣間見えるのが「つぶやき」である．

ただ傍らにいるボランティア

災害時に，足湯ボランティアを行うと，心の苦しみを語り出す被災者は少なくない．ある水害の被災地では，「災害が起きてから今まで泣く暇もないくらいバタバタとしていた．足湯を受けてやっと泣くことができた」という被災者もいた．また，他の被災地では「こんな話を聴いてくれてありがとう．こうして話をすることで自分自身も気持ちが整理されていくのよ」と語る人もいた．

このように，足湯ボランティアには単に体を楽にするという効果以上に，心の苦しみに触れ，癒やすという効果がある．被災者の心の苦しみが，ボランティアという他者が触れることによって解放され，吐露される．ボランティアがその心の苦しみに寄り添い，聴くことで被災者の心はスッと楽になる．

被災者は，多くの「もの」を喪失し心に苦しみを抱えている．このような苦しみを抱えている被災者すべてに，専門職が駆けつけて心のケアを施してくれるわけではない．自らSOSを発信したり，重い症状が出ていたりしなければ，専門職によるケアを受けることができないほうが多いだろう．しかし，なんらかの苦しみを抱えた状態で苦しんでいる人が圧倒的に多い．こうした人々に寄り添い，心の傷を癒やす手伝いができるボランティアの一つが足湯ボランティアである．そういった意味では，足湯ボランティアは被災者に対して真っ先にケアを行う第一次的な役割を担っているのではないかと思う．専門職では発見できない被災者の心の苦しみに目を向け，手を差し伸べている．もちろんボランティアだけですべては解決しないし，程度が重い場合には専門職との連携は不可欠だ．専門職との連携の工夫やケースについて解説した「足湯の気になるつぶやきガイドブック」も作成し，連携を進めてきた．

災害時には，専門職による治療も大切だ．しかし，ただ話を聴き傍らにたたずむ足湯ボランティアのような存在の意義も，非常に大きいのではないだろうか．

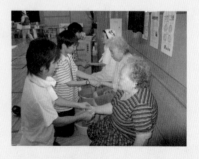

［被災地NGO恊働センター代表　頼政良太］

8 配慮を必要とする人への看護

学習目標

- 要配慮者，災害時要援護者，避難行動要支援者について理解する.
- 災害時における高齢者，障害者，子ども，妊産婦，外国人への支援と看護を理解する.
- 継続的な治療を受けている患者に対する災害時の支援と看護のポイントを学ぶ.

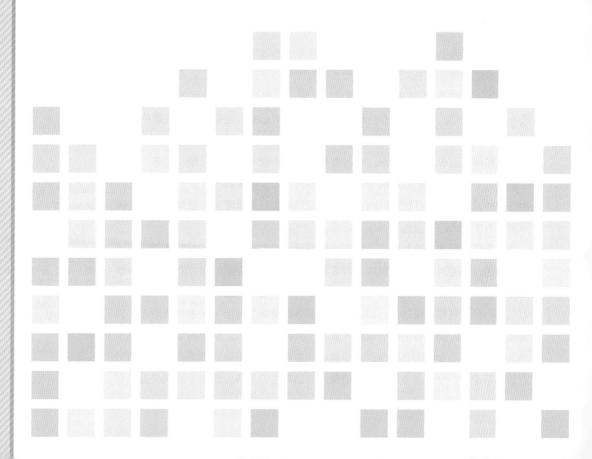

1 支援を必要とする要配慮者

1 要配慮者の定義

　災害対策基本法では，**要配慮者**とは「高齢者，障害者，乳幼児その他の特に配慮を要する者」と定義している（第 8 条第 2 項第15号）．「その他の特に配慮を要する者」としては，子ども，妊産婦，傷病者，難病患者，地理に疎い外国人や旅行者などが想定される．災害が発生するたびに法律や施策等が見直され，2013（平成25）年の法改正で要配慮者という言葉が登場した．従来の災害時要援護者と同様の意味で使用され，防災施策において特に配慮を要し，災害発生した際の避難時や避難所の生活に支援が必要とされ，避難時の個別計画の策定や福祉避難所による受け入れなど，なんらかの特別な配慮が必要な人をいう．

2 災害時要援護者とは

　1995（平成 7 ）年に発生した阪神・淡路大震災以降，地震災害のみならず豪雨や台風による風水害等の災害が頻発する中，2006（平成18）年 3 月に「**災害時要援護者の避難支援ガイドライン**」が策定され，**災害時要援護者**という言葉が使用されるようになった．2004年以前までは，防災白書にも**災害弱者**という言葉が使われていたが，災害弱者という言葉の定義が曖昧で，弱者という言葉のもつ意味の問題や，災害時でも自分たちにできることはあるとの意思表示もあったことから変更された．

　災害時要援護者とは，必要な情報を迅速かつ的確に把握し，災害から自らを守るために安全な場所に避難するなどの災害時の一連の行動をとるのに支援を要する人々をいう[1]．災害時要援護者は，新しい環境への適応能力が不十分であることが多く，災害による住環境の変化への対応や，避難行動，避難所での生活が困難となることが想定される．一般に高齢者，障害者，外国人，乳幼児，妊産婦等とされているが，子どもや乳幼児を抱えた女性，がん患者，慢性疾患などで高度な医療の継続を必要とする人なども含まれる．また，障害者の中でも外見ではわかりにくい内部障害，聴覚障害，視覚障害，精神障害，発達障害を有する人にも留意すべきである．

　災害時要援護者対策として「災害時要援護者の避難支援ガイドライン」が示され，国，都道府県，市町村において避難支援体制の整備に向けた取り組みが進められた．災害時要援護者の避難支援は自助や地域（近隣）の共助を基本とし，市町村は避難支援対策と対応した避難準備情報の発令・伝達の整備と，災害時要援護者に関する情報の収集・管理・共有とともに，具体的な避難支援プランを策定するなどの必要性が示された．さらに，災害時要援護者が安心して避難生活を過ごせるように，**福祉避難所**の必要性の理解，設置・活用の促進が

plus α

内部障害

WHOにより提唱された国際障害分類試案の機能障害の一つに属し，身体障害者福祉法では，心臓，腎臓，呼吸器，膀胱，直腸，小腸，肝臓，ヒト免疫不全ウイルスによる免疫の機能障害があって，永続し，かつ日常生活が著しく制限を受ける程度であると認められるものを内部障害（内部機能障害）と規定している．

➡ 福祉避難所については，
6 章 3 節 1 項 p.139参照．

福祉避難所

災害対策基本法による避難所の指定基準の一つとして「主として高齢者，障害者，乳幼児その他の特に配慮を要する者（要配慮者）を滞在させることが想定されるものにあつては，要配慮者の円滑な利用の確保，要配慮者が相談し，又は助言その他の支援を受けることができる体制の整備その他の要配慮者の良好な生活環境の確保に資する事項について内閣府令で定める基準に適合するものであること」と規定されている（災害対策基本法施行令第20条の 6 第 5 号）．2008（平成20）年 6 月に作成された「福祉避難所設置・運営に関するガイドライン」の実質改定となる「福祉避難所の確保・運営ガイドライン」が，2016（平成28）年 4 月に策定され，さらに，令和元年台風第19号等の高齢者などの避難に関する課題から，2021（令和 3 ）年 5 月の災害対策基本法改正を受けて同ガイドラインが改定された．主に，一般指定避難所と分けての指定福祉避難所の指定，受入対象者の特定とその公示，福祉避難所への直接避難の促進，感染症・熱中症・衛生環境対策，緊急防災・減災事業債を活用した指定福祉避難所の機能の強化などが盛り込まれた．市町村は，平時には，福祉避難所の受入対象となる者の概数の把握や利用可能な施設の把握，指定福祉避難所の施設整備に努める．

進められた．しかし，実際に災害時要援護者を福祉避難所に受け入れるにあたって，体制整備や人員確保，訓練や研修などの課題がある．

3 避難行動要支援者とは

2011（平成23）年の東日本大震災では，被災地全体の死亡者のうち65歳以上の高齢者は約 6 割で，障害者の死亡率は被災住民全体の死亡率の約 2 倍であった．避難を支援する消防職員・消防団員，民生委員などの支援者の犠牲も少なくなかった．この教訓から，2013（平成25）年 6 月に災害対策基本法の改正がなされ，要配慮者の定義とともに，実効性のある避難支援が可能となるように災害発生時の避難等に特に支援を要する者の名簿（**避難行動要支援者名簿**）の作成が義務付けられた．**避難行動要支援者**とは，要配慮者のうち，災害が発生し，または災害が発生する恐れがある場合に自ら避難することが困難であって，その円滑かつ迅速な避難の確保を図るために特に支援を要する者をいう（災害対策基本法第49条の10）．

2013（平成25）年 8 月に内閣府より「**避難行動要支援者の避難行動支援に関する取組指針**」が示されたものをもとに，2019（令和元）年台風第19号等の教訓から2021（令和 3 ）年 5 月の災害対策基本法改正を受けて同指針が改定された．誰一人見逃さないという目標をもって，市町村に対して避難行動要支援者ごとに個別避難計画の作成が努力義務化された（災害対策基本法第49条の14）．平時に避難行動要支援者の名簿を作成し（図8.1-1），発災時には名簿を活用して避難行動要支援者を迅速に支援することを想定している（図8.1-2）．市町村や支援者は，地域の特性や実情も踏まえつつ，迅速な避難支援につなげられるよう事前の準備を進めていくことが重要である．避難行動要支援者の迅

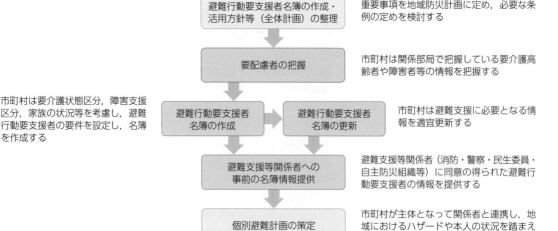

図8.1-1　避難行動要支援者名簿の作成手順（平時）

速な避難には，平時から家族や近隣住民などの地域コミュニティーの助け合いが大切であり，COVID-19の感染拡大や2021（令和3）年度の介護報酬改定による介護施設等におけるBCP等の義務化も受け，避難行動要支援者である当事者を巻き込みながら，一人ひとりに添った実効可能な個別避難計画の策定を進める必要がある．

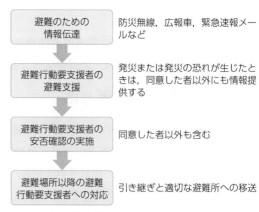

図8.1-2　避難行動要支援者名簿の活用手順（災害時）

■ 引用・参考文献

1) 内閣府. 災害時要援護者の避難支援ガイドライン. 防災情報のページ. 2006-03-28. https://www.bousai.go.jp/taisaku/youengo/060328/pdf/hinanguide.pdf,（参照2023-07-12）.
2) 厚生労働省. 平成18年身体障害児・者実態調査結果. 2008-03-24. https://www.mhlw.go.jp/toukei/saikin/hw/shintai/06/dl/01.pdf,（参照2023-07-12）.
3) 内閣府. 福祉避難所の確保・運営ガイドライン（令和3年5月改定）. 防災情報のページ. https://www.bousai.go.jp/taisaku/hinanjo/pdf/r3_hinanjo_guideline.pdf,（参照2023-07-12）.
4) 内閣府. 避難行動要支援者の避難行動支援に関する取組指針（令和3年5月改定）. 防災情報のページ. https://www.bousai.go.jp/taisaku/hisaisyagyousei/youengosya/r3/pdf/202105shishin.pdf,（参照2023-07-12）.

　重要用語

要配慮者	福祉避難所	避難行動要支援者
災害時要援護者	避難行動要支援者名簿	

2 高齢者に必要な支援と看護

　高齢者は，災害時要配慮者として位置付けられており，災害発生時の避難行動のみではなく，被災後の中長期にわたってさまざまな健康・生活支援が必要となる．ここでは避難所と応急仮設住宅での看護支援について説明する．

1 避難所での看護（急性期・亜急性期：発災〜1カ月）

1 高齢者の心理的特徴と看護

　老年期は加齢に伴う身体的・心理精神的・社会的な変化やさまざまな喪失に適応しながら，これまでの人生や生活を振り返り，最期の時に向けて準備をする期間である．そのような時期に災害という過酷な事態に遭遇し，自己の健康を損なったり，これまでの人生を形成するさまざまな人や物を喪失することによる高齢者への影響は計り知れず，早期のケアが必要となる．しかし高齢者は，通常の生活においても，介護が必要な状態となって配偶者や子，孫に世話をかけたくないと思う傾向が強く，それは災害時にも「周囲の人に迷惑をかけてはいけない」「何も言わずじっとしておこう」「みんな大変だから自分は我慢をすればいい」などの心理的な遠慮が生じていることが多い．

　そのため，高齢者のこのような心理的特徴を理解した上で，避難所での看護者の関わりとして**アウトリーチ***が重要である．避難所内での健康調査や巡回相談などの機会を活用して，高齢者に積極的に声を掛け，潜在している健康・生活課題を丁寧に聴き取っていく．声掛けのしかたとしては，「大丈夫ですか」は反射的に「大丈夫です」という答えを導いてしまうので，身体の具合や避難生活上の困り事について，より具体的な内容について話してもらえるようにコミュニケーションを取ることが求められる．また初回，初対面のコンタクト時には遠慮していることもあるので，支援につながる連絡先を伝えて，いつでも相談できるようにしておくことも大切である．

2 高齢者の健康課題と看護

|1| 災害関連疾患

　被災時の高齢者の健康課題として，早期発見と対処が必要なのは**災害関連疾患**の発症と既往症の増悪である．災害関連疾患とは，災害後のストレスや生活環境の悪化が誘因となって発症する疾患で，高血圧，虚血性心疾患，脳血管疾患，肺炎，出血性胃潰瘍，静脈血栓塞栓症などが挙げられる．災害関連疾患は，いずれも高齢者に多発する傾向があり，これらの疾患がもとで**災害関連死**に至ることも少なくない．

　被災した高齢者の健康状態悪化の要因を整理してみると，高齢者は被災前から通常の加齢よる心身機能の低下に加えて，複数の持病を抱えていることが多い．それに加えて，被災後の生活環境の変化やさまざまなストレス，服薬やリハビリテーションの中断などによって既往症の増悪や災害関連疾患の発症を招

用語解説 *
アウトリーチ

outreach. 直訳は手を伸ばす，手を差し伸べるという意味．支援が必要であるにもかかわらず，自発的に申し出をしない人々に対して，積極的に働き掛けていくこと．

いてしまう．2016（平成28）年に発生した熊本地震時の調査では，災害関連死197人中，70代以上高齢者の割合は77.7％に上り，発生時期は発災1週間以内25.9％，1カ月以内35.0％，3カ月以内23.9％となっており，急性期・亜急性期での発生が6割を超えていた[1]．そのため，災害急性期・亜急性期には，被災高齢者の心身の状況をできるだけ早期に把握し，既往症や災害関連疾患に対する医療と看護を集中的かつ継続的に行っていくことが求められる．以下に看護のポイントを説明する．

①避難所内で医療・看護支援が必要な人を把握してマッピングする．

②本人の訴えだけでなく客観的な全身チェックを行う．特に災害関連疾患の徴候がないかに注意する．

③必要な医療を確認する．

• 既往症と治療の内容を確認する．特に休薬時のリスクを考慮すべき治療薬の中断がないか（例：糖尿病治療薬，ステロイド治療薬，抗不整脈薬，降圧薬，抗血栓薬，抗うつ薬，抗精神病薬，パーキンソン病治療薬など），必要な検査，リハビリテーションが受けられているかを確認する．

④仮設救護所・診療所，巡回診療，再開している医療機関などの情報提供を行い，必要に応じて受診ができるようにする．

│2│認知症

　認知症をもつ高齢者は，災害による非常事態や環境の劇的な変化によるストレスの影響を受けやすく，せん妄やBPSD（行動心理状）を呈したり，災害が起こったことを忘れて混乱状態となったりすることで，本人の身体・認知機能が悪化するだけでなく，一緒に避難した家族や周囲の人々が疲弊してしまうことも少なくない．

　東日本大震災時の調査では，一般避難所の8割以上に認知症高齢者が避難していたことが報告されている[2]．BPSDが激しい場合には，避難所での生活は難しく，介護保険施設等への緊急ショートステイ，福祉避難所への避難が望まれるが，大規模災害においては一般避難所での対応が求められることが多い．東日本大震災の経験から導き出された「認知症高齢者が避難所で生活するための7条件」を表8.2-1に示す．しかし，認知症をもつ高齢者にとって一般避難所は落ち着いて生活できる場ではなく，早期に安定して暮らせる場を提供していくことが求められる．

③ 高齢者の日常生活上の課題と看護

│1│環境の整備

　高齢者は避難所内で転倒しやすく，そのため自ら活動を制限してしまうこともある．まず，居場

表8.2-1　**認知症の人が避難所で生活するための7条件**

最も大切なこと
1．避難している地域住民の理解があること
物理的な環境づくりで大切なこと
2．個室や専用のスペースを用意すること
3．専用もしくは優先の排泄スペースを確保すること
人的な環境で大切なこと
4．専門のスタッフがいること
5．顔見知りの人，なじみの人がいること
介護者の支援
6．介護する人を支援する体制づくり
緊急的避難所生活からの早期脱出
7．次に移るための準備

東北福祉会・認知症介護研究・研修仙台センター監修．避難所を支援した621事例から作った避難所での認知症の人と家族支援ガイド：支援者用．東北福祉会・認知症介護研究・研修仙台センター，2013．p.26-27を参考に作成．

所からトイレや食事場所への移動通路を確保して，ビニールテープなどを貼ってわかりやすくする．通路には不要なものを置かず，簡易畳やシートはテープなどで固定してずれないようにし，つまずかないような安全対策を行うことが必要である．次に，床からの立ち座りが難しい場合には，椅子や段ボールベッドを準備して，できるだけ自ら動けるように工夫する．また，感染予防対策として，特にコロナ禍の状況では，世帯ごとのパーティションの設置，感染症対策グッズの配備と配置，換気と加湿などを十分に行うことが求められる．

|2| 食生活

　高齢者の体内水分量は加齢とともに減少しており，そのため水分摂取不足によって容易に脱水状態に陥りやすい．脱水予防のために，食事以外で1日1Lを目安に水分摂取をするように啓発していくことが必要である．

　高齢者は，被災前からPEM（低エネルギー・タンパク状態）の人もおり，災害急性期には食料不足によるPEMの悪化が懸念される．避難所で支給される食事はパンやおにぎり，弁当など，唾液分泌が少ない高齢者にとっては食べにくいものが多く，また脂っこいものも多いなど，嗜好に合っていないことから食事量が低下する傾向にある．さらに，摂食嚥下機能が低下している場合もあり，必要に応じて補助食品（例：栄養補助ゼリー）や嗜好に合った缶詰（例：魚や豆類）などを追加したり，摂食嚥下の状態に合わせて食事形態を工夫するなどしてPEM状態が悪化しないように注意する．

　一方で，避難所内には菓子パンやスナック菓子類が常時置かれていることが多く，運動不足も重なって肥満になる高齢者もいる．また，糖尿病や腎臓病などにより治療食を必要とする場合もあり，支給された食事の中で糖分や塩分の摂取を減らす工夫などを一緒に考えていく必要がある．

　看護者は，高齢者の食事摂取状況や栄養状態，治療食の必要性の有無，義歯の状況も含めた摂食嚥下能力，排泄状況，日中の活動量についてアセスメントし，できる限り健康的な食生活ができるように支援していくことが求められる．

|3| 排泄

　避難所のトイレは生活スペースから離れていることが多く，屋外に設置される仮設トイレは和式タイプで段差が大きく，足腰に不調のある高齢者にとっては利用しにくい．また，夜間に排尿に起きる高齢者は多く，消灯後の避難所環境は転倒のリスクがかなり高く危険な状態である．そのため，水分摂取を控えてトイレに行く回数を減らそうとする傾向がある．

　高齢者の一連の排泄行為をアセスメントし，排泄に困難を感じていないかを把握し，その上で避難所の環境に合わせたできる限りの環境改善を提案していくことが必要である．また，尿漏れがある場合には，尿取りパッドの使用を勧めて安心感をもってもらうようにする．

　さらに，食事内容や環境の変化，水分摂取や運動の不足などにより便秘にな

りがちであるため，便秘予防の対策を一緒に考えていくことも求められる．

|4|清潔

大規模災害において多くの避難所では，長期にわたって入浴ができないことがある．その際には特に陰部の清潔に注意して，ウエットティッシュや乳児のおしりふきを活用した部分清拭を行い清潔を保つように提案する．また，口腔の清潔保持は，摂食嚥下機能が低下している高齢者にとって，特に誤嚥性肺炎予防のために重要である．食後の歯磨きや義歯の洗浄を促し，水道が使えない場合には市販の口腔洗浄液を活用して口腔内の清潔を保つようにする．

|5|生活不活発病

生活不活発病は，「防げたはずの生活機能低下」とも呼ばれており，東日本大震災時の調査においても，要支援・要介護の認定を受けていない高齢者の4分の1ほどに歩行困難が出現するなどの実態が明らかになっている[3]．高齢者にとって，避難所の環境は物理的に不自由であり，また，食事やトイレ以外に動く機会がなかったり，精神的ショックや気分の落ち込み，周囲への気遣いから活動性が低下しやすい．

生活不活発病を予防するためには，まずは被災前の生活状況と比較しながら，生活機能低下予備軍を早期に発見し，避難所での生活をできる限り活性化するように支援していくことが大切である．そのポイントを以下に挙げる[4]．

❶**避難所内で歩行できる環境をつくる**　前述の環境整備に加えて日中過ごせる談話室をつくる．寝床と食事スペースは別にする．

❷**1日の中で安全に行える具体的な活動を考える**　昼間は寝具をたたむ．身辺の掃除・片付けをする．食事スペースで食事をする．体操・散歩を日課にする．避難所内で無理なくできる役割（例：掃除，配膳係）を担う．

❸**できるだけ自分で行うことを支援する**　日常生活行為の一つひとつを，身体を動かす機会ととらえる．できることとできないことを見極める．必要以上の介助・介護をしない．

また，生活不活発予防対策として，**リハビリテーショントリアージ**が提唱されており，避難所内での高齢者の生活機能状況に応じた個別的な介入による悪化予防と改善が期待されている[5]．

2 応急仮設住宅での看護（復旧復興期：1カ月〜3年）

避難所での一時的な避難生活から恒久的な住まいへ移行するまでの間，多くの被災者は，応急仮設住宅に生活の場を移すことになる．避難所に比べて安定した生活が得られる一方で，新たな健康・生活課題が生じてくる．

1 心的外傷後ストレス障害（PTSD）と抑うつ

災害では，突然の予期しない身近な人との死別，家屋やコミュニティーなど複数の喪失，悲惨な光景の目撃などの災害に起因するストレスや，避難生活に

よるストレス，将来への不安感，心身の過労などを背景として精神的な健康を害しやすい．災害直後に生じる急性ストレス反応は，心の正常な反応であるが，反応が長引く場合には**心的外傷後ストレス障害（PTSD）**が疑われる．また，仮設住宅へ移動して，不十分ながらも生活が落ち着いて気持ちが緩んだところで無気力となったり，生き残った罪悪感（サバイバーズギルト）や希死念慮など，**抑うつ**を背景とした精神症状が生じてくることがある．一方で，これらの精神的不調は，不眠，倦怠感，頭痛，めまい，食欲不振，肩こり，手足のしびれなどさまざまな身体症状として訴えられることも多い．

心のケアとしてまず挙げられるのは「傾聴」であるが，意図的に感情を掘り起こすような「聴き過ぎ」はかえって心の傷を深める危険性がある[6]．巡回訪問や訪問健康相談の中で，日常的なコミュニケーションや支援を通して，高齢者の話に耳を傾け，つらさを受け止めながら，心の健康状態を推し量り，精神的な健康障害が疑われる場合には精神医療等の専門家につなげていくことが必要である．

2 閉じこもりと孤独死

応急仮設住宅では，より安定した居住環境が得られる一方で，元の居住地域とのつながりや避難所内で構築してきた人間関係などが再び断ち切られることになる．阪神・淡路大震災時には，抽選による応急仮設住宅への入居決定により，災害前のコミュニティーや人のつながりが分断された結果，仮設住宅内での**閉じこもり**や**孤独死**が生じた．この教訓を受けて，近年の災害ではできるだけ顔見知りの住民が一緒に居住できるように配慮したり（集団移転），仮設住宅群の中に集会所などをつくって，住民同士のつながりを保つ工夫がなされるようになってきた．このような人々のつながりは，近年，**ソーシャルキャピタル**＊（社会関係資本）と呼ばれ，被災した高齢者の健康の維持・回復に有用なことが明らかになっている[7]．

応急仮設住宅での高齢者の閉じこもりや孤独死を防ぐためには，地域の生活支援相談員，サポートセンター，ボランティア，見守り隊などさまざまな人と連携して支援を行っていくことが求められる．その中での看護の役割は，主に次の三つである．

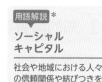

用語解説＊
ソーシャルキャピタル
社会や地域における人々の信頼関係や結びつきを表す．

❶**ケアニーズの把握と支援**　戸別訪問，健康・生活チェックと情報集約（例：マップの作成），訪問活動の継続
❷**仮設住宅環境の整備**　居住環境の困り事の把握と改善の支援，通院や買物等の交通不便の確認と解決策の検討
❸**健康・福祉相談会や各種イベントの企画・実施**

健康・福祉相談会やイベントは，戸別訪問の対象ではない居住者も気軽に参加でき，これまで面識が乏しかった住民同士が顔見知りになる機会となることが多い．このような中で，これまでの苦労や心情が吐露されたり，自宅再建，

仕事，健康，経済的問題など社会生活の困難が語られることも多い．これらの活動を通して少しでも孤立感を解消し，人や社会とのつながりを形成・維持していくことで，高齢者の閉じこもりと孤独死を防ぐことが求められる．

■ 引用・参考文献

1) 熊本県．災害関連死の概況について．2018-03-12．熊本地震デジタルアーカイブ．https://www.kumamoto-archive.jp/post/58-99991jl0004fg2，（参照2023-07-12）．
2) 東北福祉会 認知症介護研究・研修仙台センター監修．避難所を支援した621事例から作った避難所での認知症の人と家族支援ガイド：支援者用．東北福祉会 認知症介護研究・研修仙台センター，2013．https://www.dcnet.gr.jp/pdf/download/support/research/center3/201/201.pdf，（参照2023-07-12）．
3) 大川弥生．特集，震災医療：生活不活発病．内科．2012，110（6），p.1020-1025．
4) 大川弥生．生活機能低下予防マニュアル：生活不活発病を防ごう．障害保健福祉研究情報システム．https://www.dinf.ne.jp/doc/japanese/resource/bf/manual/index.html，（参照2023-07-12）．
5) 三宮克彦．避難所での高齢者廃用予防について教えてください．Geriatric Medicine，2020，58（9），p.847-850．
6) 松本和紀ほか．特集，震災医療：大規模災害後のうつ病．内科，2012，110（6），p.1085-1089．
7) 相田潤ほか．東日本大震災とソーシャル・キャピタル：減災に役立つ社会的な資源．ソーシャル・キャピタルと健康・福祉：実証研究の手法から政策・実践への応用まで．近藤克則編．ミネルヴァ書房，2020，p.131-143．

重要用語

アウトリーチ	PEM	閉じこもり
災害関連疾患	生活不活発病	孤独死
認知症	リハビリテーショントリアージ	ソーシャルキャピタル

3 障害者に必要な支援と看護

1 知的障害者に必要な支援と看護

　知的障害，あるいは知的能力障害は，論理的・抽象的思考，判断，問題解決，計画，学習など全般的な知的発達の問題によって特徴付けられる．知的障害は，①知能検査において確かめられた知的機能に制約があること，②適応機能に制限があること，③発達期（おおむね18歳まで）に発症することを診断基準にしている．知的障害の程度（最重度，重度，中等度，軽度）に差はあるが，知的障害児・者は，言語発達に遅れがみられることが多い．言葉の発達全体に遅れがみられるだけでなく，語彙が少なかったり，抽象的な表現の理解に困難を示したりする．また，仮定文である「○○だったら，△△する」や，受動文である「○○された」などの文章は，構文的な難しさのため理解が困難なことがある．理由を説明するよう求められても，適切に説明できない場合も多い．したがって，知的障害のある人とのコミュニケーションは，ゆっくりと，本人がわかる語彙で説明し，文章はなるべく短文で構成したほうがよい．受動文をなるべく使わない，過度の省略をしない，答えてほしいことを選択肢として明記するなども，対応のポイントとなる[1]．

plus α

適応機能

以下の三つの領域で評価される．
①**概念的領域**：言語，記憶，読み書き，数学的思考，問題解決などの能力についての領域
②**社会的領域**：対人的スキル，共感，ルールを守ること，社会的な判断についての領域
③**実用的領域**：職業スキル，身の回りの世話，安全の確保，金銭管理など実生活における自己管理についての領域

知的発達の遅れのため学習能力に影響があり，定型発達の人と比べて物事を学習するのに時間はかかるが，繰り返し練習することで学習が可能である．

知的障害の程度は，知的障害者の個々人によって異なり，外見からだけでは判断できないことが多い．知的障害のある人は，災害のような突然の出来事において自分で判断し行動することは難しいが，指示には従えることを看護職者は知っておきたい．

看護職者はまず，知的障害者本人をよく知っている人（保護者や付き添いの人など）から本人の特徴について，情報を収集する必要がある．知的障害のある人は急激な環境変化に適応するのが困難で，災害時には極度の情緒不安定やパニックに陥る可能性がある．できれば福祉避難所への移送が望ましいが，難しい場合は避難所内に福祉避難所的なスペースを確保するとよい．知的障害者の中にはてんかん発作の症状をもつ人がおり，定期的に服薬する必要があるため服用している薬の確認も必要である．

災害の状況や避難所生活に関しての情報を知的障害者本人に伝える場合は，抽象的な表現にならないよう話し方を工夫する．例えば，「けがの危険があるので○○には近づかないようにしてください」と言うのではなく，「危ないです．○○には行かないでください」と言うと，伝わりやすくなる．また，文の長さを調整し，複文よりは短文で伝えるよう心掛ける．できるだけ具体的な言葉を使って説明し，絵や写真など視覚的資料を見せたり，直接やって見せることを通して理解を促すことができる．

2 発達障害者に必要な支援と看護

発達障害とは，生まれつき脳の一部の機能に障害があり，認知やコミュニケーション，学習，運動，行動，社会性などの能力に偏りを示す障害である．つまずきを示す領域は個々によって異なり，障害よりは個性の範疇で理解したほうがわかりやすい．定型発達の人に比べて遅れているところがある一方，優れた能力を発揮する部分もあり，発達のアンバランスを特徴とする．

発達障害はいくつかのタイプに分類されており，**限局性学習症**（学習障害；specific learning disorder：**SLD**），**注意欠如・多動症**（attention deficit hyperactivity disorder：**ADHD**），**自閉スペクトラム症**（autism spectrum disorder：**ASD**）が含まれる．SLDは，基本的には全般的な知的発達に遅れはないが，聞く，話す，読む，書く，計算するまたは推論する能力のうち，特定のものの習得と使用に著しい困難を示す状態[2]と定義されている．SLDはADHDとの合併が多くみられ，純粋なSLDの場合は，優位な認知特性を生かして弱い認知特性を補う形のアプローチで改善されることが多い．また**書字障害**の場合はパソコンを利用したり，**算数障害**であれば計算機の使用を指導するなど，代替手段を使うことによって生活しやすくなることもある．

ADHDは，発達年齢に見合わない多動・衝動性，あるいは不注意として特

plus α

書字障害と算数障害

書字障害：読むことはできるが正確に書けない，左右が逆になる，読めない字を書くなどが特徴である．情報処理能力や認知能力の発達に遅れがあるため，文章のルールが理解できない，脳と手の協調運動がスムーズでないことが原因といわれている．

算数障害：算数の障害を伴う限局性学習症．具体的には，数処理の問題（数の読み書き），数的事実の学習や正確で流暢な計算における問題と特徴付けられる．

徴付けられる．具体的には，「座っていることを要求される状況で席を離れる」「不適切な状況で走り回ったり，高いところに上がる」「質問が終わる前に出し抜けに答えてしまう」「順番が待てない」などの特性が，多動・衝動性に該当する．不注意としては，「課題や遊びの活動で注意を集中し続けることが困難である」「ケアレスミスが多い」「忘れ物，落とし物が多い」などの特徴がみられる．

ASDは，社会的コミュニケーションや対人相互関係の問題，興味や行動の偏り（こだわり行動）を特徴とする広範囲の発達障害である．

発達障害は，障害の種類によっても，同じ障害名であっても個人によって示す特徴と対応方法が異なる．発達障害のある人に対する支援で共通するのは，指示の出し方である．発達障害のある人の場合，話し言葉を理解する能力，および**ワーキングメモリー***に障害をもつことが多いため，指示を出す際は一度に一つの指示とし，それが終わったことを確認した後，次の指示を出すようにすると効率的である．また，指示はできるだけ短く，具体的，明確になるよう心掛ける．

発達障害のある人は，見た目では障害の有無がわかりにくく，同じ障害名でも一人ひとりの示す特徴が異なる．災害時の発達障害のある人への支援は，家族など本人の特徴をよく知る人から情報を収集し，関わり方のコツをつかむことが重要である．

発達障害のある人の多くは，一度に複数の指示を理解したり，曖昧な言葉や遠回しな表現を理解することが苦手である．できるだけ簡潔で具体的な言葉で伝える．「あとちょっと」「きちんと」「そろそろ」などの表現ではなく，「10時30分」など明確な時間を示すと落ち着くことができる．言葉で伝えるだけでなく，文字や絵，わかりやすい身ぶりで示すことも有効である．

発達障害，特にASDのある人は，急な変化が苦手である．避難所生活では，いつも通りの日常が送れないことで不安になったり，パニックを起こしたりすることもある．その際に「好きな遊びをしていいよ」や，「自由にしていいよ」など具体的に何をしたらよいのかがわからない声掛けは，不安を一層強める可能性がある．目に見える表や図で当面の日課や予定を示し，変更がある際は予定表のどこがどのように変わったのかをわかりやすく伝えると，不安を軽減させることができる．また，さまざまな感覚に偏りがあり，聴覚・味覚・嗅覚が異常に過敏であったり，逆に**痛覚鈍麻***で痛みを感じにくく，治療が必要な状況でも平然としていることもある．**感覚過敏***の場合，別室を用意するのが望ましいが，難しい場合は部屋の隅を利用したり，段ボールなどで仕切りをつくり個別の空間を用意すると効果的である．痛覚鈍麻に対しては本人の言葉だけでなく，支援者から外傷などの状況を丁寧に確認する必要がある．

発達障害のある子どもを注意する際は「○○するな」「○○してはいけない」などの否定的な表現を避け，何をしたらよいかを肯定的な言葉で伝えるよう努

用語解説*
ワーキングメモリー

情報を一時的に保持しながら，同時に処理する能力のこと．作動記憶，作業記憶とも呼ばれる．会話や読み書き，計算などの基礎となり，日常生活において重要な機能である．発達障害のある人にはワーキングメモリーの機能低下がみられることが多い．

用語解説*
痛覚鈍麻

外部からの刺激に対して痛覚が鈍く，情報を感覚に届けるのが難しい状態．健常者であれば感じる痛みを感じることができない．例えば，骨折していても痛みがないために気付かず，さらに動き回って，一層患部を悪化させる．完全に痛覚が消失することも多い．

用語解説*
感覚過敏

感覚に対して異常に正確で敏感に反応する状態．光がまぶしく目を開けていられない，薬品やビニール袋のにおいで気分が悪くなるなど症状はさまざまだが，重篤になるとクラクションなどの大きな音で意識を失う，偏食が強く特定のものしか口にできないなど，社会生活にも支障を来す．

める．指示したことを守れたときは，よくできたことをすぐに褒める．

ADHDのある人はメチルフェニデート（コンサータ®），アトモキセチン（ストラテラ®），グアンファシン（インチュニブ®）などの多動性，衝動性，不注意の症状を抑える薬を服用していることがあり，薬の効果が切れると，ADHD特有の症状が強く出る可能性があることを認識し，普段の服用状況を把握しておく．

3 身体障害者に必要な支援と看護

災害時に1人で避難することが困難な**身体障害者**の場合には，避難行動要支援者名簿に登録し，個別計画を作成しておく必要がある．また，コミュニティーで支援できるよう，避難訓練などへの参加を通して，日ごろから地域の人々とつながりをもつことが重要である．

身体障害者の中には避難所生活の困難を予想し，車の中で過ごしたり，損壊した自宅で生活する人も多い．医療従事者は，巡回診療などのアウトリーチによって適切な支援につなげる必要がある．

また，さまざまな持病をもつ人が多いため，医療支援の必要性，服薬を含め配慮すべき情報を的確に収集し，適切な看護をもとに適切な医療を利用できるようにする．

1 視覚障害者に必要な支援と看護

視覚障害者は避難所に遅れて到着しがちなため，避難所受付時には必要な支援を確認し，トイレや洗面所への移動に配慮した居住空間を確保する．生活支援や医療支援に関する的確な情報を把握し，避難所運営者などと共有し，本人の承諾を得て周囲の人に理解を求め，緊急の場合などには支援を依頼する．どのような支援を，どのように行ったらよいのかを確認し，移動時には腕や肩につかまってもらい，半歩ぐらい前を歩き，曲がる方向や段差の情報などを提供しながら誘導する．「あっち」や「それ」のような曖昧な表現は避け，できるだけ具体的に表現する．

雑然とした避難所内は移動が困難で1人でトイレに行けない上，食事の配給情報が伝えられても取りに行くことができない．壁伝いに移動できる居住空間を優先的に確保し，必要に応じて移動介助者を配置したり，食事や飲料水などは個別に届けるよう配慮する．トイレでは，便器やトイレットペーパーの位置と使用方法を具体的に説明する．何事においても直接手で触れて状況を確認するため，手洗い場や洗面所に案内し，常に手指の衛生が図れるよう支援することも大切である．

東日本大震災では，必要な薬を持ち出せず，眼圧の上昇などさまざまな症状を抑えることができなかった人や，過酷な避難生活のストレスも加わり，持病や目の状態が悪化した人が多かったことなどが報告されている．さらに，**身体障害者手帳**を取得できる視力や視野の障害があるにもかかわらず，本人の意思

で手帳を取得していない人も数多く，自分からは障害や医療ニーズを伝えられない人も多い．看護師は適切に関わり，医療支援の必要性，服薬を含め配慮すべき情報を的確に収集し，眼科医療などとつなげる必要がある．

2 聴覚障害者に必要な支援と看護

聴覚障害者は音声による情報が得られず，孤立感が増してストレスを抱きがちである．避難所受付時には手話や筆談等による情報支援の必要性を把握するとともに，音声以外でも情報が伝わるような避難所運営上の配慮が必要になる．

筆談を行う場合には，わかりやすく箇条書きで表現し，適宜，理解の程度を確認する．避難直後などの緊急時で双方向の情報交換が困難な場合には，障害者手帳，保険証などで本人確認し，お薬手帳などの情報をもとに対応する必要がある．できるだけ早急に手話通訳者や要約筆記者の派遣を依頼し，双方向の**コミュニケーション支援**を確保する．音声を文字変換できるタブレットやスマートフォンの活用も有効である．

表情を見て安心したり，口の動きを見て言葉を理解する人もいるので，場合によってはマスクを外す必要がある．補聴器を利用したり，ある程度大きな声でゆっくり話すことによって情報を得られる人（難聴の人）もいるが，生活騒音の多い避難所では聞き取りが難しい．放送や声掛けによる情報は伝わらないため，文字情報やピクトグラム（絵文字）を活用し，食事や物資などの配給，トイレやお風呂に関する情報，各種手続きや諸連絡事項が確実に伝わるような支援が求められる．本人の承諾のもと，聴覚障害のある人には特定の場所に集まってもらい手話通訳を配置すると，コミュニケーションの問題は解消されやすい．

将来への不安や周囲とのコミュニケーションの困難さにより，心身に過剰なストレスを生じ，持病の悪化や精神的症状の発現を生じさせないよう看護職の関与が求められる．

視覚障害と聴覚障害のある**盲ろう者**は，さらに大きな困難を強いられていることを忘れてはならない．日ごろから十分な支援体制を構築しておく必要がある．

3 肢体不自由者に必要な支援と看護

肢体不自由者の避難所受付時には，必要な生活支援だけではなく，医療的ケアや服薬・治療が必要な場合も多いため，医療支援の必要性を聴き取る．平時には障害に応じた住環境の整備，さまざまな機器活用や工夫によって日常生活を営んでいる身体障害者だが，環境条件が低下した避難所生活では，日常的な健康維持を構成する食事，口腔ケア，排泄，入浴などで大きな困難が生じる．可能であれば避難所利用時に，難しければできるだけ早期に，一つひとつの日常生活動作の状況について丹念に聴き取りを行い，居住空間や移動スペースの確保など，避難所で生活できるよう改善することが重要である．状況によって

は，バリアフリーで必要な設備が整った**福祉避難所**や医療機関などへの転所を勧めることも考慮する．

　混雑している避難所では，車椅子や杖歩行での移動が困難であるため，トイレや洗面所への移動に配慮した居住空間を確保する．肢体不自由者は立ち上がりや腰下ろしなどの身体動作，歩行などの移動が困難なため，ベッドでの寝起きや椅子での生活が望ましい．

　脳性麻痺や脳血管障害のある人には，言語に障害があることもある．脊髄損傷者には，排泄障害があり導尿が必要であったり，負傷していても痛みを感じていなかったり，体温調節が困難な場合もあるため，必要な情報を的確に把握して適切な看護を行う．

　混雑している避難所生活では，周囲の人に対する遠慮からトイレに行くのを我慢するため，水分や食事の摂取を控える人がいる．脱水や栄養不足の危険性を伝え，食事や飲水を我慢しないよう指導する．狭いスペースで窮屈な姿勢を続けると，エコノミークラス症候群（深部静脈血栓症）や生活不活発病（廃用症候群）を発症する危険性も高くなる．身体動作や移動に困難が生じないようなバリアフリーなスペースの確保，ベッドや椅子の手配，トイレ等への移動通路の確保，介助者の確保などが求められる．障害がある人にも，可能な軽い運動に取り組んでもらう，自分でできることはできる限り自分で行ってもらう，散歩を励行するなどして体力の低下を防ぎ，健康の維持に努める．また，避難生活でさらに抵抗力が低下しているため，誤嚥性肺炎やインフルエンザ，感染性胃腸炎などに罹患しないよう感染症予防にも努める．

■ 引用・参考文献

1) 坂爪一幸ほか．知的障害発達障害のある人への合理的配慮：自立のためのコミュニケーション支援．かもがわ出版，2015，p.62.
2) 文部科学省．学習障害及びこれに類似する学習上の困難を有する児童生徒の指導方法に関する調査研究協力者会議．学習障害に対する指導について（報告）．1999-07-02. https://www.mext.go.jp/a_menu/shotou/tokubetu/material/002.htm，（参照2023-07-14）.
3) 有馬正高監修．知的障害のことがよくわかる本．講談社，2007.
4) 国立障害者リハビリテーションセンター研究所．災害時の発達障害児・者支援エッセンス：発達障害のある人に対応するみなさんへ．国立障害者リハビリテーションセンター研究所発達障害情報・支援センター．2013.
5) 杉山登志郎責任編集．発達障害への看護アプローチ．精神看護出版，2011.
6) 中村雅彦．あと少しの支援があれば．ジアース教育新社，2012.
7) American Psychiatric Association. DSM-5 精神疾患の分類と診断の手引．日本精神神経学会監修．高橋三郎ほか監訳．医学書院，2014.
8) 厚生労働省．「避難所生活を過ごされる方々の健康管理に関するガイドライン」について．2011-06-03. https://www.mhlw.go.jp/stf/houdou/2r9852000001enhj-att/2r9852000001enj7.pdf，（参照2023-07-14）.
9) 日本公衆衛生協会全国保健師長会．平成24年度地域保健総合推進事業「東日本大震災における保健師活動の実態とその課題」を踏まえた改正版：大規模災害における保健師の活動マニュアル．日本公衆衛生協会．2013. http://www.jpha.or.jp/sub/pdf/menu04_2_h25_01.pdf，（参照2023-07-14）.
10) 日本盲人福祉委員会．平成23年度手話通訳者等派遣支援事業：災害時の視覚障害者支援体制マニュアル．防災情報ページ．2012. https://www.bousai.go.jp/taisaku/hinanjo/h24_kentoukai/2/pdf/5_3.pdf，（参照2023-07-14）.
11) 厚生労働省．障害者差別解消法：医療関係事業者向けガイドライン．2016. https://www.mhlw.go.jp/seisakunitsuite/bunya/hukushi_kaigo/shougaishahukushi/sabetsu_kaisho/dl/iryou_guideline.pdf，（参照2023-07-14）.

重要用語

知的障害	書字障害	視覚障害者
適応機能	算数障害	聴覚障害者
発達障害	ワーキングメモリー	コミュニケーション支援
限局性学習症（SLD）	痛覚鈍麻	肢体不自由者
注意欠如・多動症（ADHD）	感覚過敏	バリアフリー
自閉スペクトラム症（ASD）	身体障害者	福祉避難所

4 継続的な治療が必要な人への支援と看護

　ここでは，継続的な治療が必要な内部障害のある人への支援と看護について解説する．内部障害は外見からだけでは障害があることがわかりづらく症状も多様なため，個々への聴き取りとアセスメントが重要になる．

1 がん患者への支援と看護

1 がん患者に必要な支援

　治療法の開発により，**がん治療**は入院から外来，在宅へとシフトし，外来通院で薬物療法や放射線療法を受けている人が増えている．がん治療中の患者の特徴として，身体的には治療法や治療スケジュールによって体調が変化すること，心理・社会的には常にがんの進行や再発・転移の不安を抱えながら社会生活を営んでいることが挙げられる．このような特徴を踏まえると，災害時のがん患者への支援には，①治療による副作用対策をはじめとしたセルフケア支援，②治療継続支援，治療中止または中断した場合の影響と治療再開などの情報提供，が必要になる．

　災害急性期は救急患者の対応が優先され，がん患者への対応は後回しにされることがある．災害時には，がん患者自身のセルフケアが必要となるため，日ごろから患者のセルフケア能力を高める支援が大切である．

処方箋医薬品の取り扱いについて

「医薬品，医療機器等の品質，有効性及び安全性の確保等に関する法律」では，「医師，歯科医師又は獣医師から処方箋の交付を受けた者以外の者に対して，正当な理由なく，厚生労働大臣の指定する医薬品を販売し，又は授与してはならない」と定めている（第49条第1項）．しかし，大規模災害時は「正当な理由」に該当するため，お薬手帳や薬袋を保持し，医師からの事前の了承があるとみなされる患者には，必要な処方箋医薬品（医療用麻薬および向精神薬）の販売が可能となる．

---

2 がん患者への看護

　災害発生時，早急に対応が必要なのは鎮痛薬などの薬の手配である．鎮痛薬や副腎皮質ホルモンなど症状を緩和する薬剤の中には，急な中断で身体に有害な反応が出現するものもあるため，すぐに申し出るようアナウンスする．平時と同じ薬剤が入手でき，服薬の方法がわかっている患者には自身で管理してもらう．効果は同様だが違う薬剤の場合や入手できなかったときは，服薬指導を行う．

　東日本大震災で最も多かった「がん患者の心配」は，「予定通りに抗がん治療を行わなくていいのか？」であった[1]．医療従事者はがん薬物療法や放射線療法など，それまで受けていた治療をどうすれば継続できるか，その治療は急ぐ治療であるのか，ある程度延期ができるものなのかを判断（主治医に確認）し，情報提供する必要がある．たいていの固形がんは1～2週間程度治療が遅れても病状が進行することはないが，リンパ腫や白血病への抗がん薬については，病状によって異なるため医療機関に相談する．治療を受けている病院に連絡が取れないときは，地域のがん診療拠点病院のがん相談室に連絡するとよい．また，近隣の病院で治療が再開されれば通院のための交通手段を確保し，必要に応じて関係機関と調整する．

　避難所は集団生活のため，感染症が発生，まん延しやすい状況にある上，ライフラインの途絶，物品の不足などにより感染症の予防行動を取るのが難しい．抗がん薬治療中の患者には，患者の抗がん薬の種類と投与スケジュールを把握し，患者の準備状況を確認し，副作用の出現時期に合わせて手に入る物品で対処できるよう援助する（図8.4-1）．例えば，水で手洗いができないときは，ウエットティッシュで手指を拭いてからアルコール消毒を行う，マスクをする，口腔ケアを行う，咳をしている人に近づかない，着衣で体温調節するなどのセルフケアを行うよう指導する．治療後間もない時期には食欲不振や倦怠感が出現するため，食事の工夫や休息への援助を行う．誰もが片付けや物資調達などで一生懸命動いているのに，横になることに負い目を感じる患者には，仕切りやカーテンで個室空間をつくり，必要な休息が十分に取れるよう援助する．

　静穏期・準備期には，患者や家族が病名や治療，薬剤名について，説明できるように準備することを支援する．数日分の薬剤，お薬手帳，マスクや手指消毒用アルコールなどを災害時持ち出し袋に入れておく，定期的に治療内容や検査結果などを携帯電話のカメラで撮影・保存しておくなど，有事に備えるよう伝え，定期的に備えの内容を確認する．また，感染予防や体調管理などセルフケアができるよう，日ごろから援助・指導することが大切である．ここではがん治療中の患者への看護について述べたが，終末期がん患者の災害時の看護についても併せて考えておく必要がある．また，抗がん薬には，壊死起因性薬剤や危険薬剤*が含まれるため，抗がん薬投与中に災害が発生した場合，建物の

用語解説*
危険薬剤

抗がん薬など人体に健康被害を起こす薬剤を指す．ハザーダスドラッグ（hazardous drugs：HD）とも呼ばれる．発がん性，催奇形性，生殖毒性などがあり，抗がん薬を扱う医療者は曝露対策を徹底することが求められる．

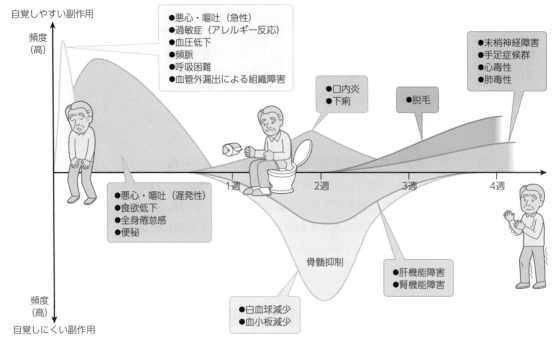

図8.4-1　抗がん薬の主な副作用と出現時期

損壊による負傷だけでなく，ベッドからの転落，点滴スタンドの転倒などによる抗がん薬の血管漏出や曝露にも注意が必要である．安全に薬剤投与を中止し避難するためには，患者の協力も必要であり，定期的に訓練を行うなど平時からの対策が大切である．

2 糖尿病患者への支援と看護

1 糖尿病患者に必要な支援

　阪神・淡路大震災以降，災害によって慢性疾患のコントロールが乱れたり，病状が悪化することが知られるようになり，静穏期・準備期からの災害対策や患者指導の重要性が認識されている．**糖尿病**は生活のしかたそのものが治療であるため，生活の基盤が崩れる災害時には食事や運動，薬物療法などの治療やセルフケアの継続が困難となり，病気のコントロールに支障を来す．避難所などでの生活環境の変化によるストレスや睡眠不足は，アドレナリンやコルチゾールの分泌を促し血糖値が上昇する．逆に，食料の不足，自宅の後片付け，生活用品の買い出しなどで活動量が増加し低血糖を引き起こすなど，血糖コントロールが容易に乱れる．断水や停電などにより，清潔を維持できないことによる感染リスクの上昇にも注意が必要である．災害時の糖尿病患者の支援には，①治療やセルフケアの継続への支援，②清潔の維持と感染症予防の指導が必要となる．

2 糖尿病患者への看護

災害発生時，早急に対応が必要なのは，1型糖尿病と一部の2型糖尿病患者のインスリン確保である．ケトアシドーシスは命に関わるため，自己管理が可能かどうかも含めて，迅速に患者の状態を把握しなければならない．災害時に比較的供給されやすいインスリンは即効型や持効型のため，支給されたインスリンが普段使用しているものと異なる場合は，打ち方を指導する．患者によっては我慢していたり，病気のことを言い出せない人もいるため，そのことを念頭に置いてスクリーニングを行う．同時に薬物の入手方法の情報を提供し，かかりつけ医や近隣の医療機関が診療を開始したときには，医療機関につないでいく．その際，通院手段などを確認し，確実に治療が継続できるよう移動手段を確保する．

災害急性期は配給が不安定で，1日2食（10時と16時ごろ），おにぎり，菓子パン，缶詰などの食事になり，食後の高血糖や空腹時の低血糖を起こしやすくなる．まずは，配給されたものはなんでも食べ，急激な血糖上昇を防ぐためによく噛んでゆっくり食べるよう声掛けをする．糖尿病患者は低血糖にならないことが重要なため，摂取カロリーや活動量をみて内服薬やインスリンの量を決めるよう援助し，食料や薬剤などが十分供給されるまでは，血糖をやや高め（150～200dL/mg）に維持する．また，高齢者は活動量が減りがちなため高血糖になりやすい．避難所の清掃を一緒に行ったり，ラジオ体操などで活動量を確保するよう努める．

糖尿病を患っている人は免疫力が低く，他の疾患に感染しやすいため，被災後の片付けを行う際は特に注意が必要である．がれきなどによるけがを防ぐため，必ず手袋を装着し，トゲが刺さったなど小さなけがでもすぐに医療者に相談するよう伝える．足病変への対応も忘れてはならない．手に入る物品で行える足の清潔保持の方法や，靴の選択方法なども指導する．「平成28年熊本地震」における糖尿病患者の血糖コントロールに関わる因子の検討[2]によれば，3～4カ月以降に2型糖尿病患者の血糖コントロールの悪化がみられ，自宅の大規模損壊や労働環境の変化などが関連していた．避難所だけでなく，仮設住宅に移った後も中長期的な支援を行っていく必要がある．

静穏期・準備期には，災害時の対処法や医療機関との連絡方法などを話し合っておく．その際，**シックデイ***ルールの知識が役立つ．また，自分の病気がどのような状態でどのような治療を行っているのか，ペン型インスリンの色やインスリンの種類などがいつでも説明できるように援助する．**糖尿病連携手帳***やお薬手帳，飲料水，1～2週間分の薬剤や血糖自己測定器，補食，ブドウ糖などを非常持ち出し袋に入れておき，特に薬剤は，職場と自宅など複数の場所に品質保持の管理を含めて保管するよう伝え，定期的に患者とともに確認することが大切である．

配慮を必要とする人への看護

用語解説*
シックデイ
糖尿病患者が糖尿病以外の疾患で発熱や下痢，嘔吐を来し，または食欲不振のため食事ができないときをいう．普段より血糖コントロールが難しくなるため，高血糖やケトアシドーシスにならないための対応が必要である．

plus *α*
シックデイルール
糖尿病患者がシックデイになったときに守らなければならない特別なルール．①1日100g以上の炭水化物を摂取する，②1日1,000mL以上の水分を摂取する．インスリンを使用している人は，③血糖自己測定を行う，④食事ができなくてもインスリン量を極端に減らしたり，中止したりしない，などである．

用語解説*
糖尿病連携手帳
糖尿病を自己管理するための手帳で，以前は糖尿病健康手帳と呼ばれていた．糖尿病と診断された時点で医師から渡される場合が多く，無料である．

3 腎機能に障害がある患者への支援と看護

1 腎機能に障害がある患者に必要な支援

　腎機能に障害がある患者は残存する機能をできるだけ保持し，腎機能障害の進行を防ぐための生活管理や薬物療法が必要だが，災害時には日ごろの食事療法や活動制限，薬物療法が十分に行えなくなり，大量の水と電気が必要な**血液透析**（hemodialysis：**HD**）も数日間は受けられない．血液透析が受けられるまでエネルギーの消耗を抑え，食事の管理を平時以上に行うことで数日間は対応できる．4日以上血液透析ができず，支援透析*が近隣で受けられない場合は，遠隔地での治療継続が必要になる．また，血液透析が再開されたとしても，透析回数や1回に受けられる時間が減ることが多い[3]．災害時の腎機能障害患者の支援には，①治療の継続，②血液透析患者の遠隔避難への支援，③溢水・脱水の予防，④十分な睡眠とストレス軽減が必要となる．

2 腎機能に障害がある患者への看護

　薬物療法が継続できるよう，各機関に働き掛ける．特に降圧薬や心臓の薬，インスリンを含む血糖降下薬，カリウム吸着薬など，中断によって早期に身体に影響を及ぼす薬剤は早急に手配する．支援透析が必要な場合は，可能な限り患者の生活圏に近い場所で血液透析が受けられるよう調整する．生活圏から陸路移動が可能な外来透析をはじめ，移動できない場合の入院透析，入院できない場合の宿泊施設や通院手段の手配など，患者の状況に合わせた調整を行う．遠隔地での血液透析が長期にわたる場合は，被災者支援に関わる情報提供とともに，生活面・精神面での支援が不可欠であり，連絡方法などを決めておくなどの配慮も必要である．

　腎機能障害患者が，災害時に最も注意を要することは食事である．被災地で支給される食事はおにぎりや菓子パン，カップ麺，バナナなど調理を必要としないものや，カレーや焼きそば，ラーメン，豚汁など簡単に調理できるものが多い．これらの食事にはタンパク質や塩分，カリウムなどが多く含まれるため，平時以上に厳密な塩分・水分・カリウム制限を行い，血液透析までつなげられるよう援助する．一方で，溢水を過剰に警戒することによる脱水にも注意しなければならない．脱水は血栓症などを合併し致死的な状況を招くため，**ドライウエイト***（dry weight：**DW**）を把握しながら，定期的な体重測定や水分チェック，血圧や脈拍測定などを行う．

　透析患者の血圧上昇の原因の多くは，塩分と水分の摂取による体液量の増加だが，災害時は交感神経の緊張が大きく関与する．高血圧は腎機能障害を進行させるため，ストレスを軽減し，十分な睡眠が取れる休息場所の確保が必要である．透析患者は潜在的に睡眠障害を抱えている人が多い．睡眠障害は生命予後を悪化させることに留意し，足湯やハンドマッサージなどリラックスできるケアを行うことも大切である．また，エネルギー量が極端に不足すると，体内

用語解説 *
支援透析

災害で血液透析ができなくなった施設の患者に対し，透析の可能な施設で実施する透析のこと．

plus α
食塩への換算式

栄養成分表示には塩分量がナトリウムで表示されているものが多い．次の式でナトリウム（Na）を食塩に換算する．食塩（g）＝Na（mg）×2.54÷1,000

用語解説 *
ドライウエイト

透析患者が血液透析終了時に目標とする体重のこと．透析患者は尿が出ずに水分が体にたまり続けるため，体重が増加する．血液透析を受けると体にたまった余分な水分は取り除かれるため，このときの体重が基本となる．ドライウエイトは，季節や患者の体調，食事の量によっても変動するため，こまめな見直しが必要である．

で筋肉などのタンパク質が分解され，その代謝産物である尿素やクレアチニン，カリウムなどが体内で増加し危険を招くため，エネルギーの確保にも配慮する．同時に，片付けで無理をしたり，がれきでけがをすることがあるため，**シャント***管理や感染予防に注意を促す．

　平時からの備えとして，数日分の薬剤とともに塩分，タンパク質，カリウムなどが調整された食物を準備しておくよう指導する．**透析患者情報カード**を携帯し，透析方法やDW，体重の変動域，血液データ，内服薬，身体障害者手帳などを携帯電話で撮影・保存することを勧める．災害時には速やかに透析患者であることを申し出，自ら支援を求めるよう指導する．遠隔地で血液透析を受ける可能性についても話し合っておき，必要であれば自治体と協議する．また，透析中の安全な離脱についても，患者・医療者で定期的に訓練をしておくことが必要である．

4 高血圧症患者への支援と看護

1 高血圧症患者に必要な支援

　災害発生直後から混乱期を経て安定期に向かう過程において，環境の変化，疲労，不安や避難所生活に伴う睡眠障害，活動量の低下，食生活の変化等から，非常に多くの心的ストレスが被災者にかかる．人は精神的・身体的ストレスを感じると，その刺激が交感神経を活性化し，末梢血管の収縮や心拍出量の増大を生じさせ，直接的に血圧の上昇につながる．震災後から2〜4週間は最大血圧（収縮期血圧）が平均5〜25mmHg上昇する．個人差はあるが，災害後の血圧上昇は通常一過性であり，震災後4週目ごろから下降に転じる．しかし，高齢者，慢性腎臓病，肥満，メタボリックシンドロームなど**食塩感受性**が亢進している患者では，血圧上昇が遷延し**災害高血圧**のハイリスク群となる．また，交感神経の活性化は食塩感受性を亢進させ，同量の塩分を摂取しても血圧が上昇しやすくなる．長期の避難所生活で食塩含有量の多い加工食品や保存食の摂取が増えると高血圧が発症，または増悪するため，食生活への支援が重要となる．

8

配慮を必要とする人への看護

食塩感受性の亢進

食塩を摂りすぎると血圧が上がり，減塩すると血圧が下がる．これが食塩感受性である．食塩の過剰摂取により腎臓の交感神経活動が亢進され，腎臓でのナトリウム排出機能が低下して起こる高血圧を，食塩感受性高血圧という．災害時はストレス等により交感神経が活性化され，食塩感受性が亢進する．食塩感受性高血圧は心臓や血管に大きな負担をかけるため，心臓病や脳血管障害を発症するリスクが高い．惹起因子といわれている加齢，腎障害，肥満，メタボリックシンドロームなどのハイリスク集団には，減塩を徹底させる必要がある．

心的ストレスは被災者の健康に対するモチベーションを低下させ，生活習慣上の問題の悪化につながるため，震災後，早期からの心理的支援が必要である．

　東日本大震災のような大きな津波があると，普段，服用している薬剤を流失し，さらに交通機関の麻痺による薬剤流通の一時停止等から，服薬の中断を余儀なくされ，血圧の上昇につながることが考えられる．平時からかかりつけ医療機関の連絡先や薬剤名，保険証，お薬手帳を入れた災害時用避難袋をつくっておく，携帯電話に病院の連絡先と薬剤名を保存しておくなど，有事に備えるよう指導する．災害時に急激な血圧上昇や健康状態の悪化が認められた場合は，速やかに医療班へ相談し，医療機関での受診ができるよう支援する．

2 高血圧症患者への看護

　発災後の避難所では，集団生活を余儀なくされる．室温や空調管理も十分ではなく，室温の高い，低いにより身体の変調を来しやすく，血圧も大きな影響を受ける．避難生活中であっても，患者には定期的な血圧測定を習慣付けるよう指導し，巡回時には必ず血圧を測定する．また，住環境をアセスメントし，プライバシーの確保や夜間の消灯時間の設定，アイマスクや耳栓，振動防止マットレスなどの手配・支給を行い，6時間以上の良質な睡眠が確保できるよう努める．

　停電や断水が続くと入浴はもちろん，トイレの使用ができなくなる．夜間の排尿を避けるため，水分摂取を控えると脱水傾向となり，血圧の上昇につながる．また，水分制限は便通にも影響を与える．排便時の努責は一過性に血圧を上昇させるため，心臓や腎機能が低下していない場合は，目安として1日1,000mL以上の水分摂取を推奨し，脱水や便秘を予防する．

　中長期における食事は減塩に努め，カップ麺など保存食の摂取はできるだけ控える．魚類や野菜，果実を積極的に摂取できるよう，配食サービスやボランティアと協力し，工夫した献立を考える．食事量や食事回数，献立によって摂取カロリーを上手くコントロールすれば，高い降圧効果が期待できる．ただし，栄養状態や摂取カロリーの偏りがないかなど常に患者の状態をチェックし，状態に応じて調整する必要がある．

　加えて，避難所や応急仮設住宅などの慣れない環境下では活動量が低下するため，適度な運動が必要である．無理のない範囲で毎日続けることが重要で，有酸素運動であるウオーキングや散歩を1日20分以上続けることが望ましい．軽度の高血圧なら，適度な運動により降圧効果が期待できる．中等度以上の場合は医師に相談の上，薬物療法で血圧をコントロールしながら指示制限内での身体活動性の維持を援助する．

5 循環器疾患患者への支援と看護

1 循環器疾患患者に必要な支援

　災害時の循環器疾患には時系列があり，災害直後から強い精神的ストレスで引き起こされる**ストレス心筋症**（たこつぼ型心筋症）や突然死が，数日後から**エコノミークラス症候群**（深部静脈血栓症・肺塞栓症）が発生する．また，高血圧に関連する循環器疾患として，脳卒中，急性冠症候群（心筋梗塞や不安定狭心症），急性大動脈解離，心不全などが引き起こされる．これらの循環器疾患のリスクは，震災時には約1.5〜2倍増加し，数カ月にわたり持続する．特に高齢者がハイリスク群であり，夜間・早朝の発症が増加する．震災後の循環器疾患が引き起こされるメカニズムは「血圧の上昇」と「血液が固まりやすくなること」であり，これらの特徴を知り，急性期だけでなく，中長期にわたり血圧が上昇することを念頭に置き，前項で述べたように迅速かつ継続的な血圧管理を支援する．

　循環器疾患を治療中の患者は服薬している人がほとんどであるが，発災によって服薬が不定期になったり，継続が困難になったりすることがある．中でも抗血小板薬・抗凝固薬や降圧薬，心不全治療薬などの服薬中断は，環境の変化と相まって危機的状況を引き起こす危険性が高い．循環器疾患の種類と必要な薬剤を速やかに把握し，薬剤の手配など服薬管理を行うと同時に，必要に応じて医療班へ報告し，医療機関で受診できるよう支援する．循環器疾患のハイリスク患者の抽出には，**災害時の循環器リスクスコア**（表8.4-1）と**災害時の循環器予防スコア**（表8.4-2）を利用する．これは東日本大震災時に導入されたもので，簡便に対象者が特定できるだけでなく，これをもとに個別に指導することが可能である．

2 循環器疾患患者への看護

　ストレスフルな避難生活は，循環器疾患を容易に発症・悪化させる．巡回時には症状やストレス状態などをしっかり把握できるよう，細やかに観察する．また前項で述べた生活環境の整備にも絶えず注意を払い，必要な生活面での指導や援助を丁寧に行う．車中で寝泊まりしている患者には，長時間，下肢を心臓より低い位置に置かないよう指導し，エコノミークラス症候群を予防する．また，時間を決めてラジオ体操や散歩など，適度な運動ができる環境をつくり，できる限り参加してもらうよう促す．

plus α

ストレス心筋症

新潟県中越地震時に発症が多数確認され，注目を集めた．精神的，身体的ストレスを受けた閉経後の女性に好発し，突然の胸痛発作や呼吸困難，心電図変化，左室壁運動異常など，急性心筋梗塞と極めて類似した発症形態を示すが，冠動脈に有意狭窄をもたずに左室収縮不全を来す．平成28年熊本地震でも発症者が続出した．

8

配慮を必要とする人への看護

表8.4-1　**災害時の循環器リスクスコア：AFHCHDC 7 Score**

年　齢 (A)	75歳以上	☐
家　族 (F)	死亡・入院 （伴侶，両親，または子ども）	☐
家　屋 (H)	全壊	☐
地域社会 (C)	全滅	☐
高血圧 (H)	あり （治療中，または血圧>160mmHg）	☐
糖尿病 (D)	あり	☐
循環器疾患の 既往 (C)	あり （心筋梗塞，狭心症，脳卒中，心不全）	☐
合　計		点

・上記7項目を，それぞれ1点とし，合計7点とする．
・4点以上をハイリスク群とする．
・4点以上は，特に予防スコアが6点以上になるように努力する．

Kario,K.et al. Management of Cardiovascular Risk in disaster. JMAJ. 2005，p.363-376を参考に作成.

表8.4-2 災害時の循環器予防スコア：SEDWITMP 8 Score

睡眠の改善 （S）	夜間は避難所の電気を消し，6時間以上の睡眠を確保	☐
運動の維持 （E）	身体活動の維持（1日20分以上は歩行する）	☐
良質な食事 （D）	食塩摂取を減少させ，カリウムの多い食事 （緑色野菜，果物，海藻類を1日3種類以上摂る）	☐
体重の維持 （W）	震災前の体重からの増減を±2kg未満に維持	☐
感染症予防 （I）	マスク・手洗いの励行	☐
血栓予防 （T）	十分な水分摂取	☐
薬の継続 （M）	降圧薬，循環器疾患の薬剤の継続	☐
血圧管理 （P）	避難所で血圧を測定し，140mmHg以上は医師の診察	☐
合　計		点

・上記8項目を，それぞれ1点とし，合計8点とする．
・避難所単位，個人単位で6点以上を目指す．

Kario,K.et al. Management of Cardiovascular Risk in disaster. JMAJ. 2005. p.363-376を参考に作成.

避難生活における循環器疾患は，夜間睡眠時間帯とその影響が遷延した早朝時間帯の発症の増加を特徴とする．これにはストレスや睡眠障害が影響していると考えられており，できるだけ日中の身体活動を維持し，夜間には質の高い睡眠が確保できるよう**生活のサーカディアンリズム**を保つためのケアを行う．また，循環器疾患に必要な薬剤の管理や使用には専門知識が必要なため，薬剤師や医師と緊密な連携を図り，確実に服薬できるよう支援する．同時に，災害時の循環器予防スコアを活用し，評価することで患者の状態を把握する．

6 神経難病患者への支援と看護

神経難病患者は疾患や進行の程度によって，必要とする医療的ケアに大きな差がある．ここでは自宅において，人工呼吸器を装着している**筋萎縮性側索硬化症***（amyotrophic lateral sclerosis：**ALS**）患者に限定して述べる．

1 ALS患者に必要な支援

ALS患者をはじめとする神経難病患者の支援は，各自治体が作成する**災害時要援護者避難支援マニュアル**に明記されている．例えば，「難病患者・長期療養疾患患者災害時支援手帳」などの名称で，患者氏名，病名，病歴，関連機関の連絡先，医療機関の医師名，薬局・薬剤師名，医療機器情報，持ち出しリスト，支援者への依頼内容などを記載できるようになっている．2017年からは日本神経学会より各都道府県に**神経難病リエゾン**（学会認定の脳神経内科医が中心となっている）が情報収集と助言を行うことになった．

平時から支援者は，患者の居住する地域のマニュアルを確認し，患者および家族にもその内容を伝えておく．特に人工呼吸器装着患者は自宅での療養を開始する前に，災害時や電力消失時に備えて各都道府県の**難病情報センター**と各関係機関への届け出が必要である．内容は各機関によって異なるが，消防や警

察，電力会社，保健センターなどへ届け出ることで，事前に予測が可能な台風や大雨，高潮などが近づいている場合や，災害復旧時の電力調整時には各機関から連絡が入る．

　直近の予想が不可能な地震の場合，難病対策センターや各機関からの支援にも限界があるため，自助が求められる．通常，人工呼吸器の内部バッテリーは1時間程度，外部バッテリーは4～8時間程度の稼働が可能である．しかし，発災時には最低でも72時間分の電力の確保が必要となるため，予備の呼吸器や発動機，発電機などを平時から準備しておく．太陽光発電や電気自動車からの電力の供給など，新しい電力の確保も検討する．電力の自由化に伴い電力会社を自由に選べるようになったが，電力会社を選択する際には，災害時の復旧力も判断の基準に加えておく．予備電源の確保について助成が始まっている．

　家族と支援者は日ごろから，①電力供給元の切り替え方法の確認，②電力が喪失するまでの搬送先の確保と準備，③電力を喪失した場合のバッグバルブマスクでの呼吸補助法などを定期的に確認しておくと安心である．また，患者の多くが吸引器や在宅酸素，エアーマット，電動ベッドなどを使用しているため，これらの電源確保も同時に考えておく．さらに，経管栄養への対応（72時間以上の注入食と水分の備蓄），搬送経路の確保と確認が不可欠である．

　災害発生時の避難場所の選択肢に**在宅療養後方支援病院***があるが，大規模災害の際は搬送が困難な事態も想定される．また，避難所や福祉避難所は電力と医療的ケアの担保が難しいことが考えられる．近年の災害では，発災後72時間まではその現場や地域で対応し，その後，広域避難が検討されるため，まずは72時間に対応できるよう準備しておく．広域避難で空路を利用する際には，電力の確保を考慮する．

2 ALS患者への看護

　日ごろから，ベッドの近くや損傷の少ないことが予測される場所（例えば，冷蔵庫など）に，**医療連携カード**を準備しておくよう指導・援助する．カードには，患者および家族の名前と連絡先，保険情報，医療機関の連絡先，各種医療機器の種類，設定，メーカーの連絡先，使用している内服薬の薬剤名や注入食の一覧などを記述しておく．さまざまなシチュエーションを想定しながら，患者や家族と一緒に準備することが重要である．ただ，事前準備の過程の中で，「こんな身体状況では生きていけないのでは……」と予期悲嘆や過剰な不安に陥る患者や家族もいるため，精神的な負担に配慮しながら援助する．また，発災時には，できる限り速やかに電源が確保できる福祉避難所や医療機関へ移送できるよう，各関係機関へ連絡し手配する．

7 呼吸機能に障害がある患者への支援と看護

1 呼吸機能に障害がある患者に必要な支援

2018（平成30）年度の**在宅酸素療法***（home oxygen therapy：**HOT**）の

用語解説 *
**在宅療養
後方支援病院**

在宅医療を担当しているかかりつけ医の連絡に基づき，24時間いつでも診療を行ってくれる病院．入院が必要になった場合は入院治療を行い，万一，入院治療が行えない場合は，適切な医療機関を紹介してくれる．利用には事前の申し込みが必要で，緊急時の入院先病院として指定しておかなければならない．

用語解説 *
在宅酸素療法

病状は安定しているが，体の中に酸素を十分に取り込めない呼吸器疾患患者が，機器を使用し自宅で酸素吸入を行う治療法．

実施者は，約17万5千人と推定される[9]．在宅呼吸ケア白書[10]によると，HOT患者のうち70％が呼吸器疾患をもち，その45％が**慢性閉塞性肺疾患（COPD）**である．慢性呼吸器疾患はかぜをひいたり，酸素の不足や二酸化炭素の蓄積，心負荷がかかることで容易に増悪する．そのため，災害時には次の支援が必要である．

❶治療の継続 HOTの継続（電源または酸素ボンベの確保），薬物療法

❷悪化予防 粉じん吸引や感染性疾患の予防，清潔（特に口腔内）保持，気道の清浄化

❸十分な休息と適度な活動 居住環境の工夫，身体活動支援

在宅で呼吸ケアを受けているのは呼吸器疾患患者だけではない．宮地[11]によると，難病などにより在宅で**気管切開下陽圧人工呼吸器（TPPV）**を装着している人は7,395人であった（2018年3月末現在）．普段から，外部バッテリーなどの準備だけでなく，災害時の避難や避難所での喀痰吸引などを含めた生活ケアについて関係各所と調整しておくことが重要である．

2 呼吸機能に障害がある患者への看護

災害時においてHOT患者をケアする際は，体調を確認するとともに，持ち出し可能な酸素ボンベの数や酸素残量，自宅で使用している酸素濃縮器の稼働状態，酸素事業者への連絡の有無などを確認する．避難所においても，電源と酸素濃縮器があればHOTは継続可能であり，慌てて病院に行く必要はない．入り口や通路の近くなど，外からの粉じんや人の通行による粉じんを避け，電源が確保できる場所を確保する．その際，HOT患者の安全・安楽だけでなく，酸素濃縮器の稼働音やHOT患者の発する咳などが周囲に及ぼす影響も考えて場所を設定する．大規模災害時には，地域に**HOTセンター**＊が設置されることもあるため，必要に応じて情報を提供する．

土砂崩れや家屋倒壊，がれき処理により多くの粉じんが発生するため，HOT患者に対しては感染症予防と，特に粉じん曝露の回避が重要である．粉じんの中には海底のヘドロが乾燥したものや，がれきやごみに付着した真菌や細菌が多く含まれており，HOT患者が吸引すると肺炎を発症し，重篤化しやすい．避難中は必ずマスクを着用し，粉じんが大量に発生しそうなところには近づかないよう指導する．また，避難所の環境や寒冷曝露，集団生活によるストレスや身体的疲労，感染症のまん延などに対しては，保温や手指および口腔内の清潔保持などの感染症対策，周りに気兼ねせずに休息がとれる居住空間の確保など，生活環境の整備に努める．喀痰の貯留は換気量の減少や感染源となるため，水分を適切に摂取し喀痰の粘稠化を予防するなど，気道の清浄化への援助を行う[12]．

HOT患者は身体活動量の減少や低酸素血症による消化管の働きの低下，横隔膜の平坦化などで慢性的な食欲不振，低栄養になっていることが多い．消化の良い食事を提供したり，摂取回数を増やすなどの援助を行う．また，排泄時

に呼吸困難を伴うため，水分や食物を制限することも予測される．排泄回数を
チェックし，水分や食物が問題なく摂取できているかを確認する．身体活動の
低下は循環器や下肢骨格筋の機能低下を招き，労作時呼吸困難につながる．適
度な身体活動と**呼吸リハビリテーション***を促し，定期的に血圧や酸素飽和
度，下肢の浮腫などをチェックし，心不全などの徴候がないかを確かめる．平
時から，**包括的呼吸リハビリテーション**が行えるよう訓練しておくことも大切
である．**口すぼめ呼吸***は，災害時のパニックコントロールや酸素供給中断時
の低酸素血症の緩和に有効である．また，非常持ち出し袋の整備や酸素ボンベ
の準備，病態と治療法を患者や家族が説明できるようにし，お薬手帳やHOT
の設定，身体障害者手帳などは携帯電話で撮影し保存しておくよう指導する．

　災害時のHOT患者の安否確認や酸素ボンベの供給は，阪神・淡路大震災以
来，大手の在宅酸素事業者が**災害対応支援システム（D-MAP***）を開発し，
多くの患者を支援している．一方で，中小の在宅酸素事業者では，災害時には
対応しきれていない現実もある．一事業者の活動ではなく，平時から事業者，
医療機関，行政が連携し，有事に対応することが今後の課題である．

8 肝機能に障害がある患者への支援と看護

1 肝機能に障害がある患者に必要な支援

　災害急性期には，家屋の倒壊等による直接的外傷や多発外傷，熱傷等でいの
ちの危険にさらされる事態が多発する．度重なる余震などで転倒し，負傷する
被災者も増える．**ウイルス性肝炎**（HBs抗原・HBe抗原陽性およびHCV陽性）
患者の場合，問題になるのが他者への血液感染で，けがの手当てなどで**二次感
染**が起こらないよう支援しなければならない．また，感染にまつわる社会的偏
見も大きいため，正しい情報を提供し，**ヘルプカード**などを活用し周囲の人の
理解を得ることが大切である．ここではウイルス性肝炎患者に限定して解説す
る．

　肝臓は沈黙の臓器といわれるように，自覚症状に乏しいのが特徴である．発
災後は不眠や疲労が蓄積し，肝機能も低下しやすいため，肝機能障害の程度に
応じた生活調整の支援が必要である．また，定期的にインターフェロンを投与
している患者は，一時的な治療の中断を余儀なくされる．急性期においては，
病態や治療内容等を医療救護所や医療機関で自ら説明できるよう，平時からセ
ルフケア能力を高める支援が必要である．かかりつけの医療機関との連絡を密
にし，できるだけ早く治療が再開できるよう支援する．

2 肝機能に障害がある患者への看護

　患者の血液や体液に触れる危険性が高い医療従事者は，たとえ災害時であっ
ても二次感染の媒介者になってはならない．看護やケアにあたる際には，肝炎
ウイルスなどに曝露しないよう，自分の身を守ることが必須である．必ず自分
自身の手指等に傷がないことを確認し，ディスポーザブル手袋を着用する．手

用語解説*
**呼吸リハビリテー
ション**

呼吸器疾患を抱える患者
に対して可能な限り機能
を回復，維持させ，患者
自身が自立できるよう継
続的に支援すること．
個々の病態に合わせて個
別プログラムを作成，実
践し，セルフマネジメン
トの強化につなげる．

用語解説*
口すぼめ呼吸

息を吐くときに口をすぼ
める呼吸法．口を大きく
開けて勢いよく空気を吐
くと，気道が狭くなり肺
内の空気が出にくくなる
が，口をすぼめ口内に陽
圧をかけると気道にも陽
圧が生じ，しっかりと空
気を吐くことができる．

用語解説*
D-MAP

在宅酸素事業を展開する
帝人ファーマが展開する
災害対応支援システム．
緊急時や災害時におい
て，在宅患者の安否を確
認し，酸素濃縮装置を配
給する．東日本大震災時
には医療機関と連携し
HOTセンターを開設す
るなど，HOT患者のた
めの支援を幅広く行っ
た．

袋の破損は肉眼では見えない場合があり，手袋だけでは完全に感染予防ができないことを念頭に置き，処置後は石けんと流水での手洗いを行う．手袋は1患者ごとに1枚とし，再利用はしない．

　医療従事者は肝炎罹患者の情報収集に努め，肝炎を自覚している被災者には感染予防についての理解を確認する．カミソリやタオル，歯ブラシなどは個人専用とし，本人や家族，周囲の人へ感染予防の必要性と注意事項についての理解を促す．被災者自らが安心して肝炎に罹患していることを申し出られるような，プライバシーの保護に考慮した環境や空間で処置することも大切である[13]．

　発災後は肝機能が低下しやすいため，避難所の巡回では患者の睡眠状態や疲労の程度を確認する．肝機能障害が悪化すると倦怠感などの自覚症状が強くなり，普段はできていた清潔行動や排泄行動が大きな負担となるため，積極的に日常生活行動を援助する．また，適度な運動は必要だが，食後30分〜1時間程度は消化管に血液が集中し肝臓の血流量が低下するため，食後1〜2時間程度は臥床するよう指導する．ただ，避難所内では皆が協力して行動しているため，周囲に気兼ねし無理に動いてしまう患者もいる．人目を気にせず臥床できる空間を確保するなどの配慮が必要である[14]．

　肝炎の治療に使用される**インターフェロン（アルファ型）**の薬物有害反応にはうつ病があり，うつ状態にある人やその既往がある人は使用を避けるべきとされている．平時であれば問題がない人でも，被災による心的ストレスや不安，恐怖によりうつ状態に陥ることが考えられる．巡回時には細やかな観察と声掛けを行い，必要があれば速やかにかかりつけの医療機関で受診できるよう調整する．

9 ストーマ造設者に必要な支援と看護

1 ストーマ造設者に必要な支援

　ストーマ造設者は装具交換のための洗浄用物品，水，トイレ内にある程度の空間や物品置き場が必要である．しかし災害時は，装具をはじめ必要物品の入手が困難となり，避難所のトイレにはスペースに余裕がないことが多い．装具交換のための物品，交換スペース確保のために，福祉避難所を早急に開設する必要がある．災害時の装具給付については，2006（平成18）年に内閣府から発行された「災害時要援護者の避難支援ガイドライン」に，「ストーマ用装具等の消耗器材の費用について国庫負担を受けることができる」と明示されている[15]．民間では，**ストーマ用品セーフティーネット連絡会***が，緊急時には発災から約1カ月間，ストーマ用品の無料提供を行っている[16]．

2 ストーマ造設者への看護

　避難所等で看護活動を行う際は，困っていても声を上げられずにいる**オストメイト***がいないか，生活や周囲の様子などから情報を収集する．また，福祉

用語解説*

ストーマ用品セーフティーネット連絡会

日本国内のストーマ用品メーカーによって結成された団体．大規模な災害発生時などの緊急時にはストーマ用品を確保し，無料で提供している．災害時対応の手引きは日本ストーマ・排泄リハビリテーション学会ホームページで入手できる．

用語解説*

オストメイト

消化器系または尿路系ストーマ（人工肛門・人工膀胱）を造設をした人，ストーマ保有者のこと．全国組織として日本オストミー協会があり，各地にも互助会的組織がある．医師，看護師，ET（ストーマ専任看護師），オストミー・ビジターなどから医療的，心理的サポートが受けられる．

避難所の開設状況，装具の支給状況など，必要な情報を提供する．

|1| 装具がない場合

災害時においては，漏れや面板の溶け具合に注意しながら，交換日が来ても剥がさずに剥がれるまで装着する．剥がれてしまった後は，ビニール袋やティッシュペーパー，おむつ，タオルなど，入手できるもので排泄物を回収するよう工夫する．早急に自治体の福祉窓口に装具の支給を申請し，販売店と連絡を取り装具を確保する．近隣の医療機関や販売店も被災しスムーズに受け取れない場合は，日本オストミー協会，日本ストーマ・排泄リハビリテーション学会，日本創傷・オストミー・失禁管理学会等のホームページで最新情報を確認する．

|2| 装具交換の場所がない場合

避難所で利用していない部屋を一時的に装具交換用スペースとし，部屋がない場合は段ボールなどで仕切り，専用のスペースをつくる．

|3| においの問題

ビニール袋で密閉するなど，排泄物や使用済みの装具をそのときの状況に合わせて適切に処理する．ライフラインの途絶や物資不足の中では，においの問題が発生しやすいことを考慮して活動する．

|4| 備えのポイント

突然の災害に備え，平時から災害を想定した患者教育が重要である．装具一式（アクセサリー類を含めて1〜2週間分程度）を家の中に分散して保管し，可能であれば友人宅や親戚宅にも預けておく．公共施設を装具保管場所として提供している自治体も増えているため活用する．保管場所は家族に知らせておくとよい．

ライフラインの断絶に備え，水がなくてもスキンケアができる製品を準備する．支給される装具はフリーカットタイプが多いため，ハサミで面板カットを練習したり，日ごろ使用しているタイプとは異なる製品が支給されることを想定し，平時からいろいろなタイプの製品に慣れておくとよい．装具販売店や病院，協会や学会など，装具支給の情報が得られる連絡先を控えておく．

plus α
日本オストミー協会

オストメイトが安心して暮らせる社会を目指す障害者団体．全国の都道府県・指定都市に54支部があり，助言や相談，社会活動等を通してオストメイトとその家族をサポートしている．

10 免疫機能に障害がある患者への支援と看護

1 免疫機能に障害がある患者に必要な支援

ここではHIVウイルス感染者に限定して述べる．個人情報が公開されることはないため，被災者がHIVウイルスに感染しているかどうかは医療者にはわからない．災害時に被災者の処置を行う際は自身の安全を確保し，二次感染の予防に努める．患者には平時から，出血を伴う事態に備えて自分でできる圧迫止血法や排泄物の処理方法を指導し，災害時などで支援者に処置してもらうときには，状況によって必要であれば自ら感染者であることを申し出るよう伝えておく．また，薬物療法のセルフケアの指導が最も重要となる．特に，①

自分が今内服している薬の名前を知っている，②お薬手帳を所持している，③２種類以上の内服薬がある場合，１剤でも飲み切った時点ですべての抗HIV薬を同時に中止するなど，最低限のことは患者に説明しておく．

　各診療拠点病院は治療開始時から災害時を含め，抗ウイルス薬の内服が困難になった場合（例えば，内服後に嘔吐する，嚥下困難がある，災害で薬を失うまたは薬が入手できないなど）の対処方法について，患者に指導しておく必要がある．内服については，基本的には主治医の指示に従うのが原則だが，連絡が取れない場合は，複数処方されている抗ウイルス薬が一つでもなくなった時点で，すべての内服薬を同時に中止することが重要である．単剤投与は薬物耐性獲得の危険が高まるため，すべての服用を中止し，専門の医療機関からの指示を待つ．B型肝炎治療に関する抗ウイルス薬を併用している場合でも同様である．近年では，被災地とその周辺地域へ各自治体の薬剤師会が薬剤師の派遣と薬剤供給を支援しているが，HIVに関する抗ウイルス薬を所持して現地入りするケースは少ない．拠点病院以外の医療従事者や介護・福祉関係者は，内服薬の対応方法や感染対策について熟知していないため，日ごろから拠点病院での研修会などを通じて情報共有や知識の習得を図る必要がある．

　そもそも，支援者はHIVウイルス感染者の有無にかかわらず，すべての人がなんらかの感染の可能性があることを踏まえて，標準予防策を基本として関わることが原則である．感染による差別・偏見・社会的制裁がないように倫理的態度が求められる．

② 免疫機能に障害がある患者への看護

　大規模災害が発生したときは，まず，**エイズ治療・研究開発センター**＊や各自治体のエイズ診療拠点病院からの情報・指導を確認する．避難生活などで患者の免疫力が著しく低下しているときはマスクを常に装着してもらい，十分に加熱された食事を提供するなど，感染症予防に努める．患者の中には，自分が感染者であることをどう伝えればよいのか，伝え方によっては差別を受けるのではないかという不安を強くもつ人もいる．避難所においては，プライバシーに配慮した空間で健康相談を実施するなど，疾患を抱える人の立場に立った気配りが必要である．

　平時においては，①可能な範囲で自ら出血に対処する，②日ごろから内服の予備を持っておく，③災害時の対応について，かかりつけの医療機関に確認しておく，④通常は抗ウイルス薬の飲み忘れは厳禁だが，医療機関と連携が取れない状況で内服薬が１錠でも不足した場合は速やかに内服を中断するなど，患者が自律・自立して行動できるよう指導することが大切である．さまざまなシチュエーションを想定し，拠点病院の担当者（医師・看護師・臨床心理士・薬剤師など）と患者，可能であれば患者を支援する人とで有事に備えておく．

用語解説＊

エイズ治療・研究開発センター

国内外のHIV感染症治療・研究機関との連携の下，HIV感染症に対する高度かつ最先端の医療提供や，新たな診断・治療法開発のための臨床研究・基礎研究を行っている．また，日本におけるHIV感染症診療の水準向上を図るために，最先端の医療情報の提供や医療従事者に対する研修も実施している．

11 精神疾患患者への支援と看護

1 精神疾患患者に必要な支援

精神疾患患者への支援では，疾患の特徴を理解した関わりが重要である．代表的な精神疾患である**統合失調症**では主に幻覚，妄想，思考障害，感情の平板化，自発性や活動性の低下がみられる．幻覚や妄想は被害的な内容であることが多く，ささいな物音が幻聴に発展することもある．患者の被害的なもののとらえ方から妄想が出現すると，自傷・他害の危険性が高くなる．自発性や活動性の低下がある患者では，周囲の危険に注意が向かず，**危険回避行動**が十分にとれないことがある．

統合失調症に並ぶ代表的な疾患である**気分障害**では，意欲低下や睡眠障害などの抑うつ症状と，対照的な躁症状と呼ばれる活動性の亢進した状態のいずれかが出現する．躁症状の場合は本人の自覚が乏しいだけでなく，周囲からも元気で活動的に見え治療が遅れてしまうことがあるため，注意が必要である．

精神疾患患者に対する災害時の支援として，災害救助法では，避難生活において特別な配慮を必要とする人を対象とした**福祉避難所**が定義されている．福祉避難所では，精神疾患患者が一般の避難所とは区別された施設や空間で生活でき，約10人の避難者に対して1人の介助員が配置され，生活相談や心のケア等が実施される．症状の安定のために欠かせない薬物療法はかかりつけ医と連携し，継続できるよう服用状態の把握や薬の確保が行われる．

2 精神疾患患者への看護

精神疾患患者への看護は，患者が安心して生活が送れるよう環境を調整することが重要である．前述したように，精神疾患患者は福祉避難所への移送対象者であるが，東日本大震災においては，福祉避難所の中でも障害者対象施設が限られており，すべての対象者が利用できたわけではないとの報告もある[17]．精神疾患患者が遠方の福祉避難所で生活することは，住み慣れた土地や人とのつながりが途絶え，かえって症状が悪化する場合もある．看護職者は精神疾患患者が過ごす環境を十分検討した上で，避難する場所を選択する．また，その際には，患者や家族の意向，周囲の人との関係性も視野に入れることが重要である．

同時に，精神疾患患者にとって服薬の中断は，症状悪化のリスクを高める．看護職者には，災害時など規則的な食事や睡眠の確保が困難となったときでも，医師から指示された薬物療法が継続できるよう患者を支援することが求められる．しかし，薬物療法を継続していても症状が悪化する患者や，定期的な医療を受けておらず，治療内容を把握するのが難しい患者も存在する．東日本大震災では，津波で薬物が流出し，薬剤そのものの確保が困難となった事例[18]や，かかりつけ医の被災や交通事情で薬物療法の継続が困難となった事例[19]も多かった．このような場合，看護職者は患者の状態をきめ細かに観察し，医

師との連携のもと，その時々の患者の状態に適した薬物療法が実施できるよう支援しなければならない．薬物療法の継続には平時から，予備の内服薬を準備すること，患者や家族が内服歴を把握できるようお薬手帳の利用を習慣化することなどの支援が重要である．

　加えて精神疾患患者は身体的，精神的な不調があっても，それらを幻聴や妄想の症状と関連させてしまい，他者に正確な情報を伝えられないことがある．また，統合失調症や抑うつ症状のある患者は自発性に乏しいため，不調であっても自ら言い出せないことが多い．看護職者が患者の状態をいつもの精神症状と判断したり，訴えがないため問題ないと判断したりすると，重大な疾患を見逃す可能性がある．患者本人だけでなく家族からも患者の情報を得て生活状況を観察するとともに，患者との信頼関係を構築し，ささいな変化を見逃さないことが重要である．

　さらに，COVID-19の流行による自粛生活では，精神疾患患者が日ごろ活動の場としていた就労支援施設やデイケアなどの施設に通所できなくなることで，精神的な不安定さを訴える患者が増えたとの報告や，患者の生活リズムが乱れたことにより症状が悪化したという報告もある[20]．精神疾患患者にとって，生活習慣や安心できる人とのつながりを保つことは重要なケアである．そのため，必要な感染予防対策を講じながらも，可能な限り患者の生活を維持できるよう配慮することが重要である．

■ 引用・参考文献

1) 被災地に展開可能ながん在宅緩和医療システムの構築に関する研究班．大規模災害に対する備え．がん治療・在宅医療・緩和ケアを受けている患者さんとご家族へ：普段からできることと災害時の対応．試作版．厚生労働省．2014. https://ganjoho.jp/public/support/disaster/pdf/saigai_booklet.pdf, （参照2023-07-14）.

2) Kondo, T. et al. Impacts of the 2016 Kumamoto Earthquake on glycemic control in patients with diabetes. J Diabetes Investig. 2019, 10 (2), p.521-530. https://www.ncbi.nlm.nih.gov/pmc/articles/PMC6400205/, （参照2023-07-14）.

3) 日本透析医学会東日本大震災学術調査ワーキンググループ編．東日本大震災学術調査報告書：災害時透析医療展開への提言．医学図書出版，2013.

4) 西澤匡史ほか．災害と高血圧・脳卒中．心臓．2014, 46 (5), p.563-568.

5) 日本循環器学会，日本高血圧学会，日本心臓病学会合同ガイドライン（2012-2013年度合同研究班報告）．2014年版災害時循環器疾患の予防・管理に関するガイドライン．日本循環器学会．2014, p.33. https://www.j-circ.or.jp/cms/wp-content/uploads/2020/02/JCS2014_shimokawa_h.pdf, （参照2023-07-14）.

6) 前掲書5), p.18-20.

7) 坂田泰彦ほか．災害と心不全．心臓．2014, 46 (5), p.550-555.

8) 西澤匡史ほか．災害時の血圧管理．心臓．2019, 51 (10), p.1093-1097.

9) ガスレビュー．在宅酸素市場．ガスメディキーナ．2019,

24, p.44-45.

10) 日本呼吸器学会肺生理専門委員会在宅呼吸ケア白書COPD疾患別改正ワーキンググループ．在宅呼吸ケア白書．日本呼吸器学会．2013. https://www.jrs.or.jp/activities/guidelines/file/1096.pdf, （参照2023-07-14）.

11) 宮地隆史．全国都道府県別の在宅人工呼吸器装着者調査（2018年）．厚生労働省難病患者の支援体制に関する研究班．https://plaza.umin.ac.jp/nanbyo-kenkyu/asset/cont/uploads/2019/04/全国都道府県別在宅人工呼吸器装着者調査2018.pdf, （参照2023-07-14）.

12) 矢内勝．被災地基幹病院（宮城県）からみた呼吸器疾患．日本胸部臨床．2012, 71 (3), p.206-215.

13) 小林誠一．場面でわかる！実践できる！救急領域の感染管理：いざというときのための知っておきたい 実際に感染してしまったら．Emergency Care. 2010, 23 (10), p.47-56.

14) 片山和宏．ウイルス性肝炎診療：傾向と対策．日本職業・災害医学会誌．2015, 63 (3), p.132-137.

15) 災害時要援護者の避難対策に関する検討会．災害時要援護者の避難支援ガイドライン．2006. http://www.bousai.go.jp/taisaku/youengo/060328/pdf/hinanguide.pdf, （参照2023-07-14）.

16) ストーマ用品セーフティーネット連絡会．災害時対応の手引き．2015. http://www.jsscr.jp/img/saigaimanual.pdf, （参照2023-07-14）.

17) 細田重憲．東日本大震災津波時における福祉避難所の状況とみえてきた課題．月刊福祉．2014, 97 (4), p.43-47.

18) 日本精神保健看護学会災害支援特別委員会「精神科病棟で

働く看護師のための災害時ケアハンドブック」作成ワーキンググループ. 精神科病棟で働く看護師のための災害時ケアハンドブック. 2015, p.14-15.
19) 松本和紀ほか. 東日本大震災の精神医療における被災とその対応：宮城県の直後期から急性期を振り返る. 東北大学大学院医学系研究科予防精神医学寄附講座, 2014.
20) 長井理治. 精神科認定看護師実践レポート（10）：コロナ禍における生活の変化をサポートする訪問看護実践. 精神科看護. 2021, 48（1）, p.74-77.

 重要用語

シックデイ	生活のサーカディアンリズム	インターフェロン（アルファ型）
シックデイルール	筋萎縮性側索硬化症（ALS）	副作用
糖尿病連携手帳	難病情報センター	ストーマ
血液透析（HD）	在宅療養後方支援病院	ストーマ用品セーフティーネット
ドライウエイト（DW）	医療連携カード	連絡会
シャント	在宅酸素療法（HOT）	オストメイト
透析患者情報カード	慢性閉塞性肺疾患（COPD）	日本オストミー協会
食塩感受性	HOTセンター	エイズ治療・研究開発センター
災害高血圧	粉じん曝露	統合失調症
ストレス心筋症（たこつぼ型心筋症）	呼吸リハビリテーション	危険回避行動
エコノミークラス症候群	口すぼめ呼吸	気分障害
災害時の循環器リスクスコア	ウイルス性肝炎	
災害時の循環器予防スコア	二次感染	

5 医療処置が必要な人への支援と看護

医療処置が必要な人への有事の対応は，原則，在宅療養が開始になる時点で患者と支援者（医療・介護・福祉・行政など）の間で事前に対応策を検討しておく．災害時・緊急時に誰が，どこに連絡して，どのように対応するのかなどを具体的に確認しておくことが不可欠である．

コンテンツが視聴できます（p.2参照）

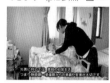

●在宅療養における災害対策〈動画〉

1 重症心身障害児・者に必要な支援と看護

重症心身障害児・者とは，重度の身体障害と知的障害を併せもった者を指す．重症心身障害児・者数は，全国で共通したデータがないため明確な数はわからない．就学前相談を含めた義務教育期間の障害者数は推定できるが，それ以外では統一した指標で把握するすべがない．現状では，診療報酬請求による病院からのデータ，保健所内での健診等での把握，居宅および施設入居も含めたサービス利用数から推定している．そのため，重度心身障害児・者の支援は，状況を把握している自治体単位で異なる場合がある．

国は，災害時に自ら避難することが困難な要配慮者の避難方法を事前に決めておく**個別避難計画**の作成を推奨しているが，自治体の努力義務となっている．個別計画の作成をきっかけに，近所の複数の支援による避難や物資の支給などを協働する体制を日ごろからつくっておくことが進められている．しか

し，居住地域への支援依頼ができないケースもあり（近所からの偏見や差別，家族内DV被害などがあり公にできないなど），慎重な対応が必要である．そのため，日ごろから**相談支援専門員**の介入が不可欠である．

重度心身障害児の場合，災害発生時に保護者がいない場面も想定される．例えば，登下校，放課後デイサービスやその他の通所系サービスの利用，外出支援など家族以外の支援者との場面で被災する可能性がある．そのことも考えて事前に災害時の対策を検討しておく．大雨や台風などの災害予測が可能な場合と，地震などの予測困難な場合それぞれに，具体的な対応を関係者全員で共有する．

また，重度心身障害者の中には，24時間重度訪問介護の利用により，家族と離れて自立した生活を営む人も増えている．その場合には，支援する複数の訪問介護事業所からのバックアップ方法，緊急連絡・搬送などの対応，介護職員が交代できない場合の対応など，災害発生時の介護職員の動きを具体的にシミュレーションして確認しておく．もともと長時間に及ぶサービスのため，災害によってサービス提供時間の延長や交代要員の未着などの理由から，共同生活が長期に及ぶ可能性もある．

また，家族が主介護者として生活している場合，支援者が現場に到着できない場合もあり，避難とその後の生活展開を考えておく必要がある．避難経路や支援が可能な施設の把握だけでなく，日ごろから現状の介護状況を明記したもの（食事・排泄・移動・薬物療法など），最低限の生活必需品（支援者の物も含む），移動に必要なグッズ（抱っこひもやスライドシートなど）を準備し，携帯しておく．

2　医療的ケア児に必要な支援と看護

人工呼吸器や吸引，胃瘻（いろう），導尿など，日常的に医療的ケアを必要とする**医療的ケア児**は，独歩可能な児から寝たきりの重症心身障害児までさまざまであり，在宅だけでなく療育や教育の場で生活している．

そのため，在宅，教育を受ける場（地域の小学校の通常学級または特別支援学級，特別支援学校など），登下校時，学校での課外授業中（校外学習，宿泊学習，修学旅行など），療育の場（放課後デイサービスや生活介護事業所など）等さまざまなケースを考えて災害時の対応を準備する．特に，日ごろから持ち歩くもの（バッグバルブマスク，吸引器のバッテリーなど）は確認が必要である．また，災害遭遇時の避難方法，最寄りの病院，出先での支援を依頼できる団体などを検討しておく．

3　人工呼吸器装着者に必要な支援と看護

自家発電機や大型の充電器の購入助成をする**人工呼吸器非常用電源設備購入費補助制度**を実施する自治体が増えている．しかし，自治体ごとに，給付の対

象商品・購入場所・助成金額や助成割合が異なるため，確認が必要である．

　人工呼吸器の予備電力は最低72時間程度を想定して検討・準備をする．人工呼吸器の機器ごとに内蔵バッテリーや外部バッテリーの使用時間が異なり，またバッテリーの切り替え方法も異なるため確認する．外部バッテリーは長期間放置すると放電してしまうため，日ごろから充電やバッテリーの駆動確認をしておく．

　人工呼吸器装着患者は，定期的な吸引や栄養管理など，そのほかにも支援が必要なケースが多い．そのため，その他の周辺機器で使用する電力の確保や手動で稼働できる物品の準備が必要である．万が一の場合は，バッグバルブマスクでの換気が必要となるため，医療者だけでなく家族・介護職員なども対応できるように事前に学習しておくことが必要である．例えば，日ごろの回路交換などでバッグバルブマスクを使って練習することもできる．

4 在宅酸素療法中の患者に必要な支援と看護

　慢性閉塞性肺疾患（COPD）などの呼吸器疾患や重症の心不全などの循環器疾患などで在宅酸素療法を受ける患者は多い．また，人工呼吸器装着者の多くが在宅酸素療法を併用している．在宅酸素療法には酸素濃縮器と液体酸素がある．通常は酸素濃縮器を選択することが多いが，高濃度酸素の吸入が必要な場合や台風などで停電（電力途絶）の可能性が高い地域は液体酸素を選択する．在宅酸素療法を実施する患者の病態に合わせて，機器の選択だけでなく携帯酸素ボンベ，通常のカニューラ以外にマスクや，リザーバー機能のあるマスクまたはカニューラを事前に準備しておく．

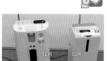

●酸素供給装置〈動画〉

　災害の種類によっては停電や酸素供給ルートの遮断により，酸素療法の継続が困難なことが予測されるため，事前に発災時の対応を酸素提供メーカーと後方支援病院とで確認しておく．近年，メーカーによっては酸素濃縮器に緊急携帯（GPS機能付き）を設置し，発災時にその携帯を持って避難すると，避難先を自動的に追跡して酸素を届けるしくみを運用しているところもある．また，病院によっては液体酸素の配管を複数延長し，在宅酸素療養中の患者を集めて酸素療法を実施した事例もあった．

　酸素吸入中の患者の中には，日常生活の中で呼吸困難感を体験している人が多い．不安が強いと呼吸困難感は誘発され，悪化しやすい．そのため，事前に災害時の対応を具体的に複数の支援者と話し合い，呼吸困難感があるときに起こりやすいパニックを抑える方法（呼吸法やストレッチ，薬物療法など）を日ごろのケアから実施する．さらに，土砂が舞い上がる被災地域や避難所などでは，上気道感染が起こりやすいため，マスク・うがいなどの感染予防に努める．また，呼吸困難感が増悪するときは，交感神経優位になりやすいため便秘や睡眠障害などを誘発し，より呼吸苦が増悪することがある．副交感神経優位となる支援（ストレッチ，足浴など）を複数実施することが有効である．

5 気管切開患者に必要な支援と看護

気管カニューレには複数種類があるため，自己抜去・事故抜去した際の対処方法を事前に確認しておく．使用する物品は予備として同じ種類とワンサイズ細いタイプを準備しておく．肉芽形成が著しい場合には，医療者以外での再挿入は困難な場合があり，抜管による気道閉塞など最悪の事態を事前に想定して対処を考える．

6 吸引が必要な患者への支援と看護

吸引器を購入する際には，可能な限りバッテリー内蔵タイプを選択する．身体障害者手帳の呼吸器機能障害または体幹機能障害の1・2級を取得している場合は，制度を活用して吸引器を購入することができ，購入し数年経過すると再購入も可能である．使いやすく，持ち運べて，吸引能力があり，バッテリーや車から電源供給可能なコード等があるものを選ぶ．

また，電力途絶時や持ち出しに制限のある場合も予測して，手動や足踏み式の吸引器を準備しておく．吸引器自体が特殊なものであり，にわかに準備することは困難なため，外出先には常に手動式も携帯する．

7 胃瘻・腸瘻の造設者に必要な支援と看護

胃瘻などのチューブ類が自己抜去・事故抜去した場合の対応を事前に確認する．抜去したときの瘻孔を確保する，長時間挿入ができないことを想定して細い尿道留置カテーテルを挿入するなど，あらゆる場面を想定してさまざまなサイズのチューブを準備する．使用するチューブ類は特殊なものが多く，どこの医療機関でも安定供給されるものではないため，可能であれば，緊急持ち出し袋に予備チューブを入れておく．

また，患者が被災していなくても，人工栄養を製造している地域や輸送経路が被災した場合は，注入食が届かなくなる可能性もある．その場合は，普通食からミキサー食やペースト食を作成し，シリンジにて注入することもあるため，事前に体験しておくとよい．

8 腹膜透析患者に必要な支援と看護

透析開始となったときから，災害時に透析患者の対応できる病院を事前に調べておく．発災早期から透析可能な病院などの情報がテレビ・ラジオ・新聞などで発信されるため，慌てずに情報を収集する．地域によっては，病院への移動に必要な車両や燃料に制限があることから，血液透析・腹膜透析を実施する避難者を集めた避難所を開設するケースもある．保健センターに問い合わせてみるとよい．

発災時には食事のとり方（カリウム・タンパク質・塩分・水分などの制限）

に注意が必要である．特に，避難所等で配給される食事は摂取カロリーに焦点化されているため，そのまま食べることが難しい．そのため，事前に想定される食事をどのように工夫したら制限が維持できるかを，訪問看護師や栄養士と相談しておくことを勧める．

9 オピオイド等の薬剤を使用している人に必要な支援と看護

がん疼痛管理で使用するオピオイドや副作用対策に使用する薬剤の多くは特殊であり，災害発生直後の医療チームが持ち合わせていることはほぼない．そのため，日ごろから3～7日分の予備を用意しておく．可能であれば，例えば，内服だけでなく坐薬を，オピオイドだけでなくNSAIDsを，といった複数の手段を準備する．

注射薬は，輸入制限や国内生産地域の被災，調剤薬局の被害など調達が困難な事態に陥ることがある．そのため，できるだけ特殊な薬剤での在宅における症状マネジメントは控えることが望ましい．薬剤変更が不可能な場合には，治療を受けた病院や関連病院での薬物調達困難による緊急入院もあり得ることを事前に確認しておく．

10 ポンプ類を使用している患者に必要な支援と看護

在宅では，高カロリー輸液を実施するための輸液ポンプやオピオイドを持続注射で使用する場合のポンプなど複数の場合がある．これらのポンプ類は電池またはACアダプターで作動している．いずれも使用前に災害時や電力途絶時の対応を話し合っておく．

最悪の場合はルートを抜去して避難する．ルート装着維持可能な輸液セットの場合は自然滴下での対応を学んでおく．オピオイドについては注射薬以外の薬剤の準備と後方支援病院（ホスピスなど）の連携を確認しておく．患者や家族，ヘルパーなどの支援者には，日ごろからもしもに備えたルートの抜去・輸液バッグの交換・速度調整のしかたなどを学んでもらう．

 重要用語

医療処置　　　　　　　　重度心身障害児・者　　　　　医療的ケア児

6 乳幼児および子どもに必要な支援と看護

1 乳幼児に必要な支援

　乳幼児は適切な情報を収集し，判断し，自ら安全な場所へ避難することはできない．そのため親や保護者，あるいは親や保護者に代わって保育する大人は，子どもと自分自身が安全な場所に避難できるよう，日ごろから危機管理意識をもっておかなければならない．また，乳幼児は親や保護者の態度や心理状態を敏感に察知するだけでなく，その影響を受けやすい．子どもへの影響を考える上でも，親や保護者の安全や安心を確保することは重要である．

　子どもをもつ親に対しては，被災後に現れる子どもの反応や言動の意味とその対応について説明するとともに，親の話をよく聴き，いつでも相談にのることを伝え，安心感を与える．必要であれば，専門機関への紹介や診察依頼の調整を行う．治療や高度医療の継続が必要な子どもをもつ親には，被災地外の医療機関を紹介し，治療が継続できるよう支援する．地域を担当している保健師と新生児や乳幼児に関する情報を共有し，協力，連携しながら対応する．

2 乳幼児への看護

1 乳児への看護

　言葉による表出やコミュニケーションができない乳児には，下痢，哺乳力低下，食欲低下，発熱などの身体的症状や，寝つきが悪くなる，夜泣きする，小さな音にも過敏になるなどの反応がみられることがある．乳児は生活環境の変化や，身近な大人の不安定な心理状態に影響を受けやすい．抱っこなどのスキンシップで安心感を与えると同時に，常に落ち着いて接することに努めるよう，親や保護者に伝える．

　栄養については栄養状態や排泄状態に目を配り，特に脱水に留意し授乳状況に気を付ける．被災による環境変化や心理的影響により，母乳分泌が減少したり停止することもある．必要時には母乳の不足を補うため，人工乳（ミルク缶），哺乳瓶，清潔な水と湯を沸かす道具（カセットコンロなど），消毒用の容器，消毒薬を手配し支給する．人工乳を支給する際には必ずアレルギーの有無を確認し，児に適したものを選択する．調乳用の飲料水は，可能であれば軟水を提供する．離乳食を開始している乳児には，離乳食の進み具合やアレルギーに配慮しながら，支援物資の中から成長過程に適した離乳食を支給する．

　また，頻回なおむつ交換や入浴ができないため，おむつかぶれなどの皮膚トラブルが起きやすい．乳児の健康問題は親や保護者のストレスを増強させるため，使い捨ておむつ，洗浄器や清浄綿など必要な物品をできる限り手配し，支給する．

　そのほか乳幼児健診や予防接種などの小児保健・医療をはじめ，子育てに関

する相談機関や相談窓口についての情報を提供する.

2 幼児への看護

幼児では，親から離れなくなったり，指しゃぶり，夜尿，赤ちゃん言葉を話すようになるなど赤ちゃん返りがみられることがある．また，おびえる，突然暴れる，泣くことが多くなる，聞き分けがなくなる，できていたことができなくなる，自傷行為がみられるなど，被災前にはなかった行動が現れる場合がある．親や保護者には子どもの反応の意味や対応を説明し，できるだけ一緒にいて遊ぶ，話をよく聴く，抱っこや抱きしめる，手をつなぐなどのスキンシップを図るよう伝える．大人の言葉がある程度理解できるため，乱暴な言葉や不安をあおるような言葉は使用せず，できる限り安心感を与える言葉で話し掛けるよう，親や保護者に伝える．また，乳児の看護と同様，小児保健・医療に関する情報を提供する．

3 子どもに必要な支援

医療支援においては，ハイリスクの子どもや治療の必要な子どもがいないか，被災前の行動や言動と大きく異なっている子どもがいないかどうかを把握し，必要に応じて支援する．生活面においては，子どもを1人で行動させないよう親や保護者に伝え，子どもにも家族や友達と行動を共にするよう説明する．仮設トイレの設置場所や照明設備は十分考慮した上で配置し，安全な環境づくりを支援する．同時に，避難所周辺が安全であるか，人目に触れない死角や子どもにとって危険な場所がないかを随時確認することも大切である．

また，被災地のような不安定な生活環境下では，年齢に関係なく性暴力被害が起こりやすい．性暴力の加害者は見知らぬ人だけでなく，顔見知りが多いことを認識し，性暴力被害の予防対策を検討する．災害や被災に伴うさまざまな体験は，子どもの心に長期的な影響を及ぼす可能性があることを理解し，二次的被害を発生させない環境づくりに努める．加えて，学童期以降の子どもについては，養護教諭を含む学校の教師と協力，連携しながら学校再開に関する情報を把握し，再開までの学習環境を整える．学校が再開されたら登校できる子どもは登校させ，平時の生活サイクルに少しでも近づけられるよう支援する．

4 子どもへの看護

言葉による表出やコミュニケーションが可能な子どもには，何がどのような状況になっているのか，親や大人が何をしようとしているのかを，年齢と発達段階に合わせてわかりやすく説明する．「子どもだから……」といって遠ざけるのではなく，被災者の一人として認め，家族やその周囲の人たちと共にいる安心感を与えられるよう配慮する．安全な作業や簡単な手伝いなどの役割をもたせ，「家族や友達と頑張っている」と感じられるようにすることが大切である．ただし，作業を無理強いするのではなく，子どもの意向や希望を聴きな

がら配分するよう心掛ける.

　子どもだけで楽しめる遊びやスポーツの時間もできる限り取り入れたい. 体を動かすことが苦手な子どもには絵を描く, 日記を付けるなど, 気持ちが表出できる遊びを提案し, ストレスがたまらないよう支援する. 最も大切なのは, 信頼できる親や大人の言葉で「大丈夫」と伝えることである. できる限り安心感を与え, 不安要因から子どもたちを遠ざけることに努める (表8.6-1).

　思春期は, 身体的にも心理的にも社会的にも不安定な時期である. このような時期に被災すると, さらなる不安定要因が増大する. 話をよく聴く, 一緒に活動する, 家族の中や避難先の中での役割を果たした際には感謝を伝える, 認める, 褒めるなどの肯定的な関わりを大切にする. 集団遊びやスポーツによりストレスを発散させたり, 緊張を和らげるようにすることも重要である. 子ども一人ひとりの体験や思いが異なることを認識し, 個々の気持ちに寄り添いながら対応する.

　思春期の女子では第二次性徴を考慮し, こまめに交換できるだけの生理用品を支給する. 月経を否定的にとらえることがないようトイレの環境を整え, 身体的成長や変化に応じたサイズの下着が着用できるよう配慮する. 同時に女性専用の更衣室が安全かつ気軽に利用できるよう整備する. 第二次性徴の始まりをきっかけに, 自分の体の性と心の性に違和感を感じ, トイレ, 更衣室, 風呂

表8.6-1　**子どもの心理の特徴と支援**

	乳 児	幼 児	学 童	思春期
身体の状態	● 栄養や水分の不足により脱水を起こしやすい ● 新陳代謝が著しいため, 皮膚が汚れやすい	● 外傷の可能性がある	● 外傷の可能性がある	● 第二次性徴の発現 ● 女子では月経発来, 乳房の発達がみられる
心理	● 泣くことによって訴える	● 動揺 ● 赤ちゃん返り	● 不安, 動揺 ● 大人の気を引こうとする行動	● 不安, 心配, 動揺 ● 気分, 気持ちの不安定さ
支援の要点	● 保温 ● 栄養 (母乳, 人工乳, 離乳食) ● おむつ交換, 更衣 ● 入浴, 清拭 ● 子育てに必要な物品を選択し, 支給物資の中から最も適したものを支給する ● 保護者の安全, 安楽, 安心を保つ ● 保護者がいつでも相談できる窓口を示す ● 必要時に受診できる医療機関 (小児科) を確保する ● 小児保健・医療に関する情報を提供する	● 生活状況のアセスメントに基づき, 日常生活環境 (食事, 排泄, 睡眠・休息, 清潔, 更衣など) を整える ● 常に子どものそばに付き添い, 子どもを1人にしないよう指導する ● スキンシップの重要性を周りに理解してもらう ● 一緒に遊ぶ ● 保護者の安全, 安楽, 安心を保つ ● 保護者がいつでも相談できる窓口を示す ● 必要時に受診できる医療機関 (小児科) を確保する ● 小児保健・医療に関する情報を提供する	● 生活状況のアセスメントに基づき, 日常生活環境 (食事, 排泄, 睡眠・休息, 清潔, 更衣など) を整える ● 発達段階に応じて状況をわかりやすく説明する ● 子どもの希望を考慮しながら, 感情が表現できる遊びを取り入れる ● 簡単な手伝いなど役割を与える. 本人の希望や意向を確認し, 無理強いはしない ● 保護者がいつでも相談できる窓口を示す ● 保護者の安全, 安楽, 安心を保つ ● 必要時に受診できる医療機関 (小児科) を確保する ● 小児保健・医療に関する情報を提供する	● 生活状況のアセスメントに基づき, 日常生活環境 (食事, 排泄, 睡眠・休息, 清潔, 更衣など) を整える ● 状況をわかりやすく説明する ● いつでも相談できるようにする ● 年少の子どもの世話や手伝いなどで, 家族や地域の中での役割をもたせる. 本人の希望や意向を確認し, 無理強いはしない ● 勉強室を設置する ● 本人や保護者がいつでも相談できる窓口を示す ● 保護者の安全, 安楽, 安心を保つ ● 必要時に受診できる医療機関 (小児科) を確保する ● 小児保健・医療に関する情報を提供する

の利用に戸惑う子どももいる．セクシュアリティーが多様であることを認識し，個別に支援することを考慮する．

また思春期は，受験や進路選択の時期と重なることが多い．受験への取り組みが被災によって中断されると，焦りや不安から大きなストレスとなる場合がある．受験生への配慮として，避難所等においても使用時間の調整が可能な勉強室などの設置を考慮する．併せて子ども自身が相談できる機関や相談窓口についての情報を提供する．

5 親を亡くした子ども，親との関係に課題がある 子どもへの看護

1 親を亡くした子どもへの支援と看護

親（家族）を亡くした，または家族が行方不明である子どもたちがどのように生活しているかを把握し，支援する．親や家族に関する情報は，説明する大人自身が心を落ち着け，子どもにわかりやすく伝える．説明した後には大人が必ずそばにいるようにし，子どもが安心して悲しむことができる環境を整える．訴えをよく聴き，子どもの気持ちや思い，悲しみ，恐れ，怒り，混乱，望みなどの感情をありのままに受け止めることが大切である．年齢によって，悲しみの表現が異なることを考慮しながら対応し，兄弟姉妹がいる場合は，できるだけ一緒にいられるよう配慮する．特に長子は過重に責任を感じやすいため，子どもが話したいときには傾聴し，疑問に答えるなど対応に努める．食事や睡眠がとれているか，排泄が規則的にできているかなど，日常生活が滞（とどこお）りなく送れているかを確認するとともに，信頼できるおとながそばにいるようにし，子どもの変化に迅速に対応する．

また，子どもに対応する大人が相談できる機関や相談窓口についての情報を提供する．親が子どもについて相談に来た場合でも，親自身に問題があることがある．まず，親の訴えをよく聴き，受け止めた上で，問題の所在やその焦点を検討する．

災害を含むすべての外傷的な出来事が，トラウマとして子どもの心に刻まれるわけではない．非常に危険な状態であっても，偶然，悲惨な状況を目撃しないで済んだり，親や保護者，信頼できる大人が落ち着いた行動を取り，子どものそばにいることで安全感，安心感がもてたり，安定した親子関係の中で養育されている場合には，たとえ外傷的な出来事が起こってもトラウマにはなりにくい．

2 児童虐待

災害時は社会の脆弱性が顕在化するといわれており，家族という最小単位の社会においても，生活の不安定さからさまざまな問題が表出する．特に，日ごろから子どもの世話が十分できていない家族や，身体的・心理的暴力が日常的に行われている家族では，弱い立場にある子どもへの**児童虐待**が起こる可能性

plus α

LGBT

レズビアン，ゲイ，バイセクシャル，トランスジェンダー（性別違和）のことで，性的な少数派として位置付けられている．性的指向（セクシュアル・オリエンテーション）は多様であり，レズビアンとゲイは同性愛，バイセクシュアルは両性愛である．トランスジェンダーは生物学的な性と，性別に関する自己認識（性自認）が一致しないために社会生活に支障がある状態とされる．特に，男女に区別された社会の中では，日常生活や社会生活に困難感をもつ場合があり，配慮が求められる．

が高い．また，日ごろ問題のない家族でも，親の不安定な心理状態から児童虐待に移行する可能性があるため，子どもを含む家族全体の生活状況を把握し，潜在的な問題を見据えた上で対処する．子どもを保護し養育するべき親や保護者，周囲にいる大人が身体的・心理的・性的虐待，養育放棄などで子どもに大きな打撃を与え続ければ，子どもにとって大きなトラウマとなる．被災前後の親子間の関係を考慮しながら子どもの様子に目を配り，問題の早期発見および早期対応につなげることが重要である．虐待や虐待の恐れがあると感じたときは，**児童相談所**への通報が求められる．

3 ドメスティックバイオレンス（DV）

　被災後の生活の不安定さや将来への見通しが立たないことなどから，夫婦間に言い争いや身体的暴力が現れる場合がある．親同士のいさかいは，子どもの心に傷を負わせる．これは精神的虐待であり，児童虐待である．親の心理的不安定さは子どもに多大なストレスを与えるため，看護職者は親の悩みや不安をよく聴き，いつでも相談にのるなど支援する．被災前から夫婦間に**ドメスティックバイオレンス**（domestic violence：**DV**）があった場合，被災後はさらに悪化する可能性がある．また，被災前には表面化していなかったトラブルや潜在的な問題が顕在化することで関係が悪化し，DVに発展することもある．必要時には**配偶者暴力相談支援センター***や，犯罪被害者支援センターなどに相談できるよう，相談機関や相談窓口の情報を提供する．

ドメスティックバイオレンス

配偶者や恋人など親密な関係にあるパートナーからの暴力を指すが，親子間の暴力を含めることもある．暴力の形態には身体的，精神的，性的，経済的なものがあり，危害，苦痛を与える，または与える可能性が高い暴力行為や，そうした行為の実行を示唆する脅迫も含まれる．近年，殺人などの事件に発展することも多く，社会問題となっている．

plus α
児童相談所

18歳未満の児童および妊産婦の福祉に関する相談に応じ，必要な調査ならびに判定，指導，児童の一時保護を行う．児童福祉法に基づき，都道府県に設置することが義務付けられている．

用語解説*
配偶者暴力相談支援センター

配偶者からの暴力の防止および被害者の保護を図るため，相談や相談機関の紹介，カウンセリング，被害者の緊急時における安全確保や一時保護，生活の自立促進のための情報提供や援助，保護命令制度の利用についての情報提供や援助などを行う．

■ **引用・参考文献**

1) 新潟県長岡地域振興局健康福祉環境部．平成17年度地域保健推進特別事業　新潟県中越大震災復興期災害保健活動研究会報告集．2006.
2) 黒田裕子，酒井明子監修．災害看護　人間の生命と生活を守る．メディカ出版，2004，p.193-199.
3) 外傷ストレス関連障害に関する研究会編．心的トラウマの理解とケア．第2版．じほう，2006，p.211-234.
4) 日本看護協会編．看護職のための子どもの虐待予防＆ケアハンドブック．日本看護協会出版会，2003.
5) 日本DV防止・情報センター編．新版ドメスティック・バイオレンスへの視点：夫・恋人からの暴力根絶のために．朱鷺書房，2005.
6) 鈴木隆文ほか．ドメスティック・バイオレンス：援助とは何か　援助者はどう考えどう行動すべきか．三訂版．教育史料出版会，2008.
7) ウィメンズネット・こうべ編．女たちが語る阪神・淡路大震災．ウィメンズネット・こうべ，1996.
8) 文部科学省．性同一性障害や性的指向・性自認に係る，児童生徒に対するきめ細かな対応等の実施について（教職員向け）．2015．p.4. https://www.mext.go.jp/content/20210215_mxt_sigakugy_1420538_00003_18.pdf，（参照2023-07-14）.

重要用語

セクシュアリティー	児童相談所	配偶者暴力相談支援センター
児童虐待	ドメスティックバイオレンス	

---

7 妊産褥婦に必要な支援と看護

1 妊産褥婦に必要な支援

　避難所に妊産褥婦が何人いて，支障なく日常生活が送れているかを把握し，支援する．妊娠や産後の経過が正常かどうかを確認することが重要であり，特にハイリスク妊産褥婦，治療の継続が必要な妊産褥婦には注意が必要である．災害によっては大きなショックを受けたり，緊張が続いたりすることも多いため，妊産褥婦ができる限りリラックスできるよう心理的にもサポートすることが重要である（表8.7-1）．妊産褥婦は情報を収集し，判断することは可能でも，非妊時と同じような活発さで行動できない．そのため，避難行動や避難所での生活において行動に制約が生じることも多く，支援が必要となる可

表8.7-1　**妊産褥婦・新生児の心理の特徴と支援**

	妊婦	産婦	褥婦	新生児
身体の状態	● マイナートラブルが現れやすい ● 行動が制限されている場合がある	● 陣痛が始まっている ● 産痛がある ● 素早い行動がとれない	● マイナートラブルが現れやすい ● 妊娠前の状態に戻ろうとする変化と，母乳の分泌など母体として進行しようとする変化が同時に起こる	● 呼吸，体温，循環，栄養摂取，排泄など生理的機能が不安定である
心理	● 不安，心配	● 動揺，不安，心配と期待が入り混じる	● 不安，心配	● 泣くことで訴える
支援の要点	● 妊婦健康診査を継続して行うことができる医療機関を確保する ● 妊娠経過のアセスメントに基づき，正常から逸脱している場合は医療機関へ紹介し診察を依頼する ● 生活状況のアセスメントに基づき，日常生活環境（食事，排泄，睡眠・休息，清潔，更衣など）を整える ● 分娩施設を確保する ● 出産・子育てのための必要物品，場所，サポート体制を準備する ● 利用できる社会資源の情報を提供する ● いつでも相談できるように相談窓口を示す	● 分娩可能な安全な場所を確保する ● 分娩経過と胎児の健康状態をアセスメントする ● 常にそばに付き添い，産婦を1人にしない ● 経過を説明する ● 家族との連絡がとれるようにする ● 安全に分娩を終了する	● 退行性変化（子宮の復古，外陰部や全身状態の回復）を促す ● 全身，陰部の保清方法を工夫する ● 栄養・食事，排泄，睡眠など日常生活に不都合が生じないよう環境を整える ● 進行性変化（乳房の発達，母乳分泌）を促す ● 授乳場所の確保など，周囲に気兼ねなく新生児の世話ができる環境を調整する ● 新生児の世話に必要な支援物資を確保する ● 退院後，安全，安楽に生活できる場所を被災地外に確保する．または，被災地内において安全，安楽に生活できるよう環境を整える ● 必要時に受診できる医療機関（産婦人科）を確保する ● いつでも相談できるように相談窓口を示す	● 胎外生活への適応状態についてアセスメントする ● 保温 ● 栄養（母乳，人工乳） ● おむつ交換，更衣 ● 沐浴，清拭 ● 必要時に受診できる医療機関（小児科，産婦人科）を確保する ● 利用できる社会資源の情報を提供する ● 子育てや生活について，いつでも相談できるように相談窓口を示す ● 保護者，養育者の安全，安楽，安心を保つ

能性が高い．また，避難所は居住地と異なる可能性があるため，妊産褥婦の利用できる社会資源についての情報が得られにくい．体調管理などの身体的な支援と，利用可能な社会資源に関する情報の提供が重要となる．

また，結婚により移住してきたばかりの外国人妊産褥婦は，日本語が十分に理解できないことも多いため，必要な情報を得ることが難しい．地域住民との交流も浅いため，孤独感や孤立感をもちやすく，心理的な支援が必要となる．避難時や避難後の生活についても十分な支援を考慮する必要がある．

2 妊産褥婦への看護

1 妊婦への看護

妊婦は増大する子宮やホルモンの影響により，通常の経過でもさまざまな**マイナートラブル***を抱えていることが多い．さらに，被災による環境変化によって清潔，栄養，睡眠などの基本的ニーズが十分に満たされず，日常生活に支障が生じている場合はマイナートラブルが増悪したり，治療が必要な妊娠合併症に移行する危険性もある．また，妊娠中はホルモンの影響で気分の浮き沈みが激しく，不安定な心理状態に陥りやすい．避難先では基本的な生活ができているかを確認するとともに，困っていることや不安なことがないかなどについてよく話を聴く．分娩施設の確保，分娩準備や子どもを迎える準備状況がどうなっているか，不足している物がないかなどについても確認し，必要な物品を手配し，支給する．

妊娠週数と**妊婦健康診査***の受診先医療機関の診療状況を把握し，継続して妊婦健康診査が受けられるかを確認する．被災状況によっては，被災前の医療機関での妊婦健康診査の受診や分娩が不可能なことがあるため，受診や分娩が可能な医療機関と，受診のための交通手段に関する情報提供を行う．可能な限り早い時期での妊婦健康診査を促し，母体と胎児の健康状態について確認する．特に分娩予定日の近い妊婦に対しては，分娩可能な施設を迅速に確保し，その医療機関の情報を提供する．

妊婦健康診査や分娩施設確保のいずれの場合も，母子健康手帳を必ず持参するよう伝え，医療機関が異なっても治療やケアの継続が可能になるようサポートする．また可能であれば被災地や避難所等において，助産師による母体と胎児の健康状態のアセスメントを行い，医師による診察や治療の必要性が生じた場合には，被災地外の医療機関への紹介や診察依頼を行う．被災地外の安全な場所へ避難することも考慮に入れ，妊婦とその家族と相談しておく．また，妊娠初期で自分でも妊娠に気付いていない女性が避難している可能性があるため，体調不良を訴える女性がいた場合は，月経の遅れなど，妊娠初期の徴候に留意する．

2 産婦への看護

分娩が開始しているときに被災した場合は，産婦の安全確保を最優先とす

**用語解説*
マイナートラブル**

妊娠によるホルモンの変化や子宮の増大などの生理的変化に伴って生じるさまざまな不快症状のこと．不快症状は妊婦の心理状態に影響されるため多様で，程度も個人差が大きい．これらの症状が妊娠経過そのものの障害になることは少ないが，妊婦が妊娠を否定的に受け止めるなど，親となる心理的過程に影響を及ぼす場合がある．また，重篤な合併症によって生じている場合もあるので，異常との鑑別が必要である．

**用語解説*
妊婦健康診査**

妊婦と胎児の健康状態を診査し，正常な妊娠経過と健康増進を目指すとともに，正常経過からの逸脱の予防と早期発見，妊婦と胎児の健康状態に応じた適切な医療を提供するための妊婦管理の方法である．母子保健法に規定されている．

る．産婦が分娩台にいる場合は，分娩台から転落しないよう体を支え，地震であれば揺れが収まった後に台から下ろして転落を防ぐ．分娩終了直前であれば，分娩終了後に安全な場所へ避難させる．分娩経過中の産婦は産痛を感じながらも，分娩経過や分娩後の対応について不安な気持ちを抱えている．常にそばにいて，分娩経過や分娩可能施設の確保について説明し，必要以上に不安が高じることのないようケアする必要がある．さらに，分娩施設が継続して使用可能かどうかによって分娩場所を検討し，不可能な場合は搬送，転院により安全な施設へ移送する．可能な限り家族への連絡を行い，産婦の状態や移送，転院先について伝える．

また，災害による被害状況を知った産婦は，周囲に配慮して，子どもの誕生を喜んではいけないと思うことがある．たとえ災害直後であっても，分娩を無事に終えた産婦の達成感や喜びの気持ちを肯定し，祝福してねぎらうことが大切である．

3 褥婦への看護

新生児や乳児など幼い子どもを抱えて避難所で生活する褥婦は，子どもの泣き声に対する周囲の反応に必要以上に気を使うため，ストレスが増大しやすい．女性専用や母子専用のスペースや部屋を設け，いつでも気兼ねなく授乳やおむつの交換が行える環境を整えるとともに，ベビースリング*や大判のスカーフを代用した授乳ケープの作り方を伝える．母乳育児の継続を希望する母親には，支援物資の人工乳（粉ミルク）を受け取らなくてよいことを伝え，看護職者も必要のある新生児と乳児以外には安易に人工乳を勧めない．可能な限り，母乳育児が継続できるよう心理的にサポートし，乳房ケアなどの身体的ケアや環境調整を助産師などの専門職と連携しながら行う．

分娩直後の褥婦は，身体状態や心理状態が不安定である．外陰部の傷や痛み，乳房の張りや痛み，便秘や排尿障害などのマイナートラブルを抱えていることが多く，清潔，休息や睡眠，栄養，排泄などの基本的ニーズを充足させるための支援が必要である．いつでも相談にのることを伝え，安全な避難先の確保や利用できる社会資源についての情報を提供し，避難生活の中での子育て方法や，今後の生活設計について一緒に考えるなど，幅広い援助が必要である．

用語解説 *
ベビースリング

たすき掛けにした袋状の布の中に，乳幼児を入れることができる抱っこひもの一種．乳幼児を抱いて歩く際には，抱っこを補助することができる．

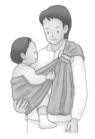
●授乳ケープの作り方
〈動画〉

■ 引用・参考文献

1）日本助産師会災害対策委員会編．助産師が行う災害時支援マニュアル：すべての妊産婦と母子及び女性の安全のために．日本助産師会出版，2012．
2）日本助産師会．緊急報告：東北地方太平洋沖地震．日本助産師会機関誌 助産師．2011，65（3），p.7-35．
3）宮城県助産師会．宮城県助産師会：3.11 その時私たちは．宮城県助産師会，2013．http://www.midwife.miyagi.net/wp/wp-content/uploads/311sonotokiwatasitachiha.pdf，（参照2023-07-14）．

マイナートラブル　　　　　　　妊婦健康診査

8 外国人に必要な支援と看護

1 外国人に必要な支援

　日本の経済政策の影響で2019（令和元）年の訪日外客数は3,188万2,049人，2019年12月末現在の在留外国人数は293万3,137人でともに最高値となった．その80％以上は英語を母語としないアジアの人である．オリンピックを前に，特に外国人に対する医療体制の整備を進めつつあった．

　2020（令和２）年に入り，新型コロナウイルス感染症の流行に伴い旅行者は激減した．しかし，在日の外国人に対しても日本人と同様，感染対策を普及させる必要があり，遠隔通訳になるなど支援のありかたに変化がみられた．

　1995（平成７）年の阪神・淡路大震災において，家屋の倒壊で亡くなった外国人は174人である．兵庫県内の震災による死亡者に占める外国人の割合は3.0％で，当時の兵庫県人口に占める外国人の割合（1.8％）よりも高い数値であった．2011（平成23）年の東日本大震災では，周囲の日本人からの避難誘導もあり，外国人死者は41人だった．その後，外国人は各地の防災マニュアルにおいて要配慮者（災害時要援護者）とみなされた．

　外国人向けの支援策のポイントを以下に示す．

1 初期避難には「やさしい日本語」を

　外国人にとって初期避難時は，状況把握が難しい，避難指示などの情報理解が不十分，日本のラジオを聞く習慣がないなどの問題が数多く聞かれた．阪神・淡路大震災後に開発された「**やさしい日本語**」は，わかりやすく効果的である．近くに外国人がいれば，思い切って声を掛けることも大切である．

2 文化・言葉に配慮した避難所生活

　避難所の生活は，生活習慣や食事の違いからストレスもたまりやすく，日本人，外国人とも戸惑いや違和感が多かった．保健師や民生委員，地域の国際交流協会担当者は外国人のニーズを聴く必要がある．外国人の多い地域では，やさしい日本語，多言語表記，イラストなどの掲示物，肉や酒が入っていない避難食の備蓄など配慮が求められる．

3 正確な情報を母語で確認できる環境の構築

　被災地では通訳者を集めることが難しい．東日本大震災時には，東京外国語大学が22カ国語で震災情報を翻訳しインターネットに掲載した．各被災県に多言語防災センターや多言語ホットライン，多言語ラジオ情報が立ち上げられ，数カ月運営された．特に危機時には不正確なニュースやデマが流れやすいため，日本人，外国人ともに情報源と確かさに注意が必要である．正しい情報を母語で得ることができれば，被災地域に住む外国人はもちろん，周辺に居住する外国人もが救われる．確かなサイトの多言語情報があれば，近くの外国人に知らせたい．

4 安否確認と出国

東日本大震災では，各国の外務省や大使，領事が在留外国人の安否確認，帰国に努めた．個人レベルではフェイスブック等のSNSが安否確認に活用された．阪神・淡路大震災後，大使館・領事館で名簿や連絡網が整備された．外国人のいる学校や企業の各責任者は，災害時の対応や避難場所，避難行動，連絡方法を平時から伝えておくことが重要である．

5 制度・行政の対応

災害救助法は，国籍や在留資格の有無にかかわらず適用される法律である．被災者に高額な医療費が発生することがある．阪神・淡路大震災では非定住外国人の未払い医療費が問題になり，11件に対して特別補助が支給された．他の被災者支援制度も同様であり，公的支援を受けられるよう相談窓口を案内する必要がある．

東日本大震災では，在留カードやパスポートをなくした外国人被災者が多く，手続きができずにビザの期限が切れてしまった人も多かった．法務省入国管理局（現：出入国在留管理庁）では特例として再発行や更新などを簡略化した．新型コロナウイルス感染症の流行時にも，出国できなくなった外国人に対してビザ延長の手続き等の延期・簡略化が行われた．

震災で死亡した外国人の埋葬や母国までの搬送，日本人配偶者の死亡や職場閉鎖・崩壊で在留資格を失った人には，行政書士や弁護士会，**法テラス***などの相談機関を紹介する必要がある．

6 三つの壁に配慮したトリアージ・災害時医療支援

災害時，外国人は普段よりも日本語が上手に使えない．トリアージの際には，正しい判断のためにいつも以上の気配りと観察力が必要である．災害時には，パニック行動や物の落下によるけが，体調不良，常用薬切れ等で医療機関を受診する人が多発する．中には日本の保険をもたない旅行者，保険証を失った人，現金が足りない人がいるため，援助できる相談機関につなぐ医療ソーシャルワーカー（MSW）の介入が望ましい．災害時には通訳者の派遣は難しいため，電話通訳やIT通訳サービスの利用を考慮する．

7 心の支え

地域社会に溶け込むことが難しい外国人は，被災後も孤立化し，精神的ストレスを抱えていることが多い．同言語者が集うサークルや，臨床心理士に相談できる機会などがもてるよう支援する必要がある．

また，近隣の日本人の声掛けで救われた外国人も多い．町内会の活動に積極的に参加している外国人は少ないが，普段から職場や学校，近所付き合いで顔のわかる関係を築いておくと，非常時でも迅速で的確な対応やニーズの把握ができ，孤立化の予防となる．

8 多言語化・多国籍化に対する備え

日本と比べて外国には地震が少ないため，外国人は防災教育や減災対策，耐

用語解説 *
法テラス

日本司法支援センターの通称である．法的なトラブルの解決に必要な情報やサービスの提供を行う国の機関で，2006（平成18）年に設立された．刑事・民事を問わず，トラブルに対してどこに相談すればよいのか，法的にはどうなっているのかなどの案内を無料で行う．

plus α
三つの壁

異国での困難には，言葉の壁，制度の壁，心の壁の三つがあるといわれる．文化の壁は，制度の壁と心の壁の両方に関与している．

震構造についての知識が少なく，避難訓練に参加したことがある人もあまりいない．近年，外国人住民の多い町内会では，外国人に避難訓練への参加を呼び掛け，外国人の防災意識を向上させるとともに，近隣の外国人に対する日本人の対応を提案，指導している．観光地や商店街でも外国人客への対応やサービスの練習，やさしい日本語による案内，多言語表記，**ピクトグラム**＊の掲示，多言語防災マニュアルの整備が進められている．

用語解説＊
ピクトグラム
ピクトグラフともいう．絵文字，絵単語という意味で使われ，道路標識をはじめ，非常口マークや車椅子マークなど，文字が読めなくても何を表しているかがわかる標識を指す．

2 外国人への看護

　医療者は国籍や出身地を問わず，患者に対して同質の医療・看護を行わなければならない．外国人に質の高い看護を提供・実施するためには，医療や看護技術に加え言語や文化の違いを考慮する必要があり，多様な制度についても知っておくべきである．平時から外国人の診療を意識していれば，災害時にも，その知識とスキルを生かして目の前の外国人被災者に対応できる．

1 良好なコミュニケーション

　災害時は言葉がよりわかりにくくなるため，トリアージ時の過小アセスメントに注意が必要である．笑顔で落ち着いて，わかりやすい「やさしい日本語」，手振り，イラストなどを利用して，丁寧に説明・誘導する必要がある．知っている外国語を自信をもって話すことも大切である．

　医療現場では，通訳者をはじめ通訳ツール，2カ国語母子手帳，ウェブサイト上に公開されている多言語問診表，外国人向け多言語資料・同意書などが役に立つ．日ごろから地域の外国人支援団体や通訳者派遣団体等を確認し，顔の見える関係を築いておけば，必要なときはすぐに協働できる．そして，最も大切なのは，言葉や文化が異なる人にも一人の人間として心から接し，真摯にその人の困っていることを聴いて支援することである．患者にその気持ちが伝われば，言葉がわからなくても患者の不安は軽減し，診療に協力的になれる．

2 文化に考慮した看護

　他国の医療情報について興味をもち，地域に住んでいる外国人の生活状況の特性を知ることで，適切な対応ができるようになる．患者の生まれ育った国の文化を考慮しながら，患者とその家族，社会，物理環境をアセスメントし，対応する．同時に，入院中は同室者との調和を考えることも必要である．他の国や文化に興味がある看護職者であれば，外国人患者に会うたびに異文化の理解を深めるチャンスとやりがいを感じるはずである．自分自身の視野も広がり，人間性が豊かになる．

■ 引用・参考文献

1) 西村明夫. 疑問・難問を解決！外国人診療ガイド. メジカルビュー社, 2009.
2) 二見茜編. すぐに使える！外国人患者受け入れマニュアル：すべての患者が安心できる病院づくりの工夫. 看護展望. 2020, 45（11）, p.1010-1014.
3) 移住者と連帯する全国ネットワーク編. 外国人の医療・福祉・社会保障相談ハンドブック. 明石書店, 2019.
4)「公衆衛生」編集委員会編. インバウンドと在留外国人：その増加と諸課題. 公衆衛生. 2019, 83（2）, p.83-138.

 重要用語

やさしい日本語　　　　　　　　三つの壁　　　　　　　　ピクトグラム

災害時における要配慮者トリアージへの取り組み

災害時要配慮者トリアージの必要性

災害時要配慮者の支援には，日々の取り組みが重要である．発災時，地域で生活する要援護者の身体的状態や日常生活動作，精神活動，付き添いを考慮した避難所への搬送方法，避難所におけるケアとその方法，福祉避難所への搬送順位など，医療や看護等の必要度や優先度を明確化することは，助けられる命を救うことにつながる．

東日本大震災における震災関連死は，復興庁被災者支援班によると，2021（令和3）年3月現在，3,774人に上る．東日本大震災時は，避難行動や避難所生活に対し支援の必要な多くの災害時要配慮者（以下，要配慮者）が，体育館等の避難所で地域の住民と一緒に生活していた．しかし，避難所生活や他避難所への移動による疲弊は，震災関連死の要因の一つと考えられている．このような災害関連死の低減のために，避難所の部屋割り，病院や福祉避難所への搬送の優先順位付けの効率化を目的とした「災害時要配慮者トリアージ」の必要性が認識され，避難所入所時に住民自身が行える要配慮者の部屋割りトリアージの開発に取り組んだ．

「傷病者トリアージ」とは異なる新たな判断基準

発災後すぐ，医療関係者や行政の災害担当者が避難所に救護に入れるとは限らない．そこで，「傷病者トリアージの判断基準」ではなく，「住民のリーダーが，避難所に入所する際の要援護者の部屋割り区分，福祉避難所への移動の優先度を決定する際の判断基準」の開発を進めた．まず，東日本大震災時に，実際に要配慮者対応に当たった被災地の看護・介護職者を対象に，聴き取り調査を行った．その結果から導かれた避難所の部屋割り区分と判断基準案を起点とし，住民を対象とした参加型シミュレーションと参加者のフィードバックに基づく区分と判断基準の修正を繰り返した．

本研究は判断基準の抽出，検証，教育ツールの開発の3段階で構成されている．第1段階（2011年11月～2012年6月）は，東日本大震災で要援護者を支援した9施設32人の看護・介護職者を対象に行ったインタビューから判断に必要な要素を抽出し，部屋割りトリアージの判断基準案（**表**）を導き出した．トリアージは四つに区分され，区分1は病人やけが人で，病院に搬送する要援護者が対象である．区分2は寝たきり，介助が必要な車椅子生活者，付き添いのない介護が必要な要援護者で，避難所内の福祉避難室の居住が該当となる．区分3は身の回りのことは自分でできる車椅子生活者，生活動作は自由だが付き添いが必要な要援護者，精神・知的障害があり集団生活に支障を来す要援護者，そして3歳以下の子どもと母親が対象となる．区分4は一般住民との集団生活が可能な要援護者である．

第2段階では看護職者や住民を対象に，表の判断基準を用いて部屋割り区分の「要配慮者トリアージ」のシミュレーションを実施した．4回のシミュレーションを通して，「四つの判断区分」の考え方についてはおおむね共感を得られたが，「区分の2と3はロケーションにもよる」「区分3と4については状況による」という意見もあった．これらは，実際の災害の規模や天候等の外的要因に左右されるだけでなく，避難所や福祉避難所の準備状況にもよるためである．

人材育成の一環としては，2005（平成17）年より武蔵野地域防災セミナーを企画運営し，武蔵野市民防災協会をはじめ，市内各機関との連携体制を構築してきた．本地域防災セミナーは，2011（平成23）年度から本研究の「要配慮者一次トリアージの開発」のシミュレーションに継続的に取り組み，2012（平成24）年度武蔵野市地域防災計画の一環である「要配慮者の避難所における部屋割り基準」に採択されている．

表　トリアージ区分と判断基準（2018年改訂）

区分	判断基準の例	避難・搬送先
1	● 非常に具合が悪い ● 10cm以上の傷がある ● 高熱 ● 嘔吐	病院に搬送するまでは感染隔離室
2	● 1人でトイレで排泄ができない（介助者がいてもできない）	福祉避難室
3	● 生活動作に介助が必要 ● 1人でトイレで排泄ができない（少しの介助で排泄ができる） ● 精神的疾患（認知症・徘徊・抑うつ症状など） ● 3歳以下の乳幼児 ● ろうあ者（初動期）	小部屋に分ける
4	● 歩行可能，健康，介助がいらない，家族の介助がある	大部屋（体育館など）

[NPO災害看護支援機構理事長，清泉女学院大学看護学部教授　小原真理子]

人生の統合と災害〜平成28年熊本地震の支援から

　災害という大きな出来事は，高齢者だけでなく多くの人の生き方を変える．災害は，それまでの人生において積み上げてきた大切なもの，それは家族や友人・知人，家屋・財産，思い出の品などを奪うだけでなく，その喪失感からうつ病やPTSDなどの精神的な病につながることもある．高齢者にとっては経済的な負担も重なり，生活全般の復興が困難となる場合が多い．しかし一方で，災害は，その影響が大きいがゆえに，人生を見つめ直し，疎遠になっていた人や地域とのつながりを取り戻すきっかけになる可能性がある．

　2016（平成28）年に起きた熊本地震から2週間後，避難所で出会ったAさん（90代，男性）は，他の被災者の避難スペースとは離れた場所で1人で過ごしていた．前任の派遣看護師からの申し送りでは，認知症があり夜間徘徊があるため他の避難者とは別の場所を確保して見守っているとのことであった．Aさんと実際に話してみると，難聴もなくコミュニケーションも可能で，1人で過ごしていることに不自由はないという．多少の記憶障害はあるものの，避難所の状況もよくわかっている様子であった．Aさんに自宅の様子を聴いてみると，どうなっているかわからず，これまで長年1人暮らしで身内もいないと話された．

　しばらく様子をみていると，炊き出しの食事をAさんに運んでくるBさんの存在がわかってきた．Bさんは，Aさんが暮らしていた地域の世話役であり，被災前の暮らしの様子を聞くことができた．Aさんは，いわゆるゴミ屋敷で地域や親戚との接触を拒否して1人暮らしを続けていた．避難所に連れて来られたときは，頭髪も髭も伸び放題で悪臭が強く，いわば隔離スペースへの移動となったとのことであった．避難当初は，昼夜を問わず徘徊したり大声を出すなどの症状がみられたが，支援者の介助によって入浴して身ぎれいになってからは，周囲の干渉があまりない，1人のスペースで穏やかに生活されていた．

　Aさん自身に今の暮らしについて聴いてみると，「自宅がどうなっているかわからず，年も年なので自分ではどうすることもできないし，この先は周りの人に助けてもらって，なるようにしかならない」と穏やかに話された．Aさんの様子から，他者との関わりに拒否的ではないと感じたため，一緒に救援物資の調達に行ったり，避難所周囲の散歩をするなど動く機会をできるだけ設けるようにした．散歩後は元のスペースに戻るのではなく，人通りの多い廊下の椅子に座って過ごしてもらうようにした．すると，自ら新聞や掲示板を見に行ったり，地元の人とも会話する様子が見られるようになった．

　Aさんの避難所での様子から，災害前に人との接触を頑なに拒んで孤立していたことは想像できなかった．災害に遭ったことで思いがけず避難所での集団生活を送ることになり，地元の人だけでなくさまざまな人と接さざるを得ない状況になったのだ．そのような中で徐々にAさんの気持ちに変化が生じたのではないだろうか．きっかけは，他者からのちょっとした優しい言葉掛けや，気遣いの積み重ねだったのかもしれない．老年期の発達課題の「統合」では，これまでの人生における過去の選択を承認し受け入れること，人生からの撤退に本気で関わることが求められる．災害は不幸な出来事だが，Aさんはそれを期に，人生の統合に向けた道筋を取り戻したのかもしれない．

　災害支援者として，心も体も傷ついた被災者と接する際において，自分たちの関わりの影響の大きさを知っておくことは重要である．人生の最終段階で被災し，多くのものを失った高齢者に掛けられる言葉は少なく，力不足を感じる場面は多々ある．しかし，一人ひとり心を込めて接することで，被災者の心が癒え，少しでも生きようとする力の足しにしてもらえるのではないだろうか．

　Aさんには，今後も長期的な生活支援が必要と考えられたため，派遣保健師とも相談し，Bさんを通して地域の民生委員と一緒に話し合う機会を設けた．今後は介護保険施設への入所を視野に入れて支援していく方向性が確認された．Aさん自身がそれを望んでいるかどうかまでは確認できずじまいであったが，社会福祉協議会の日常生活支援事業の対象者でもあったため，継続的な社会福祉支援にはつなげることができた．今は，Aさんが安寧を感じられる場で穏やかに暮らしていることを祈るばかりである．

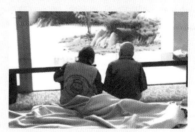

[甲南女子大学看護リハビリテーション学部看護学科教授　松岡千代]

　豪雨災害により開設されたとある避難所での出来事である.

　昼間の避難所は，高齢者や子育て中の母子などがいるくらいで，ほとんどの大人たちは被災した自宅や周辺地域の片付けに出払っていた. 日中避難所にいる人たちで，所内の清掃や保健師の促しによる定期的な運動などを一緒に行っていた. 私が避難者の健康チェックに訪れた際，運営ボランティアの1人が「あの男性，全く協力的でないんです. ずーっと寝てばかりで. 作業や運動の声を掛けても気のない返事だし，ほかの人から『あの人はしないのに，なんで私がやらなければいけないのか』との不満を言われてしまい，困っています」と話し掛けてきた.

　私は，避難所の隅に横たわるその男性のもとに近づき，「看護師です. ご様子を伺いに参りました. 体調はいかがですか？ もしよければ，血圧など測りましょうか」と声を掛けると，男性は「あ〜，どうぞ」とやや面倒くさそうに返事をした. 緩慢な動き，体から溢れるほどの倦怠感，口腔や皮膚の乾燥が著明で，一瞬，高齢者の脱水状態かと思ったが，避難所に持ち込んでいるものが本人の見た目以上に若く，身長・筋骨格からして高齢者ではなく，最近，急に変動した身体変化であることが見受けられた. 恐る恐る「避難してからご飯を食べてますか？ お通じを我慢していませんか？」と男性に問うと，「あ〜，そうね」とまた気のない返事であった.「すみませんがちょっと気になるので，お体の様子を拝見しますね」と声を掛け，脈をとり，腹部を触診し，「ちょっと失礼」と聴診器を使用しようとしたとき，服の隙間から赤紫のラインが見えた.「あ！これ！」と思い，「つかぬことを伺いますが，放射線治療中ですか？」と男性に尋ねた. 男性は静かにうなずき，「先週終わったばかりで……」と話し始めた.

　男性は，半年前に肺癌，骨転移と診断され，手術適応はなく，精査後から外来にて化学療法と放射線療法を実施し，発災数日前に治療を終了したところであった. そのため，副作用から倦怠感，貧血（恐らく，造血機能低下による），易感染状態（口腔内カンジダ等）などの症状から動けない状態であり，オピオイド内服中であることがわかった. 服の隙間から見えたラインは，放射線治療時に付けるマーキングの跡であった.「そりゃ，しんどいはずですよ. よく頑張ってここまで避難してきましたね. よかった」と思わず声が出た.「ご家族は大丈夫ですか？ 病院への連絡はできましたか？」と続けて尋ねると，男性は泣き始めた. さらに話を聴くと，家族は無事だが，要介護状態の実母と避難していること，何をどうしたらよいのかわからないことなどを一気に語った. よく見ると，男性の近くに置かれた丸まっている布団の中に男性の実母が横たわっていた.

　避難所運営側にも身体状況を伝えて必要なサポートを得ることに，男性の同意を得，運営責任者の保健師にすぐ報告し対応を検討した. 男性の治療病院に連絡してオピオイドの追加処方の対応，副作用の対応，緊急搬送先などを確認し，搬送時の車両の確保を行政に依頼した. 保健師は実母の対応を行った. 実母の担当ケアマネジャーも被災して動けないことが判明し，被災地外でのショートステイを利用することになった.

　今回の事例のように，がん治療中の場合は外見から病気があることがわかりにくく，誤解を受けやすい. 現在のがん治療は細分化し，多岐にわたり，多くが外来通院にて実施されるため，患者自身のセルフケアが重要視されている. また，患者は広域から通院することも多いため，発災時に病院が患者に連絡して安否や状態の確認をすることはまずない（中には，病院側が被災して連絡できないケースもある）. したがって，がんと診断されたときから，さまざまな治療の場面ごとに患者と支援する医療従事者間で，災害時の対処方法，オピオイドや経口抗がん薬などの特殊な薬の管理や対応方法などを，具体的に話し合うことが必要である. また，発災後に支援の必要ながん患者に遭遇した場合は，治療病院への連絡だけでなく，場合によっては被災地外での治療継続を考慮した広域避難の対象になることも想定しておかなければならない.

[YMCA訪問看護ステーション・ピース所長・がん看護専門看護師　濵本千春]

コラム　東日本大震災からの提言〜そのとき何が起き，どう対処したか〜

病院紹介

宮城県岩沼市にあるスズキ記念病院は産婦人科の専門病院で，震災当時は定床103床，7対1の看護を行っており，助産学校も併設している．2020年の分娩件数は975件，体外受精等は約600件である．

東日本大震災被災時の当院の状況

当院は海岸から4.6kmに位置しているが，病院から東700mの海側にある高速道路が大津波をブロックしたため，仙台空港のような水没だけは避けられた．しかし，ライフラインは寸断され，すべてが復旧するまでに10日間の期間を要したが，その間も当院は分娩を取り扱うなど，休まず診療を続けた．

今回の地震における問題点は，地震後の津波が想定されておらず，津波の避難マニュアルがなかったことと，自家発電システムが故障したことだった．自家発電システムは定期点検時には異常がなかったものの，地震で破損してしまったのだ．

発生直後の新生児室

揺れを感じてすぐに，クベース3台を支えた．クベースは対角線上にある2個のストッパーのうち1個のみが固定されており，動きはしたが倒れなかった．全部固定すると倒れる危険性があり，全く固定しないと，強い揺れで壁に打ちつけられる危険性がある．クベースのストッパーの固定方法は，建物の免震・耐震の別，各機種のストッパーの数により異なる．どの条件にも有効なクベース中の児を守る方法は，児がクベースの壁に打ちつけられることを予防するためにバスタオルや専用のグッズにより囲い込みをすること，処置を施すとき以外はクベースの高さを最下位まで下げておくことである．

授乳室では授乳指導を開始する直前だった．伏せて揺れが収まるまで待ち，母親と一緒に新生児避難具に新生児を収容した．母児同室の母親たちは，すでに新生児避難具に新生児を入れて集合してきていた．

3月11日はみぞれの降る寒い日であったが，停電のため暖房はなかった．修理後，一部自家発電が可能になってから，新生児肺炎の児2人の点滴治療が再開され，パルスオキシメーターを装着した．強い余震が続いていたため，揺れに備えコットは床に直置きにした．ポットに残っていたお湯を水で40℃程度にし，ディスポーザブル手袋に入れて湯タンポ代わりとした．児に帽子をかぶせて保温に努めた．

23時，自家発電機の使用が不可能となった．点滴中の児にはバッテリーで対応したが，ついにバッテリーも尽き動かなくなった．職員の車から私物の100vコンバーターで送電し，輸液ポンプを作動させた．その後，パソコンの非常電源からも電気がとれた．翌12日，市から発電機を借り，電気の供給を行った．事前に計算し，手術1件と分娩室使用が同時に可能なことを確認した．

医療物品は引き出しごと持って行ったが，量が多すぎて持ち運びが不便だった．災害時お産セットと災害時新生児処置セットを作製した．

8
配慮を必要とする人への看護

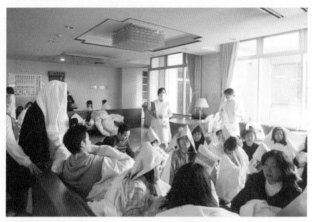

新生児避難具に新生児を入れて集合した母親たち

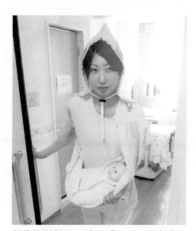

新生児避難具と防災ずきんは災害時の必需品である

発生直後の分娩室

分娩室内の床にはさまざまな備品・物品が散乱していた. 分娩室内には産婦が2人いたが, 分娩が切迫していなかったため, 4階大ホールに避難させた. 分娩になれば大ホール横の更衣室で介助するしかないと判断し, 分娩セットの中身を確認した. 当院は2000年ごろからフリースタイル分娩を推奨しており, 分娩場所は問わなかった. しかし夜になり, 病院に津波の被害がないことから, 物品がそろっている分娩室での分娩のほうが安心と考え, 産婦は分娩室管理とした.

当院は自然分娩を基本方針としている. 常勤医師が8人おり, 急速遂娩が必要なときは, 医療介入が24時間即対応可能である. しかし, 師長と助産師は, 停電下で安全な分娩の介助を保障できるか不安を感じたが, 考える間もなく, 水没した沿岸の病院で出産予定であった経産婦が運ばれてきた. 子宮口が全開大となり分娩が開始されたが, 22時15分, 児頭下降が停止したため鉗子分娩となった. APSは1分後8点, 5分後10点で, 児の状態は良好であった.

幸い当院には鉗子分娩ができる医師がおり, 震災後初の分娩は無事に終えられた. この1件目を母子共に安全に分娩させられたことで自信がつき, 次のお産も経腟分娩ならできると確信した. 停電時にも役立つ古典的な技術を習得しておくことは, 極めて重要である. また, 手動のディスポ娩出吸引カップを準備しておくことを推奨する.

まとめ

①災害は自然が相手だけに, 被災の程度やどの機能が麻痺するか予想するのは困難である. しかしマニュアルを作成し, それに基づいた訓練と改訂を繰り返すことで, 予測を超える事態が発生したときに, 臨機応変に迅速な対応が可能となる.

②災害時の経時記録や写真を残しておく. 後に評価したり, 情報を発信するときに有用となる. 情報を共有し, 減災に役立てることが求められる.

[スズキ記念病院前看護部長・助産師　八木橋香津代]

9 防災・減災マネジメント

学習目標

◑ 防災・減災の概念とその意義を理解する.

◑ 危機管理とその意義を理解する.

◑ 事業継続計画（BCP）の重要性を学ぶ.

◑ 災害時における病院・地域・学校の組織体制を理解する.

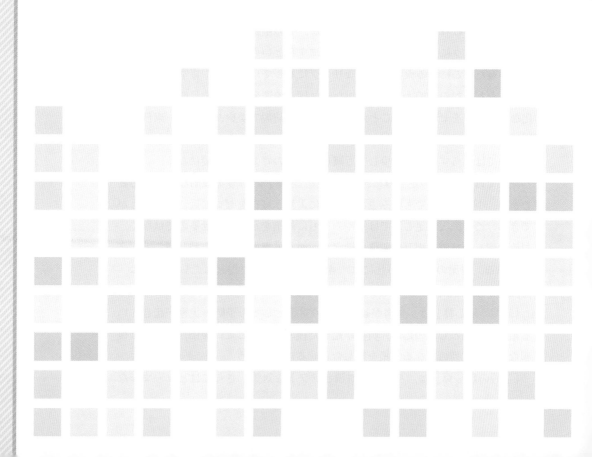

1 防災・減災・レジリエンス

1 防災の定義

防災とは，「災害を防ぐこと」である．この「防ぐこと」を狭義にとらえると「災害を未然に防ぐこと」と定義でき，広義では「災害がもたらす被害をできる限り防ぐこと」と定義できる．狭義は未然の防止に限定し，広義は被害の拡大の抑止や早期の復旧も含めて考えている．なお，災害対策基本法では，防災を「災害を未然に防止し，災害が発生した場合における被害の拡大を防ぎ，及び災害の復旧を図ること」と，幅広く定義している．

2 防災の新しい考え方：減災と危機管理

阪神・淡路大震災や東日本大震災が，日本の防災対策に投げ掛けた教訓は，減災と危機管理という二つのキーワードに要約される．「防災から減災へ」「防災対策から危機管理へ」という，発想のコペルニクス的転回が必要である．

1 減災とは

減災は，「大きな自然に対する小さな人間」という哲学的な考え方を念頭において，「被害の軽減を図ること」をいう．被害をゼロにするのではなく，被害を少しでも少なくしようとすることである．大きな自然に対して小さな人間のできることは限られており，自然を制圧しようと思ったり，自然を克服しようなどと考えたりしてはならない．自然の大きさを素直に受け入れ，自然との共生に努めなければならないという認識が，その根底にある．

小さなリスクについては，被害をゼロにするという防災の考え方でよい．例えば，寝たばこによる火災のようなリスクに対しては，禁煙や寝室での喫煙をやめるなどの対処に加えて，炎の出ないたばこの開発，防炎製品の使用の義務化などで被害をゼロにすることができるため，防災でよい．しかし，東日本大震災のような巨大リスクに対しては，被害をゼロにしようという不遜な考え方をもってはならず，被害を少しでも減らす減災の考え方が必要になる．

減災では，「対策の足し算による被害の引き算」という実践的な戦略が必要である．小さな努力でも積み重ねることにより，被害をゼロに近づけることができる．この減災の足し算では，やみくもに対策を足し合わせるのではなく，対策の個々の特質や相互の関係を勘案しつつ，効果的に足し合わせることが必要である．対策の足し合わせには，4種類の足し算を提起したい．それは，時間，手段，空間，人間の足し算である．

「時間の足し算」は，災害が起こる前の対策としての予防，災害が起きている最中の対策としての応急，災害が起きた後の対策としての復旧，あるいは復興など，時系列の異なる対策を足し合わせることをいう．

「手段の足し算」は，ハードな対策とソフトな対策，さらにはヒューマンな

対策を組み合わせることをいう．津波対策であればハード＝堅固な堤防の建設，ソフト＝災害時の避難情報システムの構築，ヒューマン＝防災意識の向上などで，倒壊死の防止では，ハード＝建物の耐震化，ソフト＝迅速な災害医療や救急救助，ヒューマン＝住まいの作法*の啓発などである．

「空間の足し算」は，幹線道路などのインフラ建設に代表される大きな空間の整備と，路地裏などの清掃活動のような小さな空間の整備とを足し合わせることをいう．「人間の足し算」は，行政と市民が被害軽減のために協力し合うことはもちろん，企業やコミュニティーの力を合わせる，NPOやボランティア，看護職者など専門家の力を足し合わせることを意味する．

用語解説 *
住まいの作法
住宅の維持管理や整理整頓など，人が安心して暮らすための規範のこと．

2 危機管理とは

危機管理とは「危機を計画的に制御すること」で，総合的で戦略的な防災への対応を企図している．目標管理を徹底し，災害による被害の軽減を確実に図る．同時に，目標完遂にどれだけの費用がかかるかというマネジメントまでを含んでいる．これらの施策の実行手法としては，PDCAサイクルが活用されている．計画（Plan）を立て実行（Do）した結果を点検（Check）し，不十分であれば改善（Action）を図るシステムで，防災対策においてはこの実行管理を徹底する．危機管理では危険を予測，あるいは予見して，それを回避し制御する計画を立てることが欠かせないため，PDCAサイクルの計画の前に**予測**（Assess）が入る．そのため危機管理では，**APDCAサイクル**となる．

このサイクルで重要なのは，実行した結果を評価し，十分な効果が上がらなければ計画や実行の軌道修正を図り，目標を達成するまで努力を継続することである．誰が，いつまでに，どのようにして目標を完遂するのかを明らかにし，絵に描いた餅になることを防がなければならない．例えば，「10年間で耐震化率を80％にする」という具体的な目標に対し，パンフレットで呼び掛けたが耐震化が一向に進まなければ，財源の優遇措置を講じたり，テレビやウェブサイトで告知するなどの軌道修正を加え，目標達成を目指す必要がある．

3 リスクマネジメントとクライシスマネジメント

英語で「危機管理」に相当する言葉として，**リスクマネジメント**と**クライシスマネジメント**がある．前者は事前の管理を指し，想定外の事態が起こっても，被害が最小限に抑えられるよう備えることをいう．後者は事後の管理を指し，想定外の事態が起こった際に，うまく対処することをいう．試験対策に例えていうと，抜き打ちテストを想定して，日ごろから試験勉強を行っておくことがリスクマネジメントであり，まったく予想していなかった科目で抜き打ちテストが行われた際に，精一杯頑張ることがクライシスマネジメントである．

想定外に備えるという事前のリスクマネジメントでは，予測の段階で最悪の事態を正しく想定することが必要である．危機管理の第1のポイントは，あらゆる危機を予見し，いかに危機を想定するかであり，多様な災害による最悪

の事態に備えることが求められる.「悲観的に想定し,楽観的に準備する」という言葉もあるが,起こり得る最悪の事態を考えることが危機管理には欠かせない.超高層マンションが地震で倒壊し周囲が火の海になる,豪雨で地下街が浸水する,原子力発電所が事故を起こし放射能が漏れるといったあらゆる事態を日ごろから想定し,備えることが大切である.

　クライシスマネジメントにおいては,臨機応変という柔軟な対応が必要になる.そのための危急時における情報システムや連携システムの構築が,重要であることは言うまでもない.危機管理の第2のポイントは,迅速かつ効果的な対応のための**クライシスコミュニケーション***(crisis communication),あるいは**クライシスオペレーション**である.ここで必要なのは的確なリーダーシップと,即決即断ができるよう現場に権限を与えるフラットなシステムの構築などである.

　ところで,抜き打ちテストに対処するために必要なのは,カンニングする度胸ではなくリテラシーである.日ごろから修練を積んでおき,いかなる事態にも対応できるようにしておくことが欠かせない.ここから導き出される危機管理の第3のポイントは,防災の基礎体力や環境基盤の創造である.防災知識の習得を図る,助け合うための絆をつくっておく,自然との共生に日常的に努める,清掃や整理・整頓を心掛けることなどが求められる.

4　災害復旧と災害復興

　災害への対応は事前の予防対応,直後の応急対応,事後の復興対応に大きく分けて考えることができる.被災者の救命を図る救助や救護,災害の拡大を防ぐ防御や避難などの応急対応が一段落した後,災害で失われた環境や機能の回復を図り,人間らしい暮らしを再建する取り組みが展開される.この再生や再建の取り組みが**災害復興**である.災害復興は,再建のベクトルの方向と大きさによって**原型復旧,改良復旧,創造復興**の三つに分けられる.被災前と復旧後の間に,質的にも量的にもあまり差異がない場合は原型復旧,質的に変化はないが量的に変化がある場合は改良復旧と呼ばれる.道路が以前より広くなる,堤防が以前より高くなるのがその代表である.対して,質的に大きな変化を伴うものを創造復興と呼んでいる.小規模な災害では原型に近い形で再建されることが多く,原型復旧あるいは改良復旧といった元に戻すという意味での災害復旧が進められることが多い.それに対し大規模な災害では,その社会が抱えているゆがみが災害によって顕在化し,そのゆがみの解消が不可避となるため,変革と創造を伴った災害復興を目指すことになる.

　災害復興の目標は,次の3点に要約される.第1の目標は,何よりも被災によって受けたあらゆるダメージを克服し,被災者や被災地の暮らしを回復させ,元気や希望を取り戻すことである.ここでは生活,生業,生態の三つの「生」と,自由,自立,自治の三つの「自」の回復が求められる.第2の目標

は，安心して暮らせる地域社会をつくることである．二度と同じ悲劇を繰り返さないよう，防災と減災に努めると同時に，被災の原因としての社会の脆弱性（ぜいじゃく）を取り除くことが主な課題となる．時には，地域社会の体質や市民の意識にも厳しくメスを入れ，医療や看護，さらには福祉の弱点を正すことも必要である．

　第3の目標は，災害によって顕在化した社会の矛盾点や欠陥と向き合い，それを克服することである．限界集落*や医療過疎地域*などの矛盾を克服し，未来につながる新しい社会を創造することが重要である．復興が「軸（指標）ずらし」，あるいは「世直し」といわれる所以（ゆえん）である．**再生と自立，減災と安心，改革と進歩**という三つの目標の達成を総合的に進めることが，真の災害復興には必要である．

5 復旧復興とレジリエンス

　復旧や復興にはビジョン，プロセス，パワーの3要素が大切である．ビジョンは，目指すべき復興の羅針盤となるもので，安全や安心をはじめ，社会福祉，医療保健，環境共生，景観形成，コミュニティーなどのありかたを将来像として提起するものである．将来の夢に向けてビジョンを共有し協働することが，復旧や復興への近道となる．プロセスは，復興の計画づくりから事業の実施に至るまでの態勢や運営をいう．ここでは行政やコミュニティーなどさまざまな組織が力を合わせる協働連携と，合意形成のシステムづくりが重要であり，復興協議会などでは合意形成を図るプロセスも大切にしなければならない．パワーは復興を進めていく力のことで，回復力，復元力，復興力といった言葉で説明される．これらの力を日ごろから醸成しておき，災害などの有事に効果的に発揮することができれば，迅速で的確な復興を実現することができる．

　復興のプロセスでは，復興をより高い水準に引き上げるための気概のバネ，自省のバネ，連帯のバネ，事業のバネといった復興力というべき**復興のバネ**が働く．このバネは，災害が生んだゆがみを跳ね返し，被災からの回復を早めるために機能する．バネによって弾みをつける「しなやかな力」という意味から，**レジリエンス（復元力）**という言葉で説明されることもある．

　気概のバネは「負けじ魂」や「何くそという気持ち」など，どん底から立ち上がろうとする力で，自省のバネは，災害を招いた社会的ゆがみに気付き，それを正そうとする自浄的な力である．連帯のバネは苦境の中で生まれた絆によって，共に前に進もうとする協働的な力であり，事業のバネは復興のために投入される資源を活用して，被災地の改変を図っていこうとする力である．この回復力，あるいは復元力としてのレジリエンスを高めるためには，未来の社会のありかたについて議論し，その実現に向けて取り組むこと，居住者相互や行政とのコミュニケーションに努め信頼関係を築くこと，復興に必要な財源や

用語解説*
限界集落
過疎などによって，65歳以上の高齢者の割合が50％を超えた集落．家を継ぐ若者が流出し，冠婚葬祭や農作業における互助など，社会的な共同作業が困難となった共同体を指す．社会学者である大野晃氏が提唱した概念．

用語解説*
医療過疎地域
若者の流出による過疎化に伴い，医師の不足，病院の閉鎖等で十分な医療体制が構築できていない地域のこと．

9

防災・減災マネジメント

資材などの資源を事前に確保しておくことが大切である.

📎 **重要用語**

防災	クライシスマネジメント	創造復興
減災	クライシスコミュニケーション	復興のバネ
危機管理	災害復興	レジリエンス（復元力）
APDCAサイクル	原型復旧	
リスクマネジメント	改良復旧	

---

2 災害に備えた事業継続計画（BCP）

1 事業継続計画（BCP）

1 事業継続計画とは

　企業では，火災や地震などの大きなアクシデントが生じた際，生産ラインが破綻し製品が製造できなくなるなどの被害が最小限になるよう，対策を計画していることが多い．病院についても同じであり，地震や火災などのアクシデントが生じた際，入院患者の治療継続や災害によって生じる多数傷病者の診療が継続できるよう対策を講じておくことが重要である．災害時に継続した診療や多数傷病者の受け入れ，被災地への医療班の派遣などの病院機能を維持し，継続した診療を行えるよう行動計画を立て，災害時の混乱を最小限に抑えながら，適切な行動を効率よく実施できるよう策定する計画を**事業継続計画**（business continuity plan：**BCP**）という.

2 病院における事業継続計画の基本

　災害時，早期にCSCATTTを確立することは，災害時対応を行う上で重要である．病院におけるBCPには，これを踏まえた内容を記載しておく必要がある．記載すべき内容としては，①指揮命令系統の明確化，②各役割と代理要員の明確化，③病院の基本的な設備内容（通信機能，薬品・水・食料・電気等の備蓄状況など），④多数傷病者受け入れに関する各部門の対応方法，⑤後方搬送に関する内容，⑥災害サイクルすべてのフェーズに関する対応，⑦病院避難に関する計画，⑧外部からの受援計画，などが挙げられる.

➡ CSCATTTについては，5章2節1項p.104参照.

　BCPは災害によるダメージを最小限にとどめ，早期の復旧を目指すことが基本的な考え方である．そのためBCPを作成する際は，自施設の脆弱な点を洗い出し，その部分を補えるような具体策や，病院の地域における特性やニーズの変化に対応する内容を検討することが重要である．つまり病院におけるBCPとは，すべての災害種類に対応し，レジリエンス強化を目指した内容で構成されていなければならない.

244

❸ 従来の災害対応マニュアルとBCPマニュアルの違い

従来の災害対応マニュアルは，主に地震発生時の災害急性期における多数傷病者の受け入れに関する対応方法で構成されていた．具体的には，災害時には診療エリアをどこに設置し，誰がその担当を担うか，あらかじめ準備されている物品をどう使用し，どのように診療するかなどである．ただし，自施設が被災しエレベーターが停止した際や，物品が不足した際にどうすればよいのか，といったことには触れられておらず，中長期的な対応についてはほとんど検討されていないことが多い．

一方，**BCPマニュアル**は，自施設の脆弱性を評価した上で構成されているため，エレベーターの停止や不足物品が生じることなど，あらかじめ予測されるリスクについてはその対応方法についても記載がある．エレベーターが停止した際の患者の一時避難場所の設置や，不足物品が生じた際の連絡先や連絡方法が，BCPマニュアルには記載されている．さらには自施設が被災し，病院から入院患者を避難させる際の対応方法まで記載されていなければならない．また従来の災害対応マニュアルには，災害急性期の対応のみ記載されていたが，BCPには平時からの準備内容や，亜急性期から慢性期，復旧復興期に至るまでの各フェーズの対応方法も明記されている．

2 事業継続マネジメント：BCMとBCMS

BCPは，災害時の事業継続が行えるようその方法や手順，情報が集約された重要なマニュアルだが，あくまでも一文書に過ぎない．どんなに立派なBCPを用意していても，実際に行ってみると必要なマンパワーや物品が確保できなかったり，効率よく対応できなかったりすることも多い．このような事態を防ぐため，平時からスタッフへの教育，必要なマンパワーや物品の確保，計画された方法・手順に沿った訓練を行い，実際にBCPが機能するか確認しておくことが重要である．BCPをもとに平時から準備・訓練していく一連のマネジメントを，**事業継続マネジメント**（business continuity management：BCM）といい，診療能力を維持・改善するための活動そのものを指す．

❶ PDCAサイクルとBCM

事業を円滑かつ継続的に行うためにPDCAサイクルの手法が活用される．BCMはこのPDCAに沿って継続される．

❶**Plan（計画）** 病院の脆弱性の評価，対策の立案，BCPの作成

❷**Do（実行）** スタッフ教育，災害訓練の実行，必要資器材の準備

❸**Check（評価）** 手順や方法の評価（手順通りによる実施可能の可否），問題点の明確化

❹**Action（改善）** 評価を受けての改善策の立案，BCPの修正

❷ BCMS

BCMは病院の脆弱性の分析，必要となる計画の立案・教育と，訓練を実践

することで達成できる．しかし，これら一連の流れの中で，実践してみると問題点や不備が生じることも多く，不安要素が残ることがある．BCMが有効に機能しているかどうかを病院の経営者や管理者が評価・監視し，不備や不安要素に対して必要な改善を図るシステムを**事業継続マネジメントシステム**（business continuity management system：**BCMS**）という．経営者や管理者は，BCMに関する組織としての活動が効率的に運用され，効果的に改善されているかを監査・評価する責任がある．このシステムが機能することで，現実的でレジリエンスの強い災害対策マニュアルを作成することができる．図9.2-1にBCPとBCM，BCMSの関係を示す．

3 事業継続ガイドライン

　日本の災害対応は，1995（平成7）年に発生した阪神・淡路大震災が契機となっている．阪神・淡路大震災発生後には，「阪神・淡路大震災を契機とした災害医療体制研究会」が発足し，病院防災マニュアルの必要性とガイドラインが示された．多くの病院施設ではこのガイドラインを参考にマニュアルを整備し，訓練等を実施している．

　1996（平成8）年5月，厚生労働省より「災害時における初期救急医療体制の充実強化について」が通達され，「病院防災マニュアルには医療機関が自ら被災することを想定して防災マニュアルを作成することが有用」とされたが，2001（平成13）年の厚生労働省の報告書では，病院における防災マニュアルの整備の遅れが報告されている．

　しかし，2011（平成23）年に発生した東日本大震災では，被災地内の病院だけでなく，広域のインフラの破綻によって多くの病院が想定外の事態に陥り，防災マニュアルに関する問題点が浮き彫りとなった．同年3月，厚生労働省から通達された「災害医療における医療体制の充実強化について」には「病院災害対策マニュアルには医療機関は自ら被災することを想定して災害対

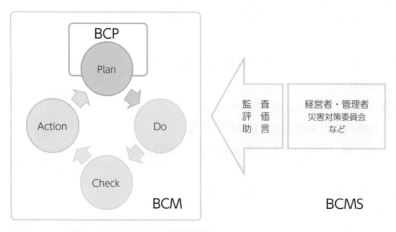

図9.2-1　BCP・BCM・BCMSの関係性

策マニュアルを作成するとともに，事業継続計画の作成に努められたい」と明記され，災害対策マニュアルをBCPの視点で作成することが望ましいとしている．

　2012（平成24）年には「**BCPの考え方に基づいた病院災害対応計画作成の手引き**」が示され，現在多くの医療機関でBCP版災害対応マニュアルの作成が進められている．

■ 引用・参考文献

1) 厚生労働省．阪神・淡路大震災を契機とした災害医療体制のあり方に関する検討会．災害時における医療対策に対する緊急提言．1995, p.29.
2) 厚生労働省健康政策局長発出．災害時における初期救急医療体制の充実強化について．健政発第451号．平成8年5月10日．
3) 厚生労働省．災害医療体制のあり方に関する検討会報告書．平成13年6月．
4) 厚生労働省医政局長発出．災害時における医療体制の充実
強化について．健政発0321第2号．平成24年3月21日．
5) 日本集団災害医学会．DMAT標準テキスト．改訂第2版，へるす出版，2015.
6) 厚生労働省医政局指導課長．病院におけるBCPの考え方に基づいた災害対策マニュアルについて．医政指発0904第2号．平成25年9月4日．
7) 小井土雄一ほか．東日本大震災における疾病構造と死因に関する研究：BCPの考え方に基づいた病院災害対応計画についての研究．2012.

 重要用語

事業継続計画（BCP）　　　　事業継続マネジメント（BCM）　　　　事業継続ガイドライン
BCPマニュアル　　　　　　　事業継続マネジメントシステム（BCMS）

3 災害時の組織体制

1 病院における災害時の組織体制

1 インシデントコマンドシステムの確立

　災害発生時，医療従事者はおのおの，**安全の3S**（Self, Scene, Survivor）に基づき行動する．病院組織としても既存部門における入院患者，外来患者等の対応を優先し，3Sに基づいて行動する．その後，病院全体が災害対応を行うために**災害対策本部**を立ち上げ，各部門の被害状況を確認し，多数傷病者の受け入れの可否の判断を行う．受け入れ可能と判断したらトリアージエリア，トリアージカテゴリーに準じた診療エリア（赤エリア，黄エリア，緑エリア）などの部門（新設部門）を設け，災害対応を行う．災害対応を行うためには病院長を災害対策本部長とし，新設部門を含めた各部門の指揮命令系統を明確にした**インシデントコマンドシステム**（Incident Command System：**ICS**）を確立する必要がある．このとき重要なのが，災害対策本部を設置するタイミングである．災害対策本部を迅速に立ち上げ，ICSを確立するためには，災害対策本部を設置する基準をあらかじめ定めておかなければならない．災害対策本部の設置が遅れると，災害対応に遅れが出る．また災害の種別，規模，病院

➡ 安全の3Sについては，
5章2節p.104参照．

の被害状況から災害対応レベルを決定し，状況に応じた災害対応を行うことが求められる（図9.3-1）.

　災害時には災害派遣医療チーム（DMAT）をはじめ，さまざまな外部組織から支援を受けることが想定されるため，受援体制を整える必要がある．外部組織と連携する部門（外部組織と病院組織をつなぐパイプ役）も，災害時の組織体制構築には必要となる．ICSに基づき組織的に活動するためには，各部門が自立していなければならない．その際，必要となるのが各部門の責任者，役割等を明記した**災害対応マニュアル**である．このマニュアルの作成時に注意しなければならないのは，各部門の責任者を複数人記載することと，優先順位を考慮し各部門の活動内容を明記することである．各部門の責任者を1名とし個人が特定されてしまうと，責任者不在という事態が生じることがある．そのような事態が起こらないよう，責任者の代行ができる者を複数人記載しておく必要がある.

　新設部門のトリアージエリアや診療エリア（赤・黄・緑の各エリア）は，活動内容や立ち上げる優先順位を明記しておくと，マンパワーの過不足時に柔軟に対応できる．例えば災害初動期は，緊急治療が必要な傷病者を受け入れる赤エリアの立ち上げの優先順位が高くなり，マンパワーも赤エリアに重点を置くべきである.

2 減災・防災計画の立案と災害対応マニュアルの作成

　災害発生時の組織体制を構築するためには，平時からの組織体制と活動が重要となる．災害対応マニュアルの作成・改訂，災害訓練の企画・運営，災害医

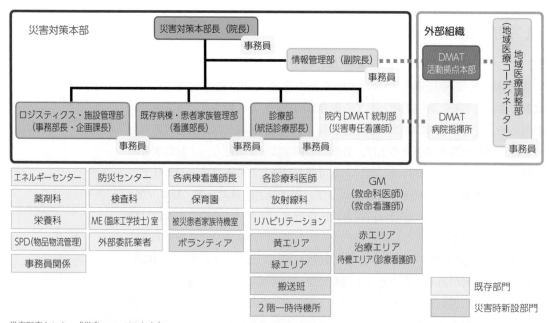

災害医療センター「災害マニュアル」より.

図9.3-1　インシデントコマンドシステムの一例

療に関する研修・教育などを行う災害対策部門を平時より組織し，活動しておきたい．

|1| 防災のための組織づくり

病院内に災害対策部門を設置し，災害対応マニュアルの作成と災害訓練の実施を行い，防災に向けた組織化を図る．組織化には職員全体を巻き込み，個々の職員が専門能力，知識を発揮して協働，連携できる組織であることが重要である．

|2| 発生し得る災害の想定

災害対応マニュアルは，火災や地震に限定せず，オールハザードアプローチで自施設が被災した場合を想定し，不測の事態を具体的にイメージしながら備えることが重要である．**ビジネスインパクト分析***（business impact analysis：BIA）をしっかり行い，災害リスクについても評価し，想定される被災状況に対して現実的な備えを行うことが必要である．また，状況に応じて**病院避難**も想定しておく．

|3| 建物および設備の被災によるリスクに対処する

建物および設備の被災によるリスクを想定し，ライフライン遮断時の各部門への影響，対応の限界を調査し，措置方法を検討・掲示する．特に停電は昨今の災害では発生する頻度が高いため，停電時に使用可能なコンセントの種類などは熟知しておく．

a 設備・備品の点検

消防用設備，火気設備器具，電気設備は法令に定める有資格者による点検以外に，施設内での自主点検，検査を定期的に行う．転倒，落下の恐れのある備品は，必ず固定する．キャスターのストッパーは，固定することを習慣化する．

b 建物の定期点検

自主的に実施し，不備・欠損は速やかに管理責任者に報告し改修する．自施設が被災し，放射性物質などの危険物質が漏出することを想定した方策も必要である．

c 災害時に使用する備品の点検

患者への避難の指示や誘導は，速やかかつ確実に行わなければならない．メガホン，ハンドマイク，懐中電灯，ヘルメットなどを用意しておく．

d 備蓄品の準備

備蓄品の確保には次の3点がポイントとなる．
- 備蓄食料，飲料水の一覧表を作成し，想定した人数と期間を明確にする．
- 年1回程度，備蓄品の棚卸しと定数の見直しを行う．
- 薬品の備蓄に関しては自施設内での貯蓄だけでなく，日ごろの取引先における災害時の対応能力を把握した上で，供給のための協議を行い協定を結ぶ（流動備蓄）．

用語解説 *

ビジネスインパクト分析（BIA）

災害などで業務やシステムが停止した場合の影響度を評価するために行う分析のこと．

plus α

病院避難

病院では，消防法に基づき火災に対する避難計画や避難訓練が実施されている．基本的には，病院内での「垂直避難」「水平避難」であるが，地震による建物倒壊，津波などにより患者・職員の安全が保てない，ライフラインの途絶により診療の継続が困難であると判断した場合に，入院患者の一部，もしくは全員を避難させる病院避難が行われることもある．

災害拠点病院指定要件では，大規模災害時の入院患者を通常時の２倍（外来患者は５倍）と想定した上で「食料，飲料水，医薬品について，（中略）３日分程度を備蓄しておくこと」としている．

➡ 災害拠点病院指定要件については，４章２節１項p.83参照.

|4| マンパワーの確保

　災害時には，マンパワーの確保が重要である．マンパワーに応じた受け入れ体制の構築を行うため，災害対策部門（災害対策本部）では組織的にマンパワー確保の実態を把握しておく．

a 自主登院基準の作成

　災害発生時に災害対策本部より職員へ連絡することなく，自主的に参集する基準を設けておくと迅速にマンパワーが確保できる．また，近年ではメールアドレスを事前に登録しておくことで，登録者へ参集メールと安否確認を行うことができる携帯連絡網サービスもあるので，必要に応じ利用するとよい．

b 徒歩60分以内で登院できる職員数の把握

　広域災害によって公共の交通手段が遮断されても，徒歩で登院可能な人員を把握し，定期的に見直しを行う．また，どのくらいで病院に到着するかどうか具体的な時間を把握し，参集状況を予測する．例えば，徒歩15分・30分・60分圏内で分け，大まかな参集時間を把握しておく．

c 園児，学童の擁護により登院不可となる職員数の把握

　自然災害や広域災害の場合，職員自身に問題がなくても，子どもの擁護などの理由で登院が不可能になることがあるため，定期的に確認する．可能であれば，院内保育施設を有効に活用する．

|5| 災害対応マニュアルの改訂

　災害対応マニュアルは災害対策部門の主導で，定期的に見直す必要がある．災害訓練とマニュアルはPDCAサイクルに沿った形で改訂を行う．マニュアルの実効性を検証するための災害訓練を行い，より現実的なマニュアルへ改訂することが望ましい．また，改訂されたマニュアルは研修会などを通じてすべての職員に周知する．マニュアルを形骸化させないことが災害対策部門の重要な役割である．

3 教育・啓発活動（人的マネジメント）

　職員が災害発生時に迅速に対応できるよう職員の教育，啓発，訓練を計画的に実施する．啓発活動としては，防災対策が建前にならないようマニュアルの周知徹底や自主点検活動の促進，シミュレーション教育を行う．

　研修会は，①職制による責任感の養成，②災害医療・看護の知識獲得，③技術訓練を目的に開催し，より多くの職員が研修に参加できるよう複数回実施する．また，研修会だけでなく，OJTも活用する．例えば，各部署（病棟）で毎日のミーティングの時間を活用し，災害時の反射的な判断を養うためにシミュレーションを行うことも大切である．シミュレーションを通し，日常の中に災害医療・看護を意識付けることは，組織のレジリエンスの強化にもつなが

る.

4 災害訓練

　消防法に基づく防火訓練を年2回，災害訓練は年1回以上行う．災害訓練は，**防災の日**などに地域住民や消防・警察・自衛隊などの公的機関とともに合同で実施することが望ましい．災害発生時に，患者の転送先の確保や避難誘導時の支援協力を得るためには，日ごろから関係機関や地域住民と交流し，顔の見える関係をつくることが大切である．

|1| 訓練の目的

　マニュアルの有効性は，災害訓練を通して初めて検証できるため，マニュアルと災害訓練は一対のものとして考える．一般的に災害訓練は次の目的で実施される．

①災害対応マニュアルの職員への周知徹底
②多数傷病者発生時における自院の対応能力の検証
③行政や関係機関との連携協力体制の確認・検証
④現行の災害・医療体制の確認・検証

|2| 訓練の種類

　災害訓練の種類には次のようなものがある．

①実際の災害を想定した一連の訓練（フルスケールトレーニング）
②一部分の流れをピックアップして行う訓練（ハーフスケールトレーニング）
③机上シミュレーション（演習）
④基礎的訓練（②と似ているが，一つひとつの基本手技を習得する訓練）

2 地域における災害時の組織体制

　災害の時代や感染症の時代を迎えて，地域コミュニティーの果たすべき役割が非常に大きくなっている．大規模な災害には公助や自助だけでは対応できず，共助や互助による補完が欠かせないからである．そのために，地域の防災力とそれを支える組織体制の充実強化が図られている．

　この組織体制の充実強化では，組織や人材といった「担い手づくり」と計画や運営といった「しくみづくり」が基本となる．組織では自主防災組織などの整備が，人材では防災リーダーなどの育成が，計画では地区防災計画などの策定が，運営では防災訓練などの実施が求められる．

1 地域防災体制の構築

　地域コミュニティーの防災を進める上では，運命共同体としての地域が一つになって防災や減災に取り組むための組織の整備が求められる．この組織の中核になるのが**自主防災組織**である．この自主防災組織は，住民主体で自治会や町内会などと連携する形でつくられている．2020（令和2）年現在で，約17万の自主防災組織が全国に存在し，約8割の地域をカバーしている．しかし，自主防災組織が存在していても，有名無実というところも少なくなく，自主防

plus α
防災の日

1960（昭和35）年，国民の一人ひとりが台風，高潮，津波，地震などの災害について認識を深め，これに対処する心構えを準備することを目的に，9月1日を防災の日とすることが定められた．1982（昭和57）年からは，9月1日を含む1週間を防災週間と定め，各関係機関が協力の下，防災教育のための行事や訓練を行っている．

災組織の内実化をどう図るかが問われている.

　地域の中で防災や減災に関わりをもつ組織は，自主防災組織に限らず消防団，女性防火クラブ，防災士会，日赤奉仕団，防犯協会などが地域密着型の防災組織として活動している．さらには，福祉，教育，医療などに関わる組織も地域の防災活動に取り組んでいる．こうした組織と自主防災組織が連携協働することが，地域の防災力向上には欠かせない．これらの組織が**地域防災協議会**などの形で連携し，地域の減災や救護活動に取り組む必要性が高まっている.

② 地域防災人材の育成

　組織とともに組織を支える人材が必要となる．災害を受けるのは人であるが，災害を防ぐのも人である．この人材という視点からも，地域防災のありかたを考える必要がある．減災では地域の実情やニーズを踏まえ，加えて専門的な知識や能力を活用して災害対応に当たる現場知と専門知の融合が欠かせない.

　よって，地域を知る人材かつ減災に詳しい人材が必要であり，地域コミュニティーには，災害に強い専門人材を防災リーダーとして地域の中で育てること，消防団員や防災士などの専門的技能をもった人材の参画を図ることが求められている．この専門人材に求められる技能には，医療・看護，保健衛生，建築やまちづくりなども含まれる．近年，自身の生活圏で減災活動に取り組む**「まちの減災ナース」**の活躍も期待されている.

③ 地区防災計画の実践

　防災や減災を進めていく上では，その目標，課題，対策を取りまとめた羅針盤ともいうべき計画が必要である．この計画について，国は防災基本計画，指定公共機関は防災業務計画，地方自治体は**地域防災計画**を策定することが災害対策基本法により義務付けられている．これらの計画は，国や自治体が行政としての責務を果たすためのトップダウン的な防災計画といえる.

　地域の災害対応や減災対策は，行政と地域が協働して取り組むべきもので，行政だけでなくコミュニティーとしての積極的な対応が欠かせない．そのためには，コミュニティー自身が自発的に定めるボトムアップ的な防災計画，すなわち**地区防災計画**の作成が推奨されている．この**地区防災計画制度**は，東日本大震災の教訓を踏まえ地域防災力の強化を目指して，2013（平成25）年の災害対策基本法の改正により創設された．トップダウンとしての行政の地域防災計画とボトムアップとしての地域の地区防災計画が，車の両輪のように連動することが期待されている.

　内閣府は，地区防災計画の策定手順や内容の基本フレームを示した「**地区防災計画ガイドライン**」を公表し，その積極的な活用を呼び掛けている．ガイドラインでは「みんなでつくるみんなのための地区防災計画」という視点が強調されている．自発的かつ自律的な計画であるため，自覚的かつ率先的な活動が引き出されることになる．マイプランやコミュニティープランとして，地域防災の継続的な規範として機能することが期待される.

地区防災計画制度では，コミュニティーがつくった地区防災計画は，市町村の指導と防災会議の議を経て，行政の地域防災計画の中に取り入れられる．このことにより行政のお墨付きが得られ，公的な性格をもつことになる．地域の自律的な計画であると同時に官民の協働的な計画であり，マイプランといえども公的プランとして位置付けられる．したがって，行政の定める地域防災計画とは違った内容であっても，地区防災計画で提案して認められれば，公的な計画として運用することができる．例えば，寺などの身近な場所を避難所にする，高齢者など要支援者には車避難で対応する，避難所の食事を独自の体制と献立で提供する，といったことが可能になる．

　地区防災計画は，今までのコミュニティーレベルの防災活動や防災計画の枠組みにとらわれない，コミュニティー防災の新しい三つの考え方が提起されている．第1の点は，対象地域を計画課題に即して弾力的に決められることである．町内会や学校区等の行政区画にこだわらず，その対象範囲を幅広く決めることができる．例えば，商業圏域単位や河川流域単位，マンション単位で計画を立てることも可能になる．

　第2の点は，居住者だけでなく事業者や利用者を含めた計画にできることである．地域居住者が，企業や学校，病院，社会福祉法人，市民団体と一緒になって防災活動に取り組むことが可能になることで，例えば，高齢化が進むコミュニティーを，そこで働く学ぶ若者がサポートするという活動が可能になる．消防団やボランティアとの連携を計画に組み込むこともできる．

　第3の点は，地域の特性に応じた独創性のある計画内容にできることである．自主防災組織の活動の手引きに示される避難誘導や炊き出しなどのオーソドックスな活動に加えて，子どもたちとの防災キャンプ，SNSを活用した安否確認，商店街と連携した食料備蓄，避難のためのマイタイムライン*づくりなど，先進的な取り組みを意欲的に展開することができる．

用語解説*
タイムライン
災害時の防災行動を時系列にまとめた防災行動計画のこと．

静穏期における災害看護活動「まちの減災ナース指導者」の養成

◉ 養成の意味

　「まちの減災ナース指導者」養成の取り組みは，災害看護の静穏期における地域減災の役割から着想した．これまで自然災害が発生した際に，被災地外等から被災地に出向き，迅速な医療支援（DMAT，JMAT等），精神保健支援（DPAT等），健康・生活支援（日本看護協会の災害支援ナースやボランティアナース等），公衆衛生支援（DHEAT），リハビリ支援（JRAT等），栄養・食生活支援（JDA-DAT）を行うさまざまな特徴をもつ人材が育成されてきた．しかし，看護者自身の生活圏内において減災活動が可能な人材が不足している．近年の災害多発状況において，各地域に減災ナースがいれば，市町村行政や自主防災組織等と連携し，要配慮者等の保健・福祉分野に対応できると考えたからである．

◉ 地区防災計画制度との関連

　「まちの減災ナース指導者」養成の取り組みは，2013（平成25）年の災害対策基本法改正において，地域コミュニティーにおける共助による防災活動の推進の観点から，市町村内の一定の地区の居住者および事業者が行う自発的な防災活動に関する地区防災計画制度に則っている．内閣府は地域防災力の向上と地域コミュニティーの活性化に向けて地区防災計画ガイドラインを公表している．そのガイドラインの活用イメージを示す（**図**）．四つのステップに

分かれ，STEP 1はガイドラインの概要を参考に，地区防災計画制度の全体像を把握する．STEP 2は各地区の特性等に応じて，気になる箇所や地区の課題に対応している部分を確認する．STEP 3はガイドラインを参考に，地域コミュニティーの課題と対策について検討する．STEP 4は地域コミュニティーの地区防災計画を作成し，計画に沿った活動実践を通じた人材育成や見直しを行う．

◉ 養成の実際

● 養成のねらい

　ねらいは，災害が多発する今日，住民とともに地域特性を考慮した自助・共助・公助を支え，看護専門職としてもつ知識と技術をもとに，実践的な減災活動ができる「まちの減災ナース」を育成する指導者の養成である．そして指導者が，育成された「まちの減災ナース」とともに，市町村行政の防災担当者や自主防災組織等に取り組む地域住民と協働して，地域住民の健康と生活を守るために取り組むことである．

●「まちの減災ナース指導者」の役割

・看護職の知識・技術・知恵を生かした居住・勤務する地域における災害支援
・地域特性を踏まえた減災プログラムの立案・運営・評価

STEP1	STEP2	STEP3	STEP4
ガイドラインの概要を参考に，地区防災計画制度の全体像を把握	各地区の特性等に応じて，気になる箇所や地区の課題に対応している部分等をチェック	ガイドラインを参考に，地域コミュニティーの課題と対策について検討	地域コミュニティーの地区防災計画を作成．計画に沿った活動の実践を通じた人材育成や見直し

解説・アドバイス

行政関係者，学識経験者等の専門家

内閣府防災担当．"地区防災計画ガイドライン"．防災情報のページ．2014.
https://www.bousai.go.jp/kyoiku/pdf/guidline.pdf，（参照2023-07-14）.

図　ガイドラインの活用イメージ

・市町村行政，保健医療福祉との連携
・現場の医療機関や福祉現場のフォローアップ
・避難所運営組織の拠点である学校，市町村，自主防災組織との連携
・学校の危機管理や子どもを対象とした減災教育の立案・運営・評価

● **研修修了時の到達目標**
①日本災害看護学会認証の「まちの減災ナース指導者」として活動するための基本的知識および行動力，態度（コンピテンシー）を修得する.
②研修修了後から1年以内には「まちの減災ナース指導者」として所属する職場の看護職，または居住する地域の看護職や住民とともに，コロナ禍における減災について具体的に検討し実践することができる.

● **研修プログラムの概要**
　日本災害看護学会教育活動委員会は，2018（平成30）年度から学会が認証する「まちの減災ナース指導者」養成研修を立ち上げ，企画運営に取り組んできた. 1期生26人，2期生21人を輩出，2021年現在3期生24人が研修途上にある.
　①地域の減災に関するコンピテンシーと，②地域における減災の準備に関するコンピテンシーを掲げ，11月・2月・5月の3回，全5日間30時間の集中講義とワークショップ，さらに各研修の間に実習課題を取り入れている.
　実習課題の一つ目は，研修生が居住する地域の市町村行政や自主防災組織等へのインタビューと住民対象のセミナー運営への参加等のフィールドワークである. 二つ目は「まちの減災ナース」育成プログラム立案で，計約30時間分となる課題であり，どちらも研修時に集合プレゼンテーションを課している.
　「まちの減災ナース指導者」の認証条件として，所定の研修課目を修了していること，地域減災の知識を問う筆記試験，16項目の達成目標に関する自己評価，今後の活動計画に関する課題レポート，最終アンケートに取り組むことを課している. その後，学会認証審査会により審査を受け認証される.

　毎回研修後に実施したアンケートから，「まちの減災ナース指導者」に向けて動機付けの確かさや課題等が見いだされている.

● **3期生プログラム内容**
●第1回（2020年10月31日～11月1日）
①「まちの減災ナース指導者」と「まちの減災ナース」の役割行動について概念化する.
②減災の概念や地区防災計画を踏まえ，「まちの減災ナース指導者」の役割を考える.
③「まちの減災ナース指導者」の役割からコロナ禍における感染症対策について理解する.
④居住する地域の行政や自主防災組織との連携方法をイメージ化し，課題の実践および発表につなげる.

●第2回（2021年2月13日～14日）
①課題の発表を通し，各地域特性やニーズなどを研修生間で共有する.
②1・2期修了生の経験談と研修生同士の話し合いを通して，今後の指導者としての取り組みについて考える.
③コロナ禍において，地域における要配慮者の現状を理解し，災害発生時における自宅避難者の支援を考える.
④社会福祉協議会の役割を知り，活動上の連携について考える.
⑤「まちの減災ナース」育成プログラムの構成と方法について理解し，②，③，④の目標を踏まえ，課題の実践および発表につなげる.
⑥1・2期修了生との交流会により，今後の各県別活動体制の構築につなげる.

●第3回（2021年5月15日）
①課題の発表を通し，「まちの減災ナース」育成プログラムについて研修生間で共有する.
②「まちの減災ナース指導者」認定審査の一環として必要な知識を問う試験，姿勢に関する小論文，研修目標到達度の自己評価を行う.
③理事会メンバーや研修委員との意見交換を行う.
④今後の学会認定の手続きについて情報を得る.

3 学校における災害時の組織体制

1 学校における防災についての三つの視点

　教育機関である学校における防災対策は，次の三つの視点で考える必要がある．1点目は，**危機管理**の視点である．学校には災害発生時に児童，生徒あるいは学生の安全を確保することが**学校保健安全法**により義務付けられている．その中でソフト的対策は同法第29条に規定されており，**危険等発生時対処要領**の作成と周知，訓練実施が定められている（**表9.3-1**）．一方，**消防法**第8条においては，学校に対し防火管理者の設置，消防計画の作成，その計画にのっとった訓練の実施を定めている（**表9.3-2**）．また，2009（平成21）年6月に施行された改正消防法第36条においては，南海トラフ巨大地震などの大規模震災の発生を視野に入れた火災以外の災害に対応するため，防災管理者の選任および防災計画・訓練の実施を定めている．したがって，学校は法的に利用者の安全確保のためのハード的・ソフト的対策が義務付けられている施設であり，危機管理の一つとして災害対策の適切な遂行が必須である．

　2点目は**地域施設**の視点である．学校（特に公立学校）施設は，災害対策基本法第49条の4および第49条の7で定めるところの，市町村が指定する**指定緊急避難場所**，**指定避難所**に指定されていることが多い（**表9.3-3**）．指定避難所を開設する必要があるような災害発生時には，施設管理者は学校施設を避難所として提供し，場合によってはその運営の一部を担わなければならな

plus α

危険等発生時対処要領

危機管理マニュアルと同義で，危機の対象によって「防犯マニュアル」「不審者対応マニュアル」「防災マニュアル」「災害発生時対応マニュアル」等と呼ばれている．

⇒ 指定緊急避難場所，指定避難所については，6章3節1項p.138参照.

表9.3-1　危険等発生時対処要領の作成等を定めた学校保健安全法

学校保健安全法

第29条　学校においては，児童生徒等の安全の確保を図るため，当該学校の実情に応じて，危険等発生時において当該学校の職員がとるべき措置の具体的内容及び手順を定めた対処要領（次項において「危険等発生時対処要領」という）を作成するものとする.

　2　校長は，危険等発生時対処要領の職員に対する周知，訓練の実施その他の危険等発生時において職員が適切に対処するために必要な措置を講ずるものとする.

　3　学校においては，事故等により児童生徒等に危害が生じた場合において，当該児童生徒等及び当該事故等により心理的外傷その他の心身の健康に対する影響を受けた児童生徒等その他の関係者の心身の健康を回復させるため，これらの者に対して必要な支援を行うものとする．この場合においては，第10条の規定を準用する.

表9.3-2　災害に関わる消防法

消防法

第8条　学校，病院，工場，事業場，興行場，百貨店（これに準ずるものとして政令で定める大規模な小売店舗を含む．以下同じ），複合用途防火対象物（防火対象物で政令で定める二以上の用途に供されるものをいう．以下同じ）その他多数の者が出入し，勤務し，又は居住する防火対象物で政令で定めるものの管理について権原を有する者は，政令で定める資格を有する者のうちから防火管理者を定め，政令で定めるところにより，当該防火対象物について消防計画の作成，当該消防計画に基づく消火，通報及び避難の訓練の実施，消防の用に供する設備，消防用水又は消火活動上必要な施設の点検及び整備，火気の使用又は取扱いに関する監督，避難又は防火上必要な構造及び設備の維持管理並びに収容人員の管理その他防火管理上必要な業務を行わせなければならない．（以下略）

第36条　第8条から第8条の2の3までの規定は，火災以外の災害で政令で定めるものによる被害の軽減のため特に必要がある建築物その他の工作物として政令で定めるものについて準用する．（以下略）

表9.3-3 　災害対策基本法に定められた指定緊急避難場所，指定避難所

災害対策基本法

第49条の4 　市町村長は，防災施設の整備の状況，地形，地質その他の状況を総合的に勘案し，必要があると認めるときは，災害が発生し，又は発生するおそれがある場合における円滑かつ迅速な避難のための立退きの確保を図るため，政令で定める基準に適合する施設又は場所を，洪水，津波その他の政令で定める異常な現象の種類ごとに，指定緊急避難場所として指定しなければならない．（以下略）

第49条の7 　市町村長は，想定される災害の状況，人口の状況その他の状況を勘案し，災害が発生した場合における適切な避難所（避難のための立退きを行つた居住者，滞在者その他の者を避難のために必要な間滞在させ，又は自ら居住の場所を確保することが困難な被災した住民その他の被災者を一時的に滞在させるための施設をいう）の確保を図るため，政令で定める基準に適合する公共施設その他の施設を指定避難所として指定しなければならない．（以下略）

指定緊急避難場所と指定避難所

指定緊急避難場所は緊急的に避難する場所であり，建物などの施設がない場合（公園やグランド）もある．
指定避難所には，一般的に公立小中学校の体育館などが指定されている場合が多い．

い．避難所の開設および運営は，行政と施設管理者が地域住民と協力して実施することが重要である．

　3点目は**防災教育**の視点である．学校は本来教育機関であり，児童，生徒および学生の教育を行うことが本務である．東日本大震災以降，防災教育の重要性が注目され，ルーティンワークとして実施されてきた火災発生時等を想定した防災訓練などを，より効果的な「生きる力」を育む防災教育に転換し推進することが求められるようになった．

　これらについて文部科学省では，2013（平成25）年3月に改訂された「『生きる力』を育む防災教育の展開」[2] の中で，学校防災の意義とねらいとして，①防災教育，②防災管理，③災害安全に関する組織活動の3点を取り上げ，学校現場における対策を推進している．併せて同省では2012（平成24）年度より，学校を対象とした「実践的防災教育総合支援事業」を全国で展開し，その支援事業の成果を報告書[3] として取りまとめ，全国への水平展開を図っている．さらに，2019（令和元）年には「自然災害に対する学校防災対策の強化及び実践的な防災教育の推進について（依頼）」[4] をすべての学校に対して発出し，これらの対策が適切に推進されるよう努めている．

2 　学校施設の整備

　東日本大震災を受け，文部科学省は東日本大震災の被害を踏まえた学校施設の整備に関する検討会を設置し，緊急提言[5] をまとめた．その内容は，①学校施設の安全性の確保，②地域の拠点としての学校施設の機能の確保，③電力供給の減少等に対応するための学校施設の省エネルギー対策である．

　ハード対策の具体例は，学校施設の耐震化の推進，天井などの非構造部材の耐震化および津波対策，教育機能以外の防災機能の付与などが挙げられる．またソフト対策としては，行政の防災担当部局および地域との連携強化による地域拠点として学校を活用するための計画策定などがあり，ソフトおよびハード対策の組み合わせとしては，省エネルギー化を推進する**エコスクール**[*] の導入などが挙げられる．

　一般的に建物の耐震化は，地震時に命を守るという点においては十分かもし

エコスクール

環境に配慮した学校施設．省エネルギー化の施設・設備の整備と併せて，環境教育を実施する施設として整備されている．太陽光発電や資源リサイクルなど，環境に配慮した取り組みを行うとともに，環境教育の発信拠点としての役割も担う．

れない．しかしその後，その施設が使用可能かどうかについては耐震化のレベル（耐震等級または，施設の重要度係数をどの程度に設定して設計したか）によって異なるため，施設設置者や施設管理者は，耐震化レベルを把握しておく必要がある．

３ 学校防災マニュアルの策定

学校において効果的に防災対策を推進するためには，**学校防災マニュアル**を策定することが重要である．2012（平成24）年に文部科学省が発行した「学校防災マニュアル（地震・津波災害）作成の手引き」[6]には策定の目的として，①学校における災害発生時の対応等について教職員の役割等を明確にし，学校防災体制を確立する，②家庭や地域，関係機関等に周知し，地域全体で災害に対する意識を高め，体制整備の構築，推進を図ることが明記されている．マニュアル作成のポイントは，①災害発生以前，②災害発生時，③発生後のそれぞれのステージにおいて実施すべきことを検討し，家庭，地域，地元自治体との連携を実施することである．策定時には，学校の立地の違いによるリスクの違いを反映し，各学校における独自の視点を適切に検討し，マニュアル策定を目的とせず，マニュアルの見直しプロセス（PDCAサイクル）をマニュアルの中に組み込んでおくことが大切である．

■ 引用・参考文献

1) ストーマ用品セーフティーネット連絡会．災害時対応の手引き．2015．http://www.jsscr.jp/img/saigaimanual.pdf，（参照2023-07-14）．
2) 文部科学省．学校防災のための参考資料「生きる力」を育む防災教育の展開．2013，223p．
3) 文部科学省スポーツ・青少年局学校健康教育課．実践的防災教育総合支援事業報告書．2013，86p．
4) 文部科学省総合教育政策局．"自然災害に対する学校防災対策の強化及び実践的な防災教育の推進について（依頼）"．文部科学省．2019-12-05．https://www.mext.go.jp/a_menu/kenko/anzen/1422067_00001.htm，（参照2023-07-14）．
5) 文部科学省．東日本大震災の被害を踏まえた学校施設の整備に関する検討会．東日本大震災の被害を踏まえた学校施設の整備について　緊急提言．2011，45p．
6) 文部科学省．学校防災マニュアル（地震・津波災害）作成の手引き．2012，53p．

 重要用語

災害対策本部	地域防災計画	危険等発生時対処要領
インシデントコマンドシステム	地区防災計画	消防法
災害拠点病院	地区防災計画制度	防火・防災計画
自主防災組織	学校保健安全法	学校防災マニュアル

病院看護部の備えとは

病院は，常に患者とその家族を抱えているが，災害時にはさらに多くの被災者が訪れる．また，24時間365日稼働している場所であり，医療従事者や食事，ベッド，医療用品などがそろった安全な場所として住民からその役割が期待されている．

中でも病院の看護師は，昼夜を問わず患者のそばにいることから，災害時においても最前線での対応が求められる．災害時は，十分な職員の確保もままならない状況下で看護を行わねばならないだけでなく，物資に限りがあるため，平時には使用しないような器材を活用しながら，看護活動を行うことが予想される．そのため看護部は組織的な視点から，看護職者や物品を確保し，整備，教育，訓練など，災害時においても円滑に活動できるよう準備しておかなければならない．

「備え（preparedness）」は，ある事態に対する準備や用意のこと，対策を用意しておくことだが，これは災害サイクルでいう静穏期・準備期に進めておくべきことである．筆者は，米国の国土安全保障省（Department of Homeland Security）の示すPreparedness Cycleの項目にある「計画」「組織化」「装備」「トレーニング」「予行演習」「評価と改善」という六つの要素を用いて，「災害に対する病院看護部の備え」を次のように定義した．病院の看護部が自施設のある地域で起こると想定される災害に対し，専門的知識と技術を用い，事前に努めて堅実に対応できるようにしておく活動のことと考える．具体的には災害が起こると認識し，病院内のハード・ソフト両面における脆弱性を分析した上で計画を立て，組織化，装備，トレーニング，予行演習，評価と改善を連続的プロセスで継続的に行うことである．また，この活動には病院に勤務する他の職員や関連する業者，機関，地域住民との協働を含んでいる必要がある．

病院看護部の備えの具体的な内容

六つの要素を，いくつか例を挙げながら解説する．

● 計画

看護部が目的を果たすためにハザードとリスクアセスメントからみた病院の防災計画に関する情報を収集し，防災計画における看護部の役割と機能，災害時リーダーの役割と責任を明確にすることである．例えば，病院のある地域で起こり得る災害を把握する，部署ごとに災害に対して危険性のある箇所を明確にするなどである．

● 組織化

看護部が病院の防災組織へ所属すること，看護部の組織を構成することと災害対応のための人員，物資の確保に関する事前の契約と確認を行うことである．例えば，看護部に災害に関する委員会を設置する，災害時に看護部の各部署間において協力できる体制を整えておくなどである．

● 装備

任務と役割を満たすため，看護部が十分な資器材や物資・施設・システムの確保と配備，点検，整備を行うことである．例えば，患者のための災害用備蓄を確保する，災害時に使用する器材や備蓄を定期的に点検するなどである．

● トレーニング

看護部が災害時に機能を果たせるようシステム化された教育プログラムを実施することである．例えば，災害時の自分自身の安全確保や，ライフライン途絶時の消毒・滅菌方法についての教育を行うなどである．

● 予行演習

院内外の機関や他職種との訓練を通して計画を実施することである．例えば，患者や災害時の連携先と一緒に訓練を行うなどである．

● 評価と改善

予行演習や実際の災害経験を通して看護部の機能を評価し，必要に応じて修正することである．

病院看護部の備えを進めるために

備えることとは継続的に行うことと前述したが，実際にはどの程度備えられているのかが気になるところである．そこで，114項目の「自然災害に対する病院看護部の備え測定尺度」を作成し，ウェブ上に公開して回答できるシステムを構築した．施設はこのシステムを用いて回答することで，前回と今回の比較や他の回答施設との比較を行うことができる．

さらに，災害拠点病院を中心とした防災に取り組む病院看護部を対象とした調査結果から，現場で看護師がさまざまなアイデアで防災対策に取り組む状況を知り，それを冊子「病院看護部が自然災害に対して備える方略」にまとめ，同ウェブ上で閲覧できるようにした．これらを活用して，今後の病院看護部の備えをより進めてほしい．

災害看護と備えの部屋ホームページ　http://www.sonae-nursing.jp，（参照2023-07-14）．

[藍野大学医療保健学部看護学科教授　西上あゆみ]

9

防災・減災マネジメント

東日本大震災発生から10年が経過した．東日本大震災の死亡者のうち，障害者の死亡率は被災者全体の約2倍であり，日ごろからの備えが重要といえる．

『特別支援学校用災害シミュレーションパッケージ』とは

『特別支援学校用災害シミュレーションパッケージ』は国内外で大規模自然災害が頻発し，多くの命が失われる危険性が高まり始めた2008～2009年度に，災害時要配慮者（要援護者）の中で，特に障害のある子どもの安全や命を学校職員が守ることを目的に，茨城県内の特別支援学校の協力を得て開発したものである．障害のある子どもを想定しているが，幼稚園や保育園，学校，福祉施設等での活用も可能である．パッケージは4編で構成している．

●イメージトレーニング編

学校の立地に合わせ，予測される災害を設定する．毎日，教職員が設定した災害の中から共通した一つの災害を想定し，チェックリストを確認しながら児童生徒をどのように避難させるのか，また，自分がとるべき行動について具体的にイメージトレーニングを行う．

管理者用（校長・教頭用）と教職員用とがある．

●設備編

学校の建物や設備が災害に対応できるようになっているかを確認するチェックリスト．年3回（4・8・12月）確認する．

●備蓄編

災害発生に備え備蓄が必要な物品等のチェックリスト．これをもとに児童生徒個人用，教職員個人用，学校用を最低3日分備蓄する．年3回（4・8・10月）確認し，個人用は4月（夏季）と10月（冬季）に季節に応じた必要な物品等を入れ替え，8月は物品の見直しを行う．児童生徒は，長期休暇時は備蓄物を自宅に持ち帰り，期限切れ物品の入れ替えを行い，登校初日に学校へ持参する．

●解説書

パッケージの活用方法等を解説したもの．

同パッケージの東日本大震災での活用効果と課題

2011年3月に発生した東日本大震災時にパッケージを活用し，災害発生に備えていた茨城県内の特別支援学校教職員への調査（面接・質問紙）から，パッケー

表　東日本大震災における『特別支援学校用災害シミュレーションパッケージ』の活用効果と課題

	効　果	課　題
イメージトレーニング	●教職員の行動 ・災害発生時に落ち着いて児童生徒の安全確保と避難経路の確認ができた ・災害発生時に係としての迅速な対応ができた　　・避難時に的確な判断ができた ・避難時に必要物品確保のための俊敏な行動がとれた ●指示系統 ・指示系統が一本化されていた　　・明確だった	●登下校時や校外学習時のトレーニング
設備	●点検，確認 ・迅速・効果的な破損場所の点検，確認ができた ・建物への影響を把握しての災害後の警戒が可能となった	
備蓄	●安心・落ち着きという精神面 ・食料，飲料水，寒さ対策の物品の備蓄があることで安心した ・児童生徒個々の備え（上着，帽子，薬，おむつ等）があることで安心した ●活用面 ・食料・飲料水を活用した　　・薪を夜間の寒さ対策のために活用した ・ヘッドライト，懐中電灯，バッテリーを停電時に活用した ・医療的ケアが必要な児童生徒のケア物品があり活用した	●長期避難を考慮した備蓄 ●備蓄品として必要な物品の追加
その他	●大震災を経験しても教職員の災害に備える意識に差があるため，パッケージを活用した備えを継続するための教職員の意識改革 ●災害発生時の連絡手段や迎え等に関する保護者との共通理解 ●児童生徒の障害の状況（種類・重さ・認知レベル等）に応じた学校独自のパッケージ作成 ●パッケージは教職員が児童生徒を災害発生時に守る目的で開発したものであるため，災害発生時に児童生徒自らが身を守る教育	

※『特別支援学校用災害シミュレーションパッケージ』は次のURLからダウンロードできる．http://www.crdc.ipu.ac.jp/_userdata/files/package.pdf，（参照2023-07-14）．　英語版『Disaster Simulation Package for Special Needs Schools』もある．

ジの活用効果と課題が示された（**表**）．

現在の活用

　本パッケージは単独で活用可能であるが，現在は修正版を，子ども自身が災害に備えセルフケアを高める目的で筆者らが開発した「障がいのあるこどもの災害備えパッケージⅡ」の一部とし，活用を促している．

［関西医科大学看護学部看護研究科教授　加藤令子］

コラム　日ごろから減災を考える看護 「まちの減災ナース指導者」の活動

「まちの減災ナース指導者」養成研修の参加

　筆者は，2019年10月より日本災害看護学会「まちの減災ナース指導者」養成研修に参加し，2020年7月に修了した．参加の動機は，地域での減災活動について詳しく学びたいと思っていたとき，地域の防災・減災について地元の看護職とともに行う研修や活動を学ぶ機会が得られると考えたからである．また，「まちの減災ナース」を，平時から地元の減災活動を行い，有事には地域のニーズに沿った継続的な要配慮者の避難や避難生活における災害関連死の予防ができる存在ととらえ，「まちの減災ナース指導者」として，地元の看護職の志を生かし，防災・減災についての知識向上や活動場所の提供を行う黒子的な存在になりたいとも思ったのである．研修での大きな学びは，地域の特性を知り，強みを生かし弱みを補完することや，人とのつながりを生かして活動することであった．

「まちの減災ナース指導者」としての活動

行政，消防団との連携

　福井大学大学院災害看護専門看護師課程在学中より永平寺町の防災研修会に関わっており，また，2020年に永平寺町と福井大学は連携協働して，要配慮者の避難方法や福祉避難所の環境改善，多職種連携による防災力の向上に取り組んでいた．そのつながりを生かして，永平寺町在住の看護職を，特に要配慮者の災害関連死等の予防や心のケアができる「まちの減災ナース」に育成したいと考えた．そこで，要配慮者，避難行動要支援者の見守りにおける多職種連携の図を作成し（**図**），町の防災担当者に「まちの減災ナース」の存在と必要性を説明して「まちの減災ナース」育成の同意が得ることができた．

　また，「まちの減災ナース」には，安全に継続した活動ができる組織の位置付けが必要であると考え，「まちの減災ナース」を消防団機能別団員として，町消防

図　大災害時の要配慮者・避難行動要支援者見守り等における多職種連携

本部に入団依頼を行った．平時には減災活動やイベント活動を行い，有事に職場にも行けない状況のときには，「まちの減災ナース」として活動することを明言し，職場とのバランスを図った．

「まちの減災ナース」研修会の開催

　職場の看護部に承諾を得て，永平寺町在住の看護職に「まちの減災ナース」について説明し活動の声掛けを行ったところ，7人の看護職から参加の同意が得られた．行政と消防の担当者に研修企画書と講義の依頼を行い，11月に第1回「まちの減災ナース」研修会を合同で開催する運びとなった．以下に研修内容を示す．

研修内容

1．日時：2020年11月7日（土）9：00〜11：30
2．場所：永平寺町役場3階大ホール
3．目的：永平寺町行政・消防と連携し，「まちの減災ナース」としての活動準備ができる．
4．目標：「まちの減災ナース」活動目的や内容の理解ができ，意識が高められる．

5．講師：町防災担当者，町消防本部担当者，筆者

6．タイムスケジュール

時 間	内 容	担 当
9：00～9：40	開始の挨拶，「まちの減災ナース」養成研修について	筆者
9：40～10：00	永平寺町防災の取り組みについて	防災担当者
10：00～10：20	永平寺町消防機能別団員とイベントについて	消防本部担当者
10：20～11：00	自己紹介（どのような活動をしていきたいか）	受講者（7人）
11：00～11：15	受講者質疑応答	筆者
11：15～11：30	修了の挨拶	消防本部

7．研修の評価

　短期間の研修ではあったが，行政と消防との連携により安全保障が得られた組織的な活動の基盤ができた．受講者から「こういう活動の機会を待っていた」「まちの減災ナースの役割が理解できた」「災害のことはわからないけど，顔の見える関係で自分の強みや経験を生かした活動をしたい」との声が聴かれ，研修の目的は達成できた．

　2021年1月「まちの減災ナース」に永平寺町消防本部機能別団員としての辞令が交付された．今後は，「まちの減災ナース」とともに地域行政や自主防災組織と協働し，地域の医療，保健，福祉と連携を図ることを目的として，消防団を通しての永平寺町での保健業務の補助，自主防災組織や福祉避難所での避難訓練等に積極的に参加していく．地域とつながりながら，定期的に「まちの減災ナース」研修会を実施していく予定である．周囲への感謝の気持ちを大切にしながら進んでいきたい．

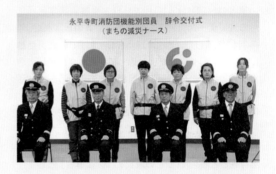

[福井県立病院主任・災害看護専門看護師・まちの減災ナース指導者　花房八智代]

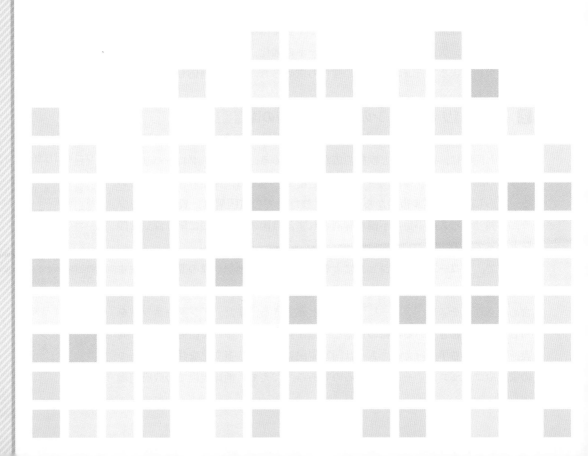

10 災害時の国際援助

学習目標

● 国際救援活動と，看護職者に必要な視点を学ぶ．
● 異文化の中で看護活動を展開する際に必要な配慮や心構えを理解する．

1 海外における災害看護

1 グローバリゼーションと災害看護

1 世界で広がる異常気象と感染症

地球全体の環境破壊が大きな問題になっている．特に世界各地で頻発する**異常気象**によって災害が甚大化，多様化しており，東日本大震災（2011年）をはじめ，タイで起きた大洪水（2011年），フィリピンで多くの死者を出した台風ハイヤン（フィリピン名，ヨランダ）（2013年）など，未曾有の自然災害といわれるものが多発している．加えて，環境破壊が原因とされる熱波による死亡や病気も増加しており，最高気温が33℃を超えると死亡率が上昇し，特に65歳以上にこの傾向が著しいという報告もある．

気候変動により，降雨と蒸発という水のサイクルが活発化し，洪水が多発する地域がある一方，渇水や干ばつに見舞われる地域も多い．異常気象の間接的な影響には，伝染病を媒介する生物の地理的範囲や活動期間の拡大があり，気温の上昇や洪水の増加は感染症を増加させると考えられている．

世界における感染症の流行をみてみると，WHOの記録によれば，2012〜2017年に発生した感染症は168カ国で1,200件以上を数え，その中には新興感染症や再興感染症によるものも含まれていた．今後は，新型コロナウイルス感染症の終息にかかわらず多様な健康の緊急事態も含む複合災害として，気候変動対策と併せて保健医療政策や防災対策を多角的にとらえることが求められる．一度に一種類という対策では，もはや十分ではない．地域社会はこの複雑な状況に対し，災害リスクの認識・アラートの強化，地域での対策策定プロセスへの参画によるコミュニティーの強化も求められ，柔軟に適応していくことが必要である．

2 グローバリゼーションの利点と災害時の国際看護

グローバリゼーション[*]は，情報収集や情報交換，流通や交通などの速度を速めると同時に，感染症など疾病の広がりも速める．人間は，グローバリゼーションの恩恵にあずかると同時にその弊害にもさらされ，健康被害を受けている．さらにグローバル市場から取り残された世界の貧困層は，資源やインフラ，公共サービスの不足・不備が解消されず，貧困の負の連鎖に陥り深刻な問題となっている．

一方で，グローバリゼーションによる利点もある．地球規模の問題を解決するための交流がインターフェースを通じて可能であり，人々は文化の多様性も含め相互理解をスピーディーに深めることができる．また，インターネットを通じて世界で起きている事物の正確な情報が共有でき，多様な研究の開発，発表，共有もいち早く行える．人々は国家や民族を超え，多文化を共有する一つの家族やコミュニティーとなり得るのである．加えて，地球規模での政府組織

用語解説 *
グローバリゼーション

グローバル（global）は「世界的な」「地球規模の」という意味で，グローバリゼーション（globalization）は国を超えて地球規模で交流や通商が拡大すること，世界全体にわたるようになることと訳される．

（GO），非政府組織（NGO）をはじめ，国連や欧州連合（EU）のような超国家的組織の役割も拡大している．

このようなグローバル化社会の中で，健康問題を解決する医療者には，地球人としての連帯感，普遍的価値としての人権の尊重，人間としての尊厳の維持，文化の多元性に対する認識を幅広くもつことが必要不可欠であることは言うまでもない．

あらためて，災害時の看護が必要なときを考えてみよう．最初に災害に相対する被災者には，非被災地からの応援が必要となるが，発災直後の被災現場にはルールなどなく，次にどこで災害が起きるのかも予測できない．現場では，医療や公衆衛生上の需要と供給のバランスの崩壊が起こる．このような場合，多数の傷病者に最善の医療を提供する災害看護の理念を適応させることになる．日本は災害の多い国であり，災害に関する法制度も多数整備されている．しかし，いずれの災害も，被災者にとっては未曾有の経験であり，制度が十分すぎるということは一度としてない．災害に関する制度が，被災者にとってのニードに対応しているかどうかをアセスメントし，臨機応変に是正していくことも必要である．

3 日本災害看護学会と世界災害看護学会

看護職者は医療者の中で最も数が多く，災害時の看護やケアにおいて，医療対応や他職種との連携など重要な役割を担っている．そのため2009年には，「災害看護コンピテンシー*」が国際看護師協会（ICN）から提起されている．日本においては阪神・淡路大震災以降，看護界全体の災害への関心が高まり，1998（平成10）年には日本災害看護学会が設立され，2010年には世界災害看護学会も設立されている．

ひとたび海外で甚大な災害が起これば，日本の災害看護学会や看護協会は募金活動を始め，災害看護支援事業が円滑かつ適切に運営されるよう支援を行っている．また，看護研究者やボランティアが発災直後から現地に入り，健康問題や看護ニーズ等の情報収集と査定を行い，支援や人材育成へとつなげている．現地に行かなくとも同じ地球上の出来事として，看護の視点から情報収集を行い自分なりに精査し，何が求められているのかを考えることも重要な国際看護活動の一つである．

災害看護の実践におけるコンピテンシーは，リスクを最小限に抑えるために，エビデンスに基づいた実践と政策策定の基礎として認識されるようになり，世界各地で継続的な教育やカリキュラム開発に活用されている．災害看護の役割は医療機関だけでなく，地域，社会環境の変化，ケアの必要性に応じて進化している．連携する専門職独自のコンピテンシーも多様であり，災害看護のコンピテンシーを定期的に見直すことは，ローカルな災害リスク軽減とグローバルな役割との関連性を確保するためにも重要である．

用語解説 *
コンピテンシー

職務や役割において高い成果を発揮する人物の行動特性．業績直結能力や実践能力ともいわれる．

2 異文化への配慮

近年，将来的に海外で活躍できる看護実践者を目指して，看護系大学へ入学する学生が多く見受けられる．彼らは看護技術だけでなく語学力の向上にも努め，NGOなどが行っている海外看護視察などにも積極的に参加している．広い視野に立った探究のために国際的な経験を求めることは，将来を見据えた看護を実践するためにも，日本の看護が目指すべき道であり，国際看護の意義の一つといえる．

異文化看護の提唱者であるレイニンガー（Leininger, M.M）は最後の著書[1]で，「看護師は自分自身を地球の市民として見ること」と述べている．同時に，これからの異文化看護に必要な方向性として，「すべてのヘルスケアは多文化を基盤にしたものでなければならない．そのために2010年までに看護師は現在明らかとなっている知識や実践から異文化看護をクリティカルに評価し，2015年までには世界中のさまざまな文化の中の暮らしに適したサービスを提供するべきである」と提唱している．

日本において国際看護の学びを深めたり，海外の現状に触れることで，国内では見ることのできない「日本人」としての「自文化」に気付くことができる．また，医療状況の違い，感じ方の違い，海外の学生の学びへの貪欲さなどは，日本国内での実習や在日外国人との交流から習得することができる．この「気付き」は，その後の人生や仕事に大きく影響を与えることになるだろう．

大規模な災害は日本だけでなく世界各地で起きているが，日本への支援要請は地理上，同じアジア諸国からのものが多い．アジアの開発途上国には，債務を最小限にして経済成長を続けようとするあまり，健康や栄養，教育費の国民総生産（GNP）比が低い国が比較的多く，投資も鈍りがちである．そのしわ寄せが女性や子ども，高齢者といった社会的弱者に及んでいるのだが，災害時にはそのしわ寄せがさらに顕著となり多くの支援が必要となる．このような赴く国の社会情勢や諸事情を知っておくことは，日本における医療と現地とのギャップを埋める大きな手立てとなる．

また世界には，さまざまな伝統医療や民族医療が存在するだけでなく，同じ宗教でも遺体の埋葬方法が違うなど，地域によって風習や習慣が異なる．そんな文化の違いは生活様式だけでなく，トラウマなど精神世界にまで広がる．看護を行う上で，このような文化の違いをいかに共存させ，よりよいケアを行っていくかを考察することも重要である．

文化背景の異なる被災現場で看護活動を行う際，わきまえなければならないことを小原[2]は次のように述べている．

①難民キャンプおよび避難民キャンプは，国連難民高等弁務官事務所*（United Nations High Commissioner for Refugees：UNHCR）や軍隊の管轄化にあるため，活動に制約を受けることがある．

用語解説 *

国連難民高等弁務官事務所

紛争や迫害によって居住地を追われた難民の保護と，難民問題の解決へ向けた国際的な活動を先導，調整する．難民の権利と尊厳を守り，すべての人が庇護を求める権利を行使し，安全に庇護を受け，自主的に帰還，または庇護国および第三国で定住できるよう支援する．

②国によってさまざまなルールやシステム，モラルがあるため，日本の常識を持ち込んではならない．そのルールやシステムは生活習慣，文化，宗教，医療，フォーマル・インフォーマルなど，すべての制度の中に存在する．

③日本と異なる医療水準であり，日本と同様の医療を求めるべきではない．

④被災者は平時と異なる緊急の生活を強いられている．

⑤私たちは部外者であり，いずれはその現場から撤退することを忘れてはならない．私たちが去った後も継続していける活動とは何かを考える必要がある．

これらのことをよく理解した上で災害看護活動を行うことが，国際保健医療協力の一端を担うことであると，文化理解の重要性を小原は強調している．

看護は対象の生活に関わる仕事であるが，世界中には多種多様の文化があり，その文化の中でさまざまな生活が営まれている．そのため必要な看護や支援とその方法は，対象者によって変化する．生活様式や文化の異なる地域での看護活動を行うには，これまで日本国内で行うことを前提として得た知識や技術では対応しきれないことが多いため，自文化ではない異文化を知る姿勢が必要である．

3 異文化理解能力と異文化間トレランス

1 異文化理解能力

日本人看護職者の行う異文化看護を考えるために，異文化看護が最も発展しているといわれる米国の理論と，日本で考えられている日本人が必要とする異文化理解能力について紹介する．米国の異文化看護に関する最新のテキストでは，看護職における文化適応能力は，①組織の文化適応能力，②個人の文化適応能力，③言語能力の三つに集約できると述べている．

1 組織の文化適応能力

組織の文化適応能力とは，異文化間で効率的に働くことのできる振る舞い，態度，ポリシー，構造の価値観，原則，表現の方法などを指す．①価値観の違いが認識できる，②セルフアセスメントの指導ができる，③文化の違いや変化に対応できる，④文化的知識を習得し制度化することができる，⑤組織があるコミュニティーの文化的脈略や多様性に適応できる，などの能力がこれに当たる．さらに政策立案，行政，実践，サービス提供能力や，住民や利害関係者，地域全体を巻き込む側面でも文化的な配慮ができる力が必要とされる．

2 個人の文化適応能力

個人の文化適応能力とは，文化背景の異なる他者との適度で効果的な交流によって得られた知識，態度，信念，自己認識が，自己と統合して生まれる能力を指す．多様な文化背景のある個人，家族，コミュニティーから生まれた文化的な脈絡の中で効果的に働き，絶え間ない努力をすることでその能力は養われる．

　医療職者や組織は，ヘルスケア提供のために文化的，言語的に必要な事柄を理解し，効果的に対応しなければならない．日本は単一言語社会であり，世界の中では言語能力が絶対的に長^たけていないため，国際通用性をもつ英語の習得が以前にも増して重視されている．グローバリゼーションにおける多言語の共存と文化的多様性の重視という観点から，個人における多言語能力は今後，ますます重要となる．

2 **異文化リテラシー**

　リテラシー（literacy）とは読み書き能力など基礎的な能力のことで，広義には情報を受信し，発信できる能力を含めた応用力を意味する．自文化を認識する能力で，社会の成員が共有し，社会の運営に有効と認識されるために維持しようとする事柄についての知識運用能力（Hirsch, 1987）ともされる．異文化を理解するに当たっては，まず自文化を認識しなければならない．自文化を理解しなければ，何が普遍的なもので何が異文化的なものであるかがわからないためである[2]．

3 **異文化間トレランス**

　異文化リテラシーに加え，異なる文化や価値観を受け入れる能力や，異文化間での異なることへの寛容性（トレランス）が必要である．人が異なった文化をもつ国，地域に行ったとき，そこでの文化や行動様式をどれだけ受け入れることができるか，また，人が属している集団の中に異文化を背景としてもつ人が入ってきたとき，その人をどれだけ認めることができるかということである．社会的なレベルでいうと，社会の制度がどれだけ異文化を受け入れられるようになっているかが問題となる．これは学校・会社・コミュニティーのような小さな集団から，国などの大きな集団まで含まれる．国や地域における異文化間トレランスは行政，法律なども視野に入れなければならない[3]．

4 カルチャーショック

　カルチャーショックとは，自己の認識や常識がまったく異なる文化や習慣に出会ったときに起こる心理的反応をいう．これは特定の人に起こるものではなく，異文化を体験すると，国内外を問わず誰でも多かれ少なかれ経験する．新しい環境に適応できず悩んだり落ち込んだりするだけでなく，身体面・行動面に異常が出ることもある．海外での救援活動で習慣や考え方が母国文化の常識とかけ離れている場合，心理的ショックや戸惑いも大きい．災害の規模が大きく被害が深刻であれば，そのショックはさらに大きくなる．看護職者のストレスは任務に支障を来すだけでなく，帰国後の看護にも影響を及ぼすため，注意が必要である．次のような症状や徴候がみられる場合，カルチャーショックを受けている可能性が高い．

①抑うつ状態である

②夜あまり眠れず，生活パターンが昼夜逆転する

③自国を過大評価し，支援先の国を過小評価するなど，批評や批判をすることが多くなる

④同じ言語を話す人としか接さない

⑤ささいなことにいら立つ

⑥ホームシックにかかる　など

　予防のために出発前から，カルチャーショックは誰にでも起こるものだと認識しておくことが大切で，まったく予期していない場合よりもショックの度合いが軽減される．知識があれば適応能力は増大するといわれており，渡航経験のある人に体験談を聴いたり，関連書籍を読むなどして現地でのコミュニケーション方法や文化を事前に勉強しておきたい．ただし，人それぞれ考え方が異なるため，できれば複数の人に話を聴き，客観的に受け止めるよう注意する．現地の人とのコミュニケーションに日本人の価値観を用いず，柔軟性のある考え方で接するよう心掛ける．また，現地で日本人だけで生活し，隔離されているとカルチャーショックが生じやすいため，できるだけ現地の人と交流し視野を広げるよう努める．

2 国際協力活動

1 国際活動組織

　日本は，**国連防災機関（UNDRR）**，**国連人道問題調整事務所（OCHA）**などの国連機関（表10.2-1）や国際機関への拠出等を行うとともに，世界防災白書の作成や，インド洋地域における津波早期警戒体制の構築など，国連教育科学文化機関（UNESCO）やUNDRRと連携した国際協力を進めている．

　また，国連主催の国連防災世界会議の開催国を務めるなど，多様な国際協力活動を推進している．

1 国際機関による議論

1 国連防災世界会議

　国際的な防災戦略を策定する**国連防災世界会議**が，1994（平成6）年に神奈川県横浜市で開催された．第2回世界会議は2005（平成17）年に兵庫県神戸市で開催され，国際的な防災の取組指針である「**兵庫行動枠組（HFA）**」が策定された．2015年までの国際社会における防災活動の基本指針であり，各国・国際機関が実施すべき防災施策の優先事項をまとめたもので，防災を優先課題とする強力な制度基盤の確保，災害リスクの特定・評価・観測・早期警報の向上などが提唱された．

　第3回世界会議は，2015年以降の新たな国際防災の枠組を策定するため，2015（平成27）年3月に宮城県仙台市で開催された．187カ国の首脳級らが

表10.2-1 主な国連機関

機関	特徴
WHO （世界保健機関）	World Health Organization.「すべての人々が可能な最高の健康水準に到達すること」を目的に，1948年に設立された．グローバルな保健問題についてリーダーシップを発揮し，健康に関する研究課題の作成，規範や基準の設定，世界中の国へ技術的支援の提供のほか，健康志向を監視，評価する．また，マラリアや結核，インフルエンザなどの感染症に対する監視やモニタリング，対応の強化，治療介入の方法，研究を通し，パンデミックに備えるなど，世界的な保健医療の向上に努めている．
UNDRR （国連防災機関）	United Nations Office for Disaster Risk Reduction. 持続可能な開発に不可欠な防災の重要性を高め，自然災害による被害や損失の減少，災害リスクの軽減を目指し，災害に強い国やコミュニティーの構築を目的に，2000年に設置された．
OCHA （国連人道問題調整事務所）	United Nations Office for the Coordination of Humanitarian Affairs. 緊急人道支援活動の調整や必要な資源の動員，円滑かつ効果的に支援活動を進めるためのコミュニケーションと情報管理，国際的な人道課題に関する啓発や理解の促進と，政策形成を担う．
UNESCO （国連教育科学文化機関）	United Nations Educational, Scientific and Cultural Organization. 活動範囲は教育，自然科学，社会・人文科学，文化，コミュニケーションおよび情報にまで及ぶ．特に教育支援をはじめ，世界の自然遺産や文化遺産の保護，開発途上国のコミュニケーション能力の強化などに努める．
UNICEF （国連児童基金）	United Nations Children's Fund. 世界190カ国以上で，子どもの保健・栄養，安全な水・衛生，質の高い基礎教育，暴力・搾取・エイズからの保護活動を支援している．活動資金はすべて，個人，ビジネス，基金，政府からの任意拠出金（寄付）で賄われている．
UNFPA （国連人口基金）	United Nations Population Fund. すべての妊娠が望まれ，出産が安全に行われ，若者の可能性が満たされることを目標に活動する．人権およびジェンダー平等を推進しながら，リプロダクティブヘルス（性と生殖に関する健康）関連のサービスや情報に世界中の人々がアクセスできるシステムの構築や，妊産婦死亡の削減などを目指す．
UNAIDS （国連合同エイズ計画）	Joint United Nations Programme on HIV/AIDS. HIVの感染を防ぎ，感染した人にケアと支援を提供し，HIVに対する人や地域社会の脆弱性を改善し，エイズ流行の多様な影響を緩和する対応を先導する．また，エイズの流行とその対応を追跡し，監視し，評価する．

参加し，国連加盟国の代表者，国連機関，NGOなど6,500人以上，さらに周辺行事を合わせると約14万人が参加し，日本で開催された国際会議としては過去最大級となった．その成果として，兵庫行動枠組の後継となる新しい国際的防災指針である「**仙台防災枠組2015-2030**」（図10.2-1）と，今回の会議の成果をまとめた「**仙台宣言**」が採択されている．

　仙台防災枠組は前文で，「災害リスクを減らすため，災害への備えの向上と国際協力に支持されるより良い復興（ビルド・バック・ベター：Build Back Better）が必要であり，より広範かつ人間中心の予防的アプローチを取らなければならない」と宣言している．そして，今後15年間に期待される成果として，人命・暮らし・健康と，個人・企業・コミュニティー・国の経済的，物理的，社会的，文化的，環境的資産に対する災害リスクおよび損失の大幅な削減が掲げられている．

　また，目標達成のために，①災害リスクの理解促進，②政府の災害対応能力の強化，③強靱性に向けた防災への事前投資，④より良い復興を優先行動として取り組むことで合意し，新たに目標値も具体的に示された（表10.2-2）．政府だけでなく，民間企業，市民，マスメディア，学術界および科学研究機関が防災に果たす役割も盛り込まれている．もちろん，看護学界の果たす役割も大きく，今後，国際的・学際的な対話がより一層求められるだろう．

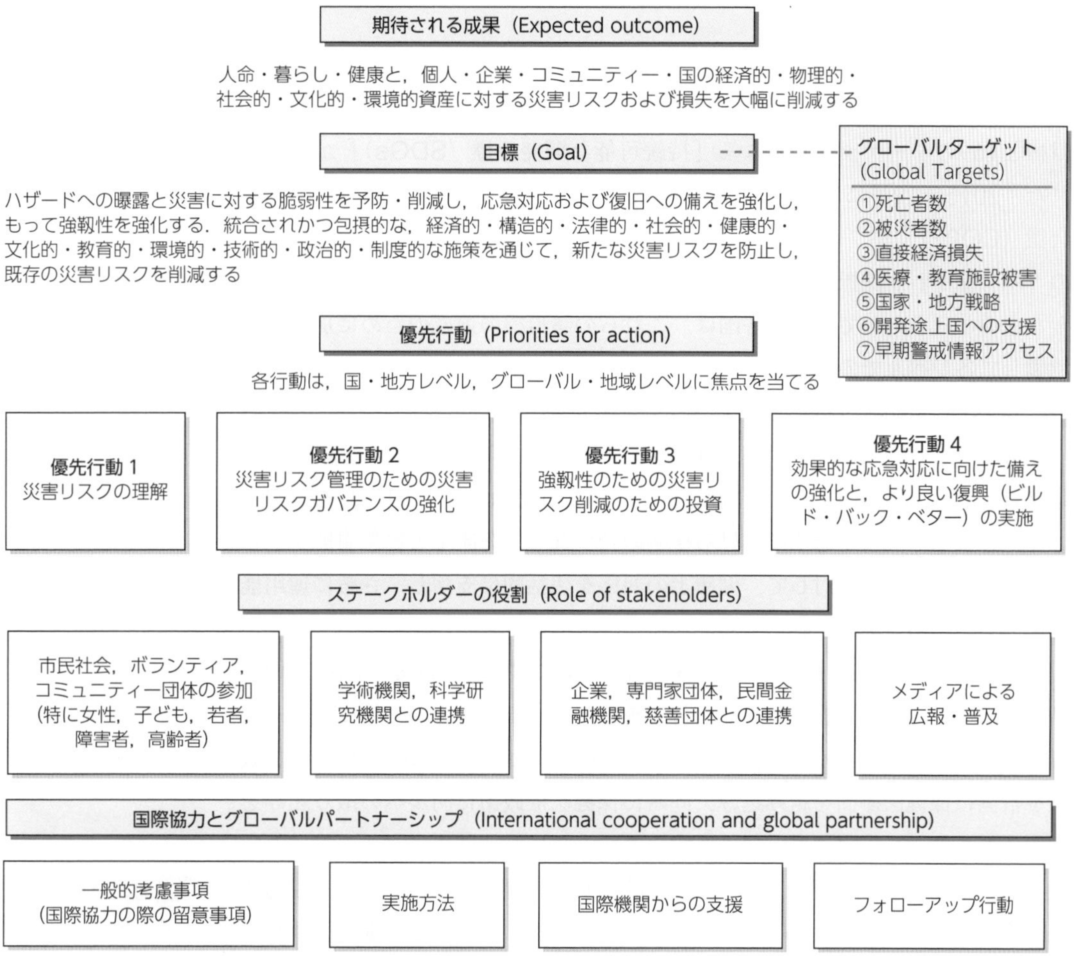

期待される成果（Expected outcome）

人命・暮らし・健康と，個人・企業・コミュニティー・国の経済的・物理的・
社会的・文化的・環境的資産に対する災害リスクおよび損失を大幅に削減する

目標（Goal）

グローバルターゲット
（Global Targets）
①死亡者数
②被災者数
③直接経済損失
④医療・教育施設被害
⑤国家・地方戦略
⑥開発途上国への支援
⑦早期警戒情報アクセス

ハザードへの曝露と災害に対する脆弱性を予防・削減し，応急対応および復旧への備えを強化し，
もって強靱性を強化する．統合されかつ包摂的な，経済的・構造的・法律的・社会的・健康的・
文化的・教育的・環境的・技術的・政治的・制度的な施策を通じて，新たな災害リスクを防止し，
既存の災害リスクを削減する

優先行動（Priorities for action）

各行動は，国・地方レベル，グローバル・地域レベルに焦点を当てる

優先行動 1 災害リスクの理解	**優先行動 2** 災害リスク管理のための災害リスクガバナンスの強化	**優先行動 3** 強靱性のための災害リスク削減のための投資	**優先行動 4** 効果的な応急対応に向けた備えの強化と，より良い復興（ビルド・バック・ベター）の実施

ステークホルダーの役割（Role of stakeholders）

市民社会，ボランティア，コミュニティー団体の参加（特に女性，子ども，若者，障害者，高齢者）	学術機関，科学研究機関との連携	企業，専門家団体，民間金融機関，慈善団体との連携	メディアによる広報・普及

国際協力とグローバルパートナーシップ（International cooperation and global partnership）

一般的考慮事項（国際協力の際の留意事項）	実施方法	国際機関からの支援	フォローアップ行動

内閣府．防災情報のページ．https://www.bousai.go.jp/kaigirep/hakusho/h27/zuhyo/zuhyo00_13_00.html．（参照2023-07-14）．

図10.2-1　仙台防災枠組2015-2030

表10.2-2　仙台防災枠組2015-2030の七つの具体的目標

①死亡者数	2030年までに災害による死亡者数を大幅に減らし，「2020年から2030年」の10万人当たり死亡率を「2005年から2015年まで」に比べ下げる
②被災者数	2030年までに災害による被災者を大幅に減らし，「2020年から2030年」の10万人当たり被災者数を「2005年から2015年まで」に比べ下げる
③直接経済損失	2030年までに，災害による直接の経済的損失を国内総生産（GDP）との比較で減らす
④医療・教育施設被害	災害へのレジリエンスを高め，2030年までに，医療や教育などの重要なインフラの損害や基本サービスの途絶を大幅に減らす
⑤国家・地方戦略	2020年までに，国や地方レベルの防災・減災戦略を有する国の数を大幅に増やす
⑥開発途上国への支援	2030年までに開発途上国への国際協力を大幅に強化し，この枠組を実行するための持続的な支援を行う
⑦早期警戒情報アクセス	2030年までに，多くの人が複合災害に対応した早期警戒システムや災害リスク情報を利用できるようにする

2015年9月の国連サミットにおいて「**持続可能な開発のための2030ア
ジェンダ**」が採択され，ミレニアム開発目標（MDGs）の後継として，17の
目標と169のターゲットからなる「持続可能な開発目標（**SDGs**）」が掲げら
れた．2015年12月には国連気候変動枠組条約（UNFCCC）の第21回締約国
会議（COP21）がフランス・パリで開催され，世界の気候変動・温暖化対策
の「パリ協定」が採択された．これらを達成するためにも，仙台防災枠組は肝
要なものと考えられている．各国は，これらの諸目標の達成のために加盟国と
協働して各レベルでの方針を示している．

2 世界保健機関（WHO）による災害対応

世界保健機関（WHO）は，2016年5月のWHO総会において健康危機対
応プログラム（WHO Health Emergencies Programme：WHE）を立ち上
げた．これは，災害や紛争における疾病の発生など，健康上の緊急事態を引き
起こすあらゆる危険に対して，健康上の対応を包括的に支援し，さらに運用能
力を高めるために創設されたものである．

防災分野では，2016年3月にタイ・バンコクにおいて，UNISDR，
WHO，タイ政府の共催による仙台防災枠組における保健面の実施に関する国
際会議が行われ，「バンコク原則」が採択された．バンコク原則では，防災政
策や計画に保健医療面を組み込み，同時に保健医療政策に防災への取り組みを
組み入れること，災害に強い保健医療システムの構築，防災に対する保健医療
従事者の能力強化，ハザード*に対する科学技術・情報の共有に関する協力関
係の促進，地域や国の政策等の防災に向けた一貫性の促進などが提言された．

2019年には，WHOは「災害・健康危機管理に関する枠組（Health
Emergency and Disaster Risk Management Framework）」を公表し，世
界のすべての地域と国において，「健康危機と災害リスク管理」のコンセプト
に基づいた戦略を推進している．

地球上の課題である災害リスクに関して「災害のリスク＝ハザード×脆弱性
／対処能力」の公式を用いて，ハザードや脆弱性は独立してとらえることは難
しく，そのため都市化，気候変動，環境汚染などの増悪因子を包含して，あら
ゆるハザードから人間中心に災害管理を考えるというパラダイムシフトの必要
性を唱えている．災害を考えるには，人間を取り巻くあらゆる物事を包括的に
とらえ，地球規模で思考する必要がある．

あらゆる災害の中でのリスクを理解し，積極的に人々の安全を確保し，健康
を促進し，「誰も取り残されない」ように災害・健康危機管理に対するアプ
ローチの変更を示している（表10.2-3）．

用語解説*
ハザード

hazard．危険，冒険，
偶然という意味．日本で
は主に危険因子や障害物
としてとらえられてお
り，車のハザードランプ
など和製英語にも用いら
れている．バイオハザー
ドは生物災害と訳され
る．

3 日本の政府開発援助（ODA）

日本は，数多くの災害の経験で培った知識や技術を活用し，世界の災害被害
の軽減に向けた国際協力を積極的に進めている．**政府開発援助**（Official

表10.2-3　災害・健康危機管理に対するアプローチの変更（WHO，2019）

FROM		TO
イベントベース（Event-based）	⇒	リスクベース（Risk-based）
反応性（Reacvtive）	⇒	プロアクティブ（Proactive）
単一の災害（Single-hazard）	⇒	オールハザード（All-hazard）
ハザードに焦点（Hazard-focus）	⇒	脆弱性とキャパシティに焦点（Vulnerability and capacity focus）
単一の機関（Single agency）	⇒	社会全体（Whole-of-society）
責任の分担（Separate responsibility）	⇒	医療制度の責任の共有（Shared responsibility of health systems）
対応重視（Response-focus）	⇒	危機管理（Risk management）
コミュニティーのための計画（Planning for communities）	⇒	コミュニティーと一緒に計画（Planning with communities）

用語解説*

開発協力

開発途上地域の開発を目的とした政府および政府関係機関による国際協力活動のこと．

plus α

開発協力大綱

2015（平成27）年，「非軍事的協力による平和と繁栄への貢献」「人間の安全保障の推進」「自助努力支援と日本の経験と知見を踏まえた対話・協働による自立的発展に向けた協力」などの基本方針をはじめ，理念や政策がまとめられている．ODAの政策目的や基本方針，重点課題などをまとめたODA大綱の改定に伴い定められた．

plus α

国際協力機構（JICA）

ODAの実施機関の一つ．青年海外協力隊はJICAの一事業として，開発途上国の人々のために，自分のもつ技術や知識，経験を生かしたいと望む人材を，ボランティアとして派遣する．派遣期間は原則2年間．

Development Assistance：**ODA**）は**開発協力***を行うための公的資金に当たり，政府または政府の実施機関はODAによって，平和構築やガバナンス，基本的人権の推進や人道支援等を含む開発途上国の開発のため，開発途上国または国際機関に対し，資金（贈与・貸付等）や技術提供を行っている．2003（平成15）年の**ODA大綱**の改定において，国際社会が直ちに協調して対応を強化すべき問題の一つとして「災害」が盛り込まれた．また，2015（平成27）年に策定された**開発協力大綱**では，国際社会の平和と安定に向けた協力の一環として，自然災害などの緊急事態には，中長期的な復旧復興を視野に入れた迅速な支援を行うとしている．日本の防災関係のODAによる協力においては，外務省および**国際協力機構**（Japan International Cooperation Agency：**JICA**）が行っている．**図10.2-2**に災害時における救援活動体制を示す．

ODAには多国間（マルチ）援助と，二国間（バイ）援助の2種類があり，多国間援助はWHO，UNICEF，UNFPA，UNAIDSなどの国連機関を通じて行われる．二国間援助は支援要請のあった国を直接援助するもので，無償資金協力，有償資金協力，青年海外協力隊などの技術協力がある．開発途上国を中心とした地域で大規模な災害が発生し，被災国政府等から日本に対して援助要請があった場合は，外務省で検討を行い，関係省庁との協議を経て国際緊急援助の内容を決定する（**図10.2-3**）．目的が人道的援助であっても，国対国の関係，ある

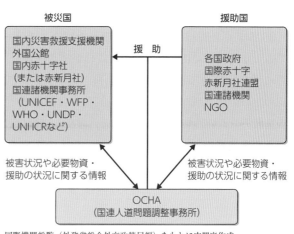

国際機関総覧（外務省総合外交政策局編）をもとに内閣府作成

図10.2-2　災害時における救援活動の体制

いは国際間の問題であることから，特に人の派遣については，各国間の協定や国際規範に基づく行動が求められている．これはかつて，各国が競って被災国に入り援助活動を展開したが，時には被災国の経済システムに大きな影響を及ぼすことがあったためである．その後，1991年12月の国連総会で，「人道援助は被災国の同意のもとで，かつ，被災国の要請内容に従って供与されなければならない」とされ，現在では被災国の要請に基づいた支援が行われている．

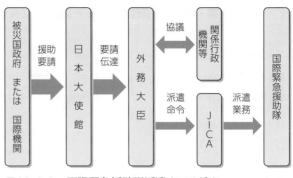

図10.2-3　国際緊急援助隊派遣までの流れ

4 国際緊急援助隊（JDR）

国際緊急援助隊（Japan Disaster Relief Team：**JDR**）は，1970年代後半に医療チームの派遣からスタートした．1987（昭和62）年には「国際緊急援助隊の派遣に関する法律」（通称JDR法）の施行に併い，医療チームに救助チーム，専門家チームが加わった．1992（平成4）年に「国際連合平和維持活動等に対する協力に関する法律（国際平和協力法）」（通称PKO法）が制定・施行し，PKO法とJDR法の対応範囲が定められ，紛争に起因する災害は**国際連合平和維持活動**（United Nations Peacekeeping Operations：**PKO**）*が，それ以外（自然災害，ビル倒壊などの人為災害）にはJDRが対応することとなった．

JDRの医療チームは，被災国の要請を受理してから48時間以内に日本を出発することを目標としている．派遣先では被災者の診療や診療補助をはじめ，必要に応じて疾病の感染予防やまん延防止のための活動を行う．JDRの中で派遣回数が最多である医療チームは，自発的な意思に基づいてあらかじめ登録された医師，看護師，薬剤師，X線撮影・受付などを行う医療調整員で編成されている．

2015年4月25日，ネパールを襲ったマグニチュード7.8の地震被害に際しても，発災当日にJDRの救援チームの派遣が決定し，総勢70人の隊員と救助犬4頭が，翌26日に成田空港を出発．カトマンズ市東部において，生存者確認のための捜索活動を行った．同27日には医療チームの派遣も決定し，通常の医療チームの外来診療機能に加え，手術，透析など高度な医療ニーズに対応できる機能拡充チームも派遣された．日本の医療チームは，約3週間の活動において987人を診療，22件の手術を実施．加えて，日本は自衛隊部隊も派遣し，カトマンズ市内および近傍の計5カ所において，約2,860人の診療を行っている．

JICAは，平時には開発途上国から研修員を受け入れ，防災に関する専門的知識等を伝えるさまざまな研修を行い，専門家の派遣，研修員の受け入れ，機

用語解説 *
国際連合平和維持活動（PKO）

紛争当事者に間接的に紛争解決を促すことによって，平和的解決の基盤を築くことを目的としている．PKO法に基づいて派遣される各国軍部隊を，平和維持軍（Peacekeeping Force：PKF）という．

材の供与という三つの協力形態を組み合わせた技術協力プロジェクトを推進している．また，開発途上国において当該国およびその周辺国の技術者等を対象とした第三国研修を実施したり，専門家，青年海外協力隊およびシニア海外ボランティアを派遣し，現地での防災に関する技術移転を行ったりするなど，その活動は多岐にわたる．

5 NGO

NGO（Non-Governmental Organization）とは，国際会議などで民間団体を指す名称として使われるようになった概念で，日本では主に国際協力に携わる非政府の民間組織を指す．これに対し**NPO**（Non-Profit Organization）は非営利の民間組織を指し，活動等についてはNPO法に規定されている．

緊急援助における人的支援は人々の健康被害を最小限とし，その後の機能回復，再建によい効果を与えるためにも，発生早期に被災地に入り活動することが重要である．その点でNGOの災害救援は，被災国の要請を待つことなく，災害発生早期に被災地に入り救援活動が開始できるという大きな利点をもっている（表10.2-4）．

NGOは多様な個性を有する団体が多く，高い専門性や多くの経験を有しているのが特徴である．また，豊富な資金をもつNGO団体もあり，国連機関や海外の政府開発援助機関のパートナーとして，プロジェクトを請負って活動している．

2 世界で期待される災害看護とは

世界中において看護職者は，人々の健康と安全，安心な社会に最も関心をもつ知識層である．2015年6月に開催されたICN総会における基調講演で，

表10.2-4　**緊急援助を実施する主なNGO/NPO**

	団　体	活動内容
NGO	World Vision： ワールドビジョン	戦争孤児やハンセン病や結核患者たちの救済活動から，災害発生時の緊急援助や緊急人道支援まで幅広く実施している．回復期には保健衛生，教育，農業復興，住居再建など，生活基盤の復興も支援する．また「子どもの権利」を促進するための活動など，子どもたちを守ることが国際政治の中でも優先事項となるように働き掛けている．
	Save the Children： セーブ・ザ・チルドレン	国連の「子ども権利条約」を理念とし，子どもたちとその家族，周囲の環境改善のための活動を実施している．
	AMDA：アムダ	相互扶助の精神の下，災害や紛争発生時，医療・保健衛生分野を中心に緊急人道支援活動を展開している．本部は岡山市，世界30カ国に支部があり，地域によって多国籍チームを編成する．
	Japan Platform： ジャパンプラットフォーム	NGO，経済界，政府が対等なパートナーシップの下，それぞれの特性・資源を生かし協力・連携して，難民発生時や自然災害時の緊急援助をより効率的，かつ迅速に行う国際人道的支援機関で，100以上の企業・団体が参加している．
NPO	MSF：国境なき医師団	紛争地，難民・避難民キャンプや自然災害の被災者など，人道上の困難に直面し，医療を受けることのできない人を対象とし，医療活動を行う．
	HuMA： 災害人道医療支援会	国内外での大きな災害時に医療チームを派遣したり，災害医療に関わる人々の教育研修を行う．

マーガレット・チャンWHO事務局長は世界の看護職集団を"Silent Giant"と例え，「2030アジェンダの成功は，看護職者がグローバル-ローカルコミュニティーの中で，いかに活動するかが今後のグローバルアジェンダ（地球規模での検討課題）の達成を左右すると言っても過言ではない」と述べ，これからの地域の健康危機に対する看護職の重要性を強調した．

　災害看護はこれまで緊急時の医療提供に関連するものとみられていた．しかし，長引くCOVID-19の流行に，時間が経つにつれ，「日常的な緊急事態」という矛盾した言葉に変わっていった．瞬間的な初動対応から長期的な救急医療へと徐々に変化していったともいえる．現在進行中のCOVID-19のケースは，異なると思われていた災害リスク軽減と持続可能な開発の二つのアプローチが，レジリエンスという共通の課題で融合することがわかった例といえる．日常時と緊急時の両方において，コミュニティーの人々の回復力を高めることが基盤になるのである．看護師は，国内外のさまざまな危機や社会的変化に際し，コミュニティーの復旧・復興に欠かせない存在であり，その立場から，人々と保健医療システムを結びつけて健康なコミュニティーを構築するという変革的なアプローチをとってきた．今後は，持続可能な開発における看護師の役割を具体的に可視化し，世界の持続可能な開発に力を与える存在でなければならない．

■ 引用・参考文献
1) マデリン．M．レイニンガー．レイニンガー看護論：文化ケアの多様性と普遍性．稲岡文昭監訳．医学書院，1995.
2) 小原真理子．救護活動に"看護"の原点をみる：クルド人難民救済医療活動に参加して．看護学雑誌．1991，55（12），
p.1114-1119.
3) 中村耕三．多文化共生社会を目指す国際理解教育：21世紀に求められる地球市民教育．言語と文化．2001，5，p.1-23.

 重要用語

異常気象	仙台防災枠組2015-2030	国際緊急援助隊（JDR）
グローバリゼーション	仙台宣言	国際連合平和維持活動（PKO）
災害看護コンピテンシー	政府開発援助（ODA）	NGO
国連防災世界会議	開発協力	NPO
兵庫行動枠組（HFA）	国際協力機構（JICA）	

✎ コラム　　　災害時のNGOによる国際援助

　国連国際防災戦略の報告書によれば，1996年から2015年の20年間に，世界で自然災害により死亡した人は約135万人に上る．最も死者数が多かったのは2010年のハイチ地震で，一度に約23万人が犠牲になった．

　1995年に発生した阪神・淡路大震災は，高齢化の進む成熟した都市を襲った．CODEは，2002年1月17日に被災地のKOBE（神戸市だけでなく，被災地全体を総称）で生まれたNGOである．阪神・淡路大震災の際に世界約70の国や地域から受けた支援のお

返しに「困ったときはお互い様」の精神でKOBE市民によって立ち上げられた．震災から4カ月後のロシア・サハリン地震から始まり，2020年の新型コロナウイルス感染症の支援まで，この26年間で世界35の国と地域で63回の救援活動を行ってきた．その復興支援は，耐震の住宅再建や農業・漁業などの生業の回復，コミュニティーセンターや農業技術学校の建設など多岐にわたる．

CODEの活動の理念である「支え合い」「学び合い」「最後の一人まで」を海外の被災地での活動事例とともに紹介したい．

支え合い

2011年の東日本大震災では世界174の国と地域から支援を受けた．このとき，日本がスーダンを抜いて世界で最も支援を受けた受援国となったことはあまり知られていない．

栄養失調の子どもの多いケニアの小さな村から貴重な豆が，タイのスラムの住民たちは身銭を集めて100万円を，政情が不安定なアフガニスタンから義援金が東北に寄せられた．CODEがこれまで支援してきた海外の被災地からもメッセージや支援金が多数寄せられた．阪神・淡路大震災のときに言われた「困ったときはお互い様」の精神が今や世界で共有されるようになった．また，中国四川大地震（2008），フィリピン台風（2013），ネパール地震（2015）などの被災地から，東日本大震災や熊本地震の被災地へ支援のお返しが行われた．被災者が次の被災者を支える動きが起こり，互いに支え合う関係が深まっている．

学び合い

CODEは，阪神・淡路大震災の経験や教訓を海外に伝えているが，海外の被災地における防災・減災や復興の市民の取り組みから得られることも少なくない．

● 復興期

中国四川大地震の仮設住宅では，阪神・淡路大震災の孤独死の教訓から水場を町の中央

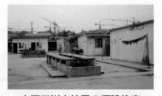

中国四川大地震の仮設住宅

部に設置し，被災者が自然に集まり井戸端会議が始まるよう設計されている．また，青海省地震（2010）のチベット人の避難キャンプでも，入口にレストラン，スーパー，カラオケなどの店が立ち並び，被災者とはいえ，人として当たり前の生活を送れるような工夫がされている．仮住まいであっても，暮らしに仮はないという阪神・淡路大震災の教訓が実践されている．

● 事前準備期

インドネシア・ジャワ中部地震（2006）の被災地の大学にはKKNという課外授業があり，夏休みの間，学生は地域に住み込み，住民とともにその地域のさまざまな課題を考え学ぶ．この顔の見えるつながりが，災害後にいち早くボランティアが駆けつけることにつながった．このように海外の被災地の先進的な取り組みを日本に伝え，共に学び合うこともCODEの重要な役割である．

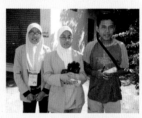

インドネシアの大学生と住民

最後の一人まで

CODEは，「最後の1人まで」という理念を最も大切にしている．CODEの前代表理事である芹田は「私たちの民主主義では，私たちが意識しているかどうかは別として，最後の1人は必ず切り捨てられる．NGOは，その最後の1人を代表することを任務としています」[1]という言葉を残している．

パキスタン北東地震（2005）やネパール地震など，途上国のアクセスの厳しい被災地にはいつも支援が届かず，被災者は自力再建を強いられる．NGOは，公助などさまざまな支援から漏れた，最後の1人になるかもしれない人たちを支援しなくてはならない．支援者の一人ひとりが，目の前の被災者を「最後の1人」かもしれないと思って接していくことで，最後の1人にたどり着けるのではないか．そのためには目の前の一人ひとりの小さな声に丁寧に耳を傾け，寄り添うことから始めなくてはならない．

引用・参考文献

1）芹田健太郎．"寄り添いからつながりへ：市民による世界の被災地復興支援"．CODE10周年記念シンポジウム「寄り添いからつながりへ」報告書．CODE海外災害援助市民センター．2013，p.8.

［CODE海外災害援助市民センター事務局長　吉椿雅道］

ネパール大地震の経験から

国際緊急援助隊の医療チームとして活動

2015年4月25日11時56分，ネパールの首都カトマンズ北西77km付近を震源とするM7.8の地震が発生した．この地震災害において日本政府は，ネパール政府からの要請を受け，国際緊急援助隊の救助チーム，医療チーム，自衛隊を派遣した．被害が甚大であったため，医療チームは1次隊に続き，2次隊の追加派遣が行われ，国際緊急援助隊医療チームに隊員登録している筆者は，2次隊の看護師の一員として活動に赴いた．今回の活動において特筆すべきことは三つある．一つ目は，国際緊急援助隊の医療チームの活動として従来の外来診療機能に加え，手術機能，透析機能，入院病棟機能をもった機能拡充チームとして活動したこと．二つ目は，活動中に緊急避難を余儀なくされるほどの巨大な余震が起こったこと．三つ目は，被災地内の病院支援活動を行ったことである．

日ごろ行っていないことは，災害時にもできない

当初の活動場所は，バラビセという町であった．バラビセでは野外病院を展開し，被災した地域住民のために医療活動を行った．12日間の野外病院での活動期間中，1,000人近くの患者の外来診療を行い，手術を行った患者と入院加療を行った患者も各11人ずつあった．外来診療の患者は，建物の崩落によって受傷した外傷患者が多く，ほかにも，避難生活による疲労や不眠を訴える患者など，地震災害によって引き起こされたさまざまな健康被害を受けた人が診療に訪れた．屋外病院では，日本チームのできる限りの診療を提供した．

手術症例は非観血的整復術，洗浄・デブリードメント，ピンニング術等で，入院患者は術後管理が必要な患者，また，転院搬送まで治療継続を行う必要がある患者であった．その中で，今回，私が入院対応した事例を紹介する．

60代，男性．肺炎・脱水の症状があり，急変のリスクもあったため，適時，バイタルサインを測定し，全身管理に努めた．その際，モニターだけに頼らず，五感を使ったフィジカルアセスメントを心掛けた．転院後の継続看護につながるよう入院記録も詳細に記載し，どのような看護介入を行ったかを記した．自己体動がほとんどできなかったため，2～3時間ごとに体位変換を行い，皮膚トラブルの防止にも努めた．妻と長男の2人が付き添っていたため2人の仮眠スペースを設け，家族の疲労度の軽減を図るなど家族看護も行った．被災地内の活動サイトという特殊環境下であったが，患者が少しでも安全・安楽に過ごせるよう，入院環境や療養環境を整えるという看護師の役割を遂行する意識をもって看護を行った．被災地という特殊環境下ではあるが，行っていることは通常の看護と何ら変わりはなかった．「日ごろ行っていないことは，災害時にもできない」ということを強く実感した．

最大級の余震で活動場所から緊急避難

最初の地震から2週間以上が経った5月12日，M7.3の最大規模の余震を経験した．発災時は自身と活動サイト内の患者の安全確保を行った．特に混乱している住民に，できる限りの声掛けやタッチングを行った．活動サイトの安全が確保されず，緊急避難を余儀なくされたが，避難の手配ができるまでサイトに訪れる人へできる範囲での診療を継続した．緊急避難後は，デュリケル病院を活動場所とした．ここでは，「病院スタッフの精神的疲労を和らげる支援になれば十分，肉体的疲労を和らげる支援になればさらに良い，患者への直接的な医療サービスだけにこだわらない」という方針の下，救急外来，手術室，整形外科病棟，仮設病棟，放射線科などあらゆる部署で，各自ができる限りの支援を行った．筆者は，主に整形外科病棟を担当し，病院スタッフとともに処置，看護ケアを実施した．また，発災後，人員不足で手が回らなかった洗髪などのケアも行い，日本の医療チームが支援に入ったことで，少しでも通常の看護が提供できるよう支援した．ほかにも，公衆衛生に関する啓蒙ポスターの作成，増床したために不足していたベッドネームの作成など，医療行為にこだわらず，できることは何でも行った．

今回の震災で亡くなった人々の冥福を祈るとともに，ネパール国の誰もが大震災から一刻も早く復興を遂げ，より災害に強い国へと発展することを心より願っている．

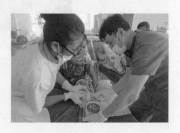

［国立病院機構災害医療センター災害専任副看護師長　江津繁］

11 災害看護教育と研究

学習目標

● 災害看護教育で学ぶべき視点を認識する.
● 災害看護教育の今後の展望を認識する.

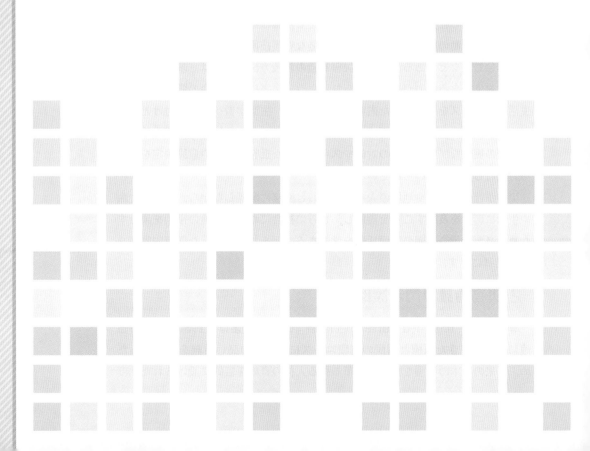

1 災害看護教育

1 目標と学習内容

コンテンツが視聴できます（p.2参照）

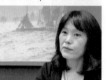

●災害看護教育のあり方と課題〈動画〉

災害看護を学ぶために最低限必要な学習内容としては，まず，災害看護の基礎的な知識である災害の歴史，定義，理論，法律，災害サイクル，災害の種類や特徴などを通して災害看護の全体像を理解することが必要である．同時に，災害が人々の生命や生活に及ぼす影響を理解する上で，地域のアセスメントが重要となる．災害が発生した地域は，元々どのような地域であったのかを地理や保健統計も含めて学習することが効果的な看護支援活動につながる．

また，生活の場としての災害現場，避難所，応急仮設住宅，災害公営住宅における生活上の問題に目を向ける必要がある．例えば，災害時はライフラインの停止により，生活用水の不足，トイレ，ごみなどの影響で生活環境が悪化する．このため，手洗いの指導や消毒などの**感染症予防対策**は必須となる．加えて，被災者の生活の安定を願い援助する上で，**心のケア**は重要であるため，その基本的心理特性を理解しておく必要がある．その際，心のケアでは，災害時の被災者だけでなく，支援者の両者に焦点を当てる必要がある．被災地で活動している支援者は，自らが被災者でありながら支援者となることが多いためである．

さらに，初期から中長期にわたる日々の生活の安定および支援の継続には，ネットワークが必須である．看護職者は，生活基盤を整えるために他職種との連携や，地域の社会資源を活用する能力をもたねばならない．

看護支援活動の実際では，災害時に必要な看護技術としてのトリアージや搬送，応急処置などがある．これら災害看護の教授方法としては，多様な状況に柔軟に対応できる能力が身に付けられるよう，災害による社会の変化や人々の生活上のニーズを反映させた内容とし，さらに，生涯学習への動機付けとなる方法が望ましい．マルチメディアやシミュレーションを利用した学習方法は，災害後の複雑なプロセスへの対応やスキル，また批判的思考や意思決定を高める方法として広く用いられている．

災害が社会の変化や地域の人々の暮らしと密接に関係しながら，人々の生命や生活に影響を及ぼすことを理解し，さらに社会における看護の役割を果たすために必要な災害各期の看護活動を学習することをねらいとした学習内容例を表11.1-1に示す．

2 災害看護専門看護師

専門看護師（certified nurse specialist：**CNS**）**制度**は，1980年代から急速に変化してきた医療と国民の健康ニーズに対し質の高い看護を提供するため，将来の日本の看護を柔軟に変革し得る人材の育成を目的に設けられた制度

表11.1-1 災害看護学の学習目標と内容

科目名	単位数	開講時期
災害看護学（必修科目）	1単位（30時間）	3年次

概　要
災害が社会の変化や地域の人々の暮らしと密接に関係しながら，人々の生命や生活に影響を及ぼすことを理解し，さらに社会における看護の役割を果たすために必要な災害各期の看護活動を学習する．

学習目標
1．災害および災害看護に関する基礎的知識を理解する． 2．災害発生時の社会の対応やしくみ，個人の備えがわかる． 3．災害が人々の生命や生活に及ぼす影響を理解する． 4．災害時に看護が果たす役割，災害各期における看護支援活動を体験的に修得する．

授業構成		
項　目	内　容	学習方法・時間
1．災害および災害看護に関する基礎的知識	災害・災害看護の歴史 災害・災害看護の定義 災害サイクル 災害の種類と災害種類別の被害の特徴 災害に関連する理論	4時間： 講　義 視聴覚機器
2．災害発生時の社会の対応やしくみ，個人の備え	災害に関連する制度（災害対策基本法・災害救助法・防災計画） 情報伝達体制 国際的支援のしくみ 災害マネジメント 災害関係各機関の支援体制 個人の備え，災害ボランティア活動	4時間： 講　義 視聴覚機器
3．災害が人々の生命や生活に及ぼす影響	災害時の地域アセスメント 災害種類別疾患の特徴 災害時の被災者および援助者の心理	6時間： 講　義 グループワーク
4．災害時に看護が果たす役割，災害各期における看護支援活動	災害看護の基本的考え方と看護の役割 災害関係諸機関との連携 災害各期における看護活動 保健衛生管理 避難所・応急仮設住宅・災害復興住宅での看護	8時間： 講　義 グループワーク
	災害時に必要な技術（CPR・トリアージ） 心のケア	4時間：演　習 4時間：演　習

である．専門看護師の教育課程の基準と認定は，日本看護系大学協議会が行っており，専門看護師の資格認定は日本看護協会が行っている．資格認定委員は，大学教員，看護管理者，専門看護師等で構成されている．日本で専門看護師が初めて認定されたのは，1996（平成8）年であり，26年が経過した2022年4月現在の教育機関数は112大学院319課程，専門看護師登録者数は2,944人（2021年12月末現在）である．このうち，**災害看護専門看護師**登録者は27人である．

　専門看護師の役割には実践・教育・相談・調整・倫理調整・研究の六つがあり，高度な実践はその中核になる．そのため，通常の大学院修士課程における教育とは異なり，10単位の実習時間が課せられている．災害看護の実習場所

は被災現場をはじめ，病院，在宅，避難所・応急仮設住宅などで，講義では病態生理学・臨床薬理学・ヘルスアセスメントなどの実践の根拠となる基礎知識や，看護政策・看護管理など現場を変革するための知識を修得する．

　災害看護が重要視されてきた背景には，阪神・淡路大震災や東日本大震災，平成28年熊本地震などの地震や鬼怒川の大水害，御嶽山の噴火など，昨今の甚大な災害の多発と，それに伴う被災地における複雑で長期的な社会問題がある．多様化・複雑化する災害時の顕在的で潜在的な問題に対し，個人・家族・集団・社会のニーズに応じて活動できる災害看護専門看護師には，看護師の域を超えたケアの提供が望まれる．修了生はシミュレーション教材の開発や研修会の開催，学会での研究発表をはじめ，地域や病院で災害訓練を実践するなど，リーダーシップを発揮しながら地域防災・病院防災に貢献している．また，行政・他職種・ボランティア等と連携・協働しながら，災害時の人々の生活と健康支援に向けて，被災地支援活動を実践している．

　直接，被災地などの現場で被災者と向き合い，複雑で解決困難な問題にチャレンジするため，それまでの自分自身と向き合う場面も多く，学生は一度，自分自身の殻を破り，新たな自分を構築することに迫られる．そのプロセスにおいて，自他理解の必要性を体験し，自分中心から相手中心の考え方へと認識が変化し，自己変革していくのである．このような新しい災害看護分野の専門看護師たちが，新たに自分たちの道をどのように開拓し活躍していくのかが期待されている．

 引用・参考文献

1) 黒田裕子，酒井明子．災害看護：人間の生命と生活を守る．メディカ出版，2004．
2) 文部科学省．看護学教育の在り方に関する検討会報告：看護実践能力育成の充実に向けた大学卒業時の到達目標．
2004，p.4-11．
3) 山本あい子．災害看護教育プログラムの開発．日本災害看護学会誌．2005，6（3），p.15-30．

📎 **重要用語**

感染症予防対策　　　　　　災害看護専門看護師
心のケア　　　　　　　　　専門看護師（CNS）制度

2 災害看護研究

1 災害看護研究の意義

　災害看護研究の意義は，災害看護を理解するための有意義な知見を，災害看護の現場や教育および研究の場に提供することにある．災害看護が学問として発展していくためには，「災害看護とは何か」「災害時の看護師の役割とは何

か」など，災害時の現象からわき上がってくる疑問を，誰もが納得できるように科学的な方法で明らかにしていく必要がある．しかし，そもそも災害に関する研究は，科学的に解明したり成立させることができるのだろうか，という議論も多い．中谷は，「災害に遭うまでは災害が発生するとは予測できず，人々が出遭った災害も同じ災害は再現されないため，災害は科学としては成立しない」[1]と述べている．しかし，災害が科学的に解明されないかといえば，そうではない．科学的ということは客観的な現実を表現するものであるが，災害は自然現象であるから，科学が取り扱うことのできる範囲の問題と考えられている．したがって，災害看護も災害時の被災者の心身の変化や，複雑な内面の理解を研究的に取り扱うため，狭い意味で科学的に取り扱うことの可能な学問分野だと考える．

　一方で，柳田は，「災害看護は標準化したり，学問化したりするのは難しい．大事なことは，科学の普遍性と人間が生きる物語の普遍性は全く違う異質なものだという認識であり，人間が生きる上で物語の普遍性はとても重要」[2]と述べている．また，「特に災害看護学を構築するときに，他の看護学と同じように体系化せずにマニュアル化せずに感動や人間のすばらしさを普遍化させていくことが重要」[2]とも述べている．科学の普遍性と人間が生きる物語の普遍性は全く異質のものだという認識を重要視しており，人間が生きる上では，物語の普遍性がとても重要であるという．確かに，個別の物語は一般化して方程式にしたりマニュアル化したりできないから意味がない，というわけではない．災害時の地域の助け合い，支え合い，人々の温かさ，人間の強さや弱さ，生きる希望への感動など，人間の素晴らしさを感じるところに普遍性がある．したがって，災害後に個別のことが起きても，それに対して全力投球し最善を尽くすことが，人々のエネルギー源になっていく．このように災害看護は，人間が生きる物語の普遍性を重要視しながら，研究的に発展させていくことができると考える．

■ 引用・参考文献

1）中谷宇吉郎．科学の方法．岩波書店，1958．
2）柳田邦男．特集：災害看護構築に向けて．看護教育．2006，47（2），p.120．
3）黒田裕子．看護研究 step by step．第2版，学習研究社，2001．

災害看護専門看護師教育課程における演習（教育教材作成）での学びから

図上訓練の企画マニュアル作成

現場から，災害訓練をどのように行えば質が高く，より効果的になるのかという声があり，災害看護専門看護師教育課程における演習の一環として，災害訓練の企画マニュアルを作成することにした．消防や地域の関係者とディスカッションを行い，現場の声を聴きながら，「どんなマニュアルであれば誰にでもわかりやすいか」にこだわって制作を進めた．最終目標は，企画することでなく，実際の訓練の効果が上がることであり，経験論だけでなく教育理論も考慮した．

現場での災害訓練で問題となるのは，勤務の都合上，参加者が一部の人に限定されること，費用がかかることである．そこで，手軽に多人数でできる図上訓練の企画マニュアルの作成に取り組むことにした．図上訓練は，企画し実施するために時間と労力を必要とするが，一度作成すれば何度でも使用できる．また，企画の過程でさまざまな防災関連マニュアルを点検するため，問題点を企画者自身が発見でき，災害発生時の役割や対応を習得しながら自ら成長できるという企画者の教育効果もある．図上訓練は，実動訓練を効果的に行うための予行練習になり，その反省や評価をもとにマニュアルを修正することで，より実践的な訓練を可能にする．さらに，図上訓練→マニュアル修正→実働訓練→マニュアル修正というPDCAサイクルの構築が，訓練の質と精度を上げることにつながる．

企画マニュアルの3本柱

施設の目的に応じて，以下の三つの訓練を融合させながら実践する．

● 状況予測型訓練

付与された状況を頭の中で考えるだけで，対応力を向上させることができる．状況付与のねらいは，①「周囲の状況」をイメージする，②「具体的な対応策」をイメージする，③「課題は何か」をイメージすることである．この三つのイメージが連動することで，実際の災害への備えが可能となる．

● DIG

DIGは，災害（Disaster），想像力（Imagination），ゲーム（Game）の頭文字を取った図上訓練である．地図上に自然条件や危険区域，防災資源など気付いたことを書き込みながら状況を浮かび上がらせ，災害時に起こり得る被害の想定だけでなく，地域の強みも発見することができる．想定される被害を把握する，実際に災害が発生したときの状況をイメージして対応策やその実行可能性を検討するなど，参加者のレディネスに応じて段階的に行う．

● ロールプレイング式訓練

与えられた災害状況に対して，情報収集・分析・判断を通して災害対応を模擬体験する．参加者はプレーヤーと進行を管理・サポートするコントローラーに分かれ，コントローラーがプレーヤーに状況を付与し，プレーヤーは情報を分析し，意思決定を行い対応する．企画する上では，状況設定が必要であり，参加者に何を習得させたいのか，組織を改善するポイントは何かなど，企画者の意図が伝わるような状況設定が望ましく，防災マニュアルや地域防災計画などを活用しながら緻密に作成する．

災害看護研修で大切なこと

災害看護研修を行う上で大切にしていることは，目的と目標を明確にしておくことである．あれもこれも盛り込み過ぎると目的がぼやけてしまう．また，対象者に応じて，前述したようなさまざまな方法を組み合わせながら，繰り返し訓練することが教育効果につながる．

災害看護は，急性期・慢性期・復旧復興期・静穏期すべての時期において，避難所や仮設住宅，病院，施設などさまざまな場で異なるアプローチが必要になる．また，新生児から高齢者まで，年齢を問わずすべてが対象者である．つまり，災害看護は，すべての場において状況に合わせて細やかに活動することであり，そのためにはさまざまな領域を統合させた知識と技術，柔軟な対応力が必要になる．多様化する災害や一人ひとりの生活スタイルに合わせた災害看護には，絶対的な正解はない．被災者を中心として，常にその場に応じたより良い形を協働しながらつくり上げていくことが，地域力や組織力の向上につながる．

そのために，研修の企画段階から地域を巻き込みながら行っていくことが重要である．筆者は現在，自身のNPO団体でさまざまな職種の人たちと協働して，地域や施設で災害看護研修を行っている．今後も演習を通して得たことをもとに，相互に学び合いながら地域活動を行っていきたい．

［武生看護専門学校・災害看護専門看護師　作川真悟］

12 目に見えない災害への 対応と課題

学習目標

◉ 目に見えないものによる災害は，なぜ人々を不安にさせるのか，どう したらその不安を乗り越えられるのかを考える.

◉ 放射線災害の影響，対応，課題について考える.

◉ 新型コロナウイルス感染症の影響，対応，課題について考える.

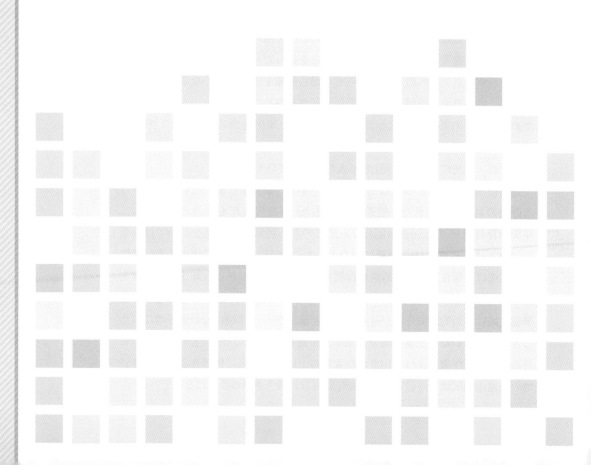

1 放射線災害

1 福島第一原子力発電所事故のいま

　近年，日本における最も大きな放射線災害は東日本大震災における福島第一原子力発電所の事故である．2011（平成23）年3月11日，東北地方太平洋沖地震による津波によって原子力発電所（以下，原発）は電源を喪失し，翌日に引き起こされた1号機の原子炉建屋における水素爆発，その後，3号機，4号機においても爆発が起こり，2号機も炉心が損傷して大量の放射性物質が放出・拡散された．原発から半径20km圏内の地域は**警戒区域**として，原則，立ち入りが禁止された．風の影響によって半径20km圏外の一部の地域においても高い放射線量が測定されたため，**避難指示**は12市町村に及んだ．避難指示が出された地域は，帰還困難区域，居住制限区域，避難指示解除準備区域に分けられ，164,865人（2012年5月現在）の住民が避難生活を余儀なくされた[1]．また，半径60km圏内外の地域においても**空間放射線量**が上昇したことや，農作物が放射性物質を含んでいたことが，長期にわたる**低線量被曝**による健康被害への不安をもたらした．

　放射線災害の特徴は，大量の放射性物質によって汚染された土地に，長期にわたって住むことができないことにある．福島第一原発事故においても農業，畜産業，漁業などを生業としてきた被災地の住民は，地域の人々と日常の生活を含めてつながり，共同体としての機能を果たしながら暮らしてきたものすべてを失うことになった[2]．慣れ親しんだ町や村を離れることによって"生きがい"までをも喪失し，そのために自らの命を絶ったり，避難場所を転々とする中で住み慣れた土地への思いを募らせながら健康を害して亡くなる高齢者もみられた．福島県の災害関連死は，避難指示が出された地域の施設から避難するために搬送される中で病状が悪化して死亡した事例を含め2,316人（2021年2月5日現在）で，東日本大震災による災害関連死全体の60%を占め，福島県の地震・津波による直接死1,606人を上回っている[3]．

　避難指示が出された地域は三つに区分され[4]，原発事故後，放射線量を下げる**除染**の対応がとられた．**帰還困難区域**は，事故後6年を経過してもなお，年間積算線量が20mSvを下回らない恐れのある区域で，一部を除いては除染の対象とはならず，10年を経てもなお住むことができない現状にある．**居住制限区域**は，居住地区の面的除染作業を行い，原発事故から5年までに線量を低下させ，2017年春から住むことができるようになっている[5]．**避難指示解除準備区域**は，面的除染作業が終わり，原発事故から3年後に元の居住地に戻ることができている．土壌の除染作業は，原発から半径60km以上の市町村でも行われ，除染作業によって出された大量の土は，各地区に仮置きされ，原発立地の帰還困難区域に建設された中間貯蔵施設に搬入されることになっている[6]．

原発事故から12年経過し，避難者は約３万人（2023年５月現在）になった．帰還困難区域を除き，居住できるようになったが，避難指示全域解除の市町村の居住状況は，約50〜90％になっている（2023年１月現在）[1]．地区によっては帰還した住民は元の30％程度に留まり，高齢者の割合が高く，町村の様相は変わってしまっている．特に全町村避難となった地域では，新たな公営住宅や商業施設，学校，医療・介護施設，交通手段等の整備など，生活再建・支援が行われている．

放射線という測定は可能であっても目に見えないものに対する恐怖は，人間関係における対立や価値観の違い，**偏見**や**風評被害**を生む．原発事故そのものと同時に放射能汚染に対する偏見と風評被害が福島県民を苦しめている．12年を経過してもなお，原発の敷地内に蓄積されている放射性物質を含む**汚染水**の処理問題は解決できておらず，科学的には海への放出は問題がないといわれているが，福島県の漁業関係者は風評被害によって再び漁業が壊滅状態になってしまうことを危惧している．

科学的根拠でもって放射性物質や放射能のことを正しく理解するということは，重要なことである．しかし，科学的根拠でもって示された数値をどのように解釈するのかは，専門家や科学者によって異なる．これまでに経験したことのない原発事故による低線量の被曝が，どのように人体に影響するかは誰にもわかっていない．科学的に「安全」であると説明されても，「誰にもわからない」ことは「安心」にはつながらない．どんなに「正しい知識」といっても，それを理解し受け止めるのはそれぞれの住民である．科学的なデータを信頼できるものであるかどうか判断するときに重要になるのが，その知識やデータを提供する人や機関であるが[7]，子どもに対する低線量被曝の健康への影響については，科学者の見解が分かれて住民を混乱させた．

福島第一原発事故の全体像は今なおつかめず，最悪のことを想定した危機管理の準備ができていなかったことによる問題が多く残っているのが現状である．

2 もしまた起こったら：そのときどう備えるのか

原子力防災に関する法律として，災害対策基本法，**原子力災害対策特別措置法**，**原子炉規制法**などがあり，これらの法律に基づいて防災基本計画や原子力災害対策指針が策定されている．

原子力規制庁が定める**原子力災害対策指針**[8]には，**原子力災害対策重点区域**が定められている．この区域には，**PAZ**（precautionary action zone：予防的防護措置を準備する区域）と**UPZ**（urgent protective action planning zone：緊急防護措置を準備する区域）があり，区域ごとに原子力発電所立地地域の災害対応の際にどのような対応をとるべきかが異なる．緊急事態の場合，PAZ（施設から半径５km）内の住民は避難および**安定ヨウ素剤**の内服，UPZ（施設から半径30km）内の住民は**屋内退避**をするよう設定されている．

plus α

甲状腺がんの過剰診断

子どもへの放射線の影響については専門家の中でも意見が分かれている．事故後，福島県内では，18歳以下を対象に甲状腺検査が行われているが，早期発見によって子どもの命と健康を守るためとする一方で，過剰な不安をもたらすものになり得るという過剰診断の問題が議論されている．

PAZ内に避難行動要支援者が居住するような施設等（高齢者住宅や病院など）がある場合には，施設に屋内退避のためのフィルターを整備するなど，避難に伴うリスクを考慮した対応もとられている．

原子力発電所立地地域では，福島第一原発事故の後，住民を含めた具体的な原子力防災訓練が行われている．自身の住む地域がどの区域に該当するかを日常的に確認することと，それぞれの場合の準備が重要である．屋外に避難する場合は，放射性物質を体に付着させにくくするために，ビニール素材のレインコートなどの防護服や長靴の着用が有効である．屋内退避の場合は，外部被曝・内部被曝をしないために窓を閉め，外部からの放射性物質の侵入を防ぐこと，飛散した放射性物質が付着した食品を摂取しないことが有効である[9]．

原発事故の場合，放出される放射線量や核種は予測可能であり，事故の規模や放出時の風向き，天候によりその動態がある程度予測できる．しかしながら，その情報が住民にどのように伝えられるかが重要であり，防災・減災訓練には正確な情報提供の手段やルート，それに基づく避難行動について住民と自治体とで話し合っておくことが必要になる．PAZ内の一定年齢以下の住民へ安定ヨウ素剤の事前配布が行われるなど，放射線防護を日ごろの備えとして行う自治体もあり，住民への情報提供やいざというときの健康影響リスク対応について，通常の保健活動に取り入れていくことが必要である．

加えて，原発作業員を含め，体表面に放射性物質が付着した場合には，早急な除染，被曝量の検査とそれに応じた処置が必要になる．そのため，原発立地都道府県には，**原子力災害拠点病院**等の医療体制が整備されており，さらに2015年には，緊急被ばく医療体制として**原子力災害医療・総合支援センター**（全国4カ所），**高度被ばく医療支援センター**（全国5カ所）が設置された．原子力災害時は，災害医療に加えて「被ばく医療」に対応することが必要であり，放射線被曝や除染に対する適切な対処とともに必要な医療を提供することが求められる．

原発が立地している地域の住民は，事故は起こらないと信じて生活をし続けている．福島第一原発事故では，この安全神話が壊れてしまったといわれている．事故直後の放射線被曝を最小限にする対策と，住民が長期間にわたって避難する可能性を考慮した対策を考えていくことが必要である．放射線災害においては，年単位の長期的な避難生活を強いられ，被曝を逃れたとしても住民一人ひとりの生活スタイルが変わり，さまざまな精神的負担がもたらされる．それらの影響が，多くの人々の健康を脅かす要因となることを，福島第一原発事故から学んでいくことが重要である．

引用・参考文献

1) 新生ふくしま復興推進本部. 復興・再生のあゆみ：ふくしまの現在（第10版）. ふくしま復興ステーション. 2023-03-27. p.2. https://www.pref.fukushima.lg.jp/uploaded/attachment/568386.pdf,（参照2023-07-14）.
2) 原子力市民委員会. 原発ゼロ社会への道：市民がつくる脱原子力政策大綱. 第2版, 原子力市民委員会, 2014, p.32. http://www.ccnejapan.com/20140412_CCNE.pdf,（参照2023-07-14）.
3) 福島県災害対策本部. 平成23年東北地方太平洋沖地震による被害状況即報（第1773報）. ふくしま復興ステーション. 2021-02-05. https://www.pref.fukushima.lg.jp/uploaded/attachment/432470.pdf,（参照2023-07-14）.
4) 内閣府原子力被災者生活支援チーム. 帰還困難区域について. 2013-10-01. https://www.mext.go.jp/b_menu/shingi/chousa/kaihatu/016/shiryo/__icsFiles/afieldfile/2013/10/02/1340046_4_2.pdf,（参照2023-07-14）.
5) 福島県新生ふくしま復興推進本部. 福島復興のあゆみ（第26版）. ふくしま復興ステーション. 2019-08-05. p.3. https://www.pref.fukushima.lg.jp/uploaded/attachment/362626.pdf,（参照2023-07-14）.
6) 前掲書5）, p.7.
7) 景浦峡. 信頼の条件：原発事故をめぐることば. 岩波書店, 2013.
8) 原子力規制委員会. 原子力災害対策指針. 2019-07-03. https://www.nsr.go.jp/data/000024441.pdf,（参照2023-07-14）.
9) エネ百科. https://www.ene100.jp/,（参照2023-07-14）.

重要用語

避難指示	風評被害	原子力災害対策指針
除染	安全・安心	長期避難

2 新型コロナウイルス感染症（COVID-19）

1 新型コロナウイルス感染症（COVID-19）とは

2019年12月末，原因不明の肺炎患者が相次いで確認されていることが中国国家衛生健康委員会に報告されて以降，**新型コロナウイルス感染症**は中国のみならず，世界に拡散した. 2020年1月30日に世界保健機関（WHO）は「国際的に懸念される公衆衛生上の緊急事態（Public Health Emergency of International Concern：PHEIC）」であると宣言し[1]，3月11日には**パンデミック**（世界的な大流行）の状態にあると表明した. 日本では，2020年1月16日に第1例が発生し，2月1日に感染症法の指定感染症に指定された[2].

WHOは，この**新興感染症*** である新型コロナウイルス感染症の正式名称を「COVID-19」と発表し，国際ウイルス分類委員会（International Committee on Taxonomy of Viruses：ICTV）は原因ウイルスを「SARS-CoV-2」と命名した.

1 感染経路

|1| 飛沫感染

飛沫感染が主体で，換気の悪い環境では，咳やくしゃみなどがなくても感染すると考えられ，**3密**（密閉・密集・密接）と呼ばれる換気の悪い閉鎖空間では，換気の良い場所よりも18.7倍も感染が起こりやすいことが指摘されている. また，ウイルスを含む飛沫によって汚染された環境表面からの**接触感染**も考えられる. 有症者が感染伝播の主体であるが，発症前の潜伏期にある感染

> **用語解説**＊
> **新興感染症**
>
> 新しく認知され，局地的にあるいは国際的に公衆衛生上の問題となる感染症のこと.
> ・SARS（重症急性呼吸器症候群）
> ・鳥インフルエンザ
> ・ウエストナイル熱
> ・エボラ出血熱
> ・MERS（中東呼吸器症候群）
> ・クリプトスポリジウム症
> ・クリミア・コンゴ出血熱　等

者を含む無症状病原体保有者からも感染のリスクがある.

|2| エアロゾル感染

密閉された空間において**エアロゾル感染**＊を示唆する報告がある.医療機関では,少なくともエアロゾルを発生する処置が行われる場合には,空気感染の予防策が推奨される.特にエアロゾルを生じる処置として,気管挿管・抜管,気道吸引,NPPV装着,気管切開術,心肺蘇生,用手換気,気管支鏡検査,誘発採痰などは注意が必要である.

2 潜伏期・感染可能期間

潜伏期は1〜14日間であり,曝露から5日程度で発症することが多い.発症前から感染性があり,発症間もない時期の感染性が高いことが市中感染の原因となっており,有症状感染者の飛沫感染によるSARSやMERSと異なる.感染可能期間は発症2日前から発症後7〜10日間程度と考えられている.なお,血液,尿,便から感染性のあるSARS-CoV-2が検出されることはまれである.

3 臨床症状

初期症状はインフルエンザや感冒に似ており,頻度が高い症状は発熱,咳嗽,呼吸困難,倦怠感であり,そのほか下痢,味覚障害,嗅覚障害も認め,多彩な皮膚所見は白色人種に多く報告されている.8割程度は軽症のまま治癒の経過をたどる(図12.2-1).入院までの中央値は7日で,2割程度の人に1週間から10日ほどで肺炎症状が増悪,そのうち約5％ほどが重症化(呼吸不全,ショック,多臓器不全)し,2〜3％が死亡する.重症者の半分程度は救命可能と考えられている.

4 検査・診断

COVID-19の検査にはPCR検査,抗原検査,抗体検査などがある

---

plus α

SARS-CoV-2

動物由来コロナウイルス.コロナウイルスは,エンベロープ(ウイルス表面の脂質性の膜)にあるタンパク質の突起が王冠(ギリシャ語でコロナ)に見えることから付いた.SARSの病原体(SARS-CoV-1)と同様にアンジオテンシン変換酵素2(ACE2)をレセプターとしてヒトの細胞に侵入する.環境表面では最大3日程度生存する.

用語解説＊

エアロゾル感染

マイクロ飛沫感染と同議で使われており,5μm未満の粒子が,換気の悪い密室等では空気中を漂い,小さいため浮遊時間が長く離れた場所でも感染が起こる.

plus α

COVID-19陽性者にみられた症状

・発熱(98％)
・咳嗽(76％)
・呼吸困難(55％)
・筋肉痛または倦怠感(44％)
・喀痰(28％)
・頭痛(8％)
・喀血(5％)
・下痢(3％)

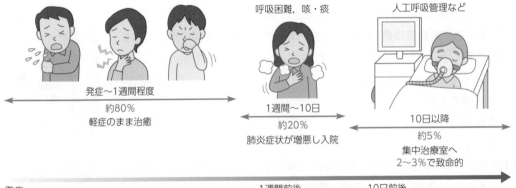

呼吸困難,咳・痰

人工呼吸管理など

発症〜1週間程度
約80％
軽症のまま治癒

1週間〜10日
約20％
肺炎症状が増悪し入院

10日以降
約5％
集中治療室へ
2〜3％で致命的

発症　　　1週間前後　　　10日前後

＊中国における約4万症例の解析結果を参考に作成(Wu. JAMA 2020).年齢や基礎疾患などによって重症化リスクは異なる点に注意.
厚生労働省.新型コロナウイルス感染症診療の手引き.第5.2版,2021,p.12. https://www.mhlw.go.jp/content/000815065.pdf,(参照2023-07-14).

図12.2-1　COVID-19の典型的な経過

（表12.2-1）．日本では，PCR検査によりSARS-CoV-2を検出することで診断するのが一般的である．喀痰での感度が最も高く，採取できれば喀痰を，採取できない場合は鼻咽頭拭い液が用いられる．唾液を検体として用いることもできるが，感度は鼻咽頭拭い液に劣る．国内では抗原検査も保険適用となっているが，PCR検査と比較して感度が劣るため，陰性であっても除外することができない点に注意が必要である．確定診断されれば，現在は感染症法の指定感染症に指定されているため，原則として感染症指定医療機関の感染症病床に入院する．また，診断結果は速やかに保健所に届出を出さなければならない．

SARS-CoV-2のIgM，IgG抗体は，発症から2週間経過で約9割，約3週間経過するとほとんどの患者から検出される．

5 治療

軽症者は経過観察のみで自然に軽快することが多く，必要な場合は解熱薬など対症療法を行う．中等症は肺炎症状がみられ，入院による対症療法で増悪を防止する．呼吸不全がなければ抗ウイルス薬（**レムデシビル**）の投与を考慮する．呼吸不全がある場合は酸素療法が必要となる．急速に増悪する場合はステロイド薬を使用し，さらにレムデシビルの使用も考慮する．これらの治療を行っても改善せず，特に重症な場合は，挿管下人工呼吸器や体外式膜型人工肺（**ECMO**）を使用しなければならないこともある．

6 重症化のリスク

軽症者においては重症化に気付くのが遅れた症例が報告されている．感染症法では37.5℃以上を発熱としているため，それを目安とするものの，体温だけに頼らず，息切れや全身の症状を観察することが重要である．緊急性の高い症状について表12.2-2に示す．

| 1 | COVIREGI-JP

COVID-19の入院患者レジストリ（COVIREGI-JP）によれば，慢性腎臓病，肝疾患，肥満，脂質異常症，高血圧，糖尿病を有する症例は，基礎疾患のない症例と比較し，入院後に重症化する割合が高い傾向にある．また，心疾患，慢性肺疾患，脳血管障害，慢性腎臓病を有する症例は，基礎疾患のない症

plus α
COVID-19の重症度分類

軽症：PCR検査で陽性と判定され，かつ入院を必要としないもの
中等症：生命の危険はないが，入院を要するもの
重症：生命の危険の可能性があるもの／3週間以上の入院加療を必要とするもの／重症以上と判断された者のうち，「重篤」を除いたもの
重篤：生命の危険が切迫しているもの／心肺停止，または心肺停止の恐れがあるもの／心肺蘇生を行ったもの

plus α
抗体カクテル療法

新型コロナウイルスに結合するカシリビマブとイムデビマブの2種類の中和抗体を混ぜ合わせたものを点滴で投与する．軽症・中等症患者のうち，50歳以上で基礎疾患があるなど重症化リスクの高い人が対象．

plus α
重症化のリスク因子

・65歳以上の高齢者
・悪性腫瘍
・慢性閉塞性肺疾患（COPD）
・慢性腎臓病
・2型糖尿病
・高血圧
・脂質異常症
・肥満（BMI≧30）
・喫煙
・固形臓器移植後の免疫不全
・妊娠後期

表12.2-1 **COVID-19における検査の違い**

	PCR検査	抗原検査	抗体検査
目 的	現在の感染の有無		過去の感染の有無
検 体	鼻咽頭拭い液，痰など	唾液，鼻咽頭拭い液	血液
調べるもの	遺伝子物質	特有のタンパク質	タンパク質（抗体）
長 所	感度は高い	短時間で判定可能（約30分）	流行の全体像が把握できる
短 所	判定まで数時間かかる（2〜6時間）	PCR検査に比べて感度は低い	精度は定まっていない／現在の感染の有無はわからない

例と比較し，死亡する割合が高い傾向にあり．重症化因子と死亡因子は異なる可能性があることが示唆されている．

また，60歳以上で，基礎疾患のない患者の致死率は3.9％であったのに対し，基礎疾患のある患者の致死率は12.8％と高く，高齢者かつ基礎疾患のある患者で特に死亡リスクが高い．また，年齢が高くなるほど致死率は高くなることがわかっている．

| 2 | 妊婦例

妊娠中に感染しても重症化率や死亡率は同年齢の女性と変わらない．しかし，妊娠後期に感染すると，早産率が高まり，患者本人も一部は重症化することが報告されている．また，胎盤にSARS-CoV-2の局在が認められても母子感染は認められなかった．

表12.2-2　緊急性の高い症状

表情・外見	・顔色が明らかに悪い* ・唇が紫色になっている ・いつもと違う，様子がおかしい*
息苦しさなど	・息が荒くなった（呼吸数が多くなった） ・急に息苦しくなった ・生活をしていて少し動くと息苦しい ・胸の痛みがある ・横になれない，座らないと息ができない ・肩で息をしている ・突然（2時間以内を目安）ゼーゼーし始めた
意識障害など	・ぼんやりしている（反応が弱い）* ・もうろうとしている（返事がない）* ・脈がとぶ，脈のリズムが乱れる感じがする

＊家族等が確認した場合

厚生労働省新型コロナウイルス感染症対策推進本部．新型コロナウイルス感染症の軽症者等に係る宿泊療養・自宅療養における健康観察における留意点について．厚生労働省．2020-04-27. https://www.mhlw.go.jp/content/000625758.pdf,（参照2023-07-14）.

7　合併症

COVID-19は呼吸器以外の器官・臓器にも多彩な病態を来す．急性呼吸窮迫症候群（ARDS）は重症患者の主な合併症である．そのほか，急性期の不整脈，急性心障害，ショック，心停止，症状回復後の心筋炎などの心血管系疾患や，脳梗塞，心筋梗塞，深部静脈血栓症，肺塞栓症などの血栓塞栓症，サイトカインストームと呼ばれる免役学的機序による炎症性合併症を生じる．

8　後遺症

COVID-19の後遺症には，倦怠感，頭痛，息切れ，体の痛み，持続性の咳などがあり，微熱，胃腸の不調，動悸や心拍数の変化などに加えて，「脳の霧（brain fog）」と呼ばれる集中力の低下や，耳鳴り，四肢の感覚の低下などの神経学的な症状が出る場合もある．3カ月以上にわたり症状が持続する人は，5～10％程度存在すると推定される．

2　医療現場

医療従事者が感染を起こさないことは，新型コロナウイルス感染症（COVID-19）の医療を継続する上で最も大事なことの一つであるが，病院という閉鎖空間で，特に患者と近距離で接する機会の多い医療従事者はリスクとなる．標準予防策に加えて接触予防策，飛沫予防策を行い，エアロゾル発生手技を行う際には空気予防策を行うことを推奨している[3]．

1　医療機関における感染対策

COVID-19の疑いがある人やCOVID-19患者，濃厚接触者のうちなんらかの症状を有する人へ医療行為を行う場合は，以下の感染予防を行う．
①標準予防策に加え，接触予防策，飛沫予防策を行う．

②診察室および入院病床は個室が望ましい.

③診察室および入院病床は陰圧室である必要はないが，十分換気する.

④鼻咽頭拭い液の採取を実施する場合は，サージカルマスク，眼の防護具（ゴーグル，フェースシールド等），長袖ガウン，手袋を装着する.

⑤本人が唾液または鼻腔拭い液の採取を実施する場合は，検体を回収する医療従事者は，サージカルマスク，手袋を装着する.

⑥気道吸引，気管挿管，抜管，用手換気，ネーザルハイフロー，下気道検体採取などエアロゾルが発生する可能性のある手技では，N95マスクまたはそれと同等のマスク，眼の防護具，長袖ガウン，手袋を装着する.

⑦患者の移動はサージカルマスクを着用する.

　N95マスクまたはそれと同等のマスクの使用に際しては，事前のフィットテストと着用時のユーザーシールチェック＊を行う. マスク，眼の防護具，長袖ガウン，手袋などの個人防護具（PPE）の着脱手順に習熟し，脱ぐときはゾーニングされた脱衣場所で行い，汚染された個人防護具により環境を汚染しないように注意する. 手指衛生を実施しないまま，自身の眼や顔面に触れないようにする.

　手袋，キャップ，長袖ガウン，覆布（ドレープ），機器や患者環境の被覆材などには，可能なかぎり使い捨て製品を使用する. 使用後は，専用の感染性廃棄物用容器に密閉するか，プラスチック袋で二重に密閉した上で，外袋表面を清拭消毒して患者環境から持ち出し，医療廃棄物として処理する.

　なお，床，靴底からPCR陽性であったとの報告はあるが，これが院内感染の要因となったとの報告はみられないなどの理由から，さらなる感染対策の拡大は不要である.

2 病棟におけるゾーニング

　感染症患者の入院病棟において，病原体によって汚染されている区域（汚染区域）と汚染されていない区域（清潔区域）を区分けすることを**ゾーニング**という（図12.2-2）. これは安全に医療を提供するとともに，感染拡大を防止するための基本的な考え方となる.

　ゾーニングの考え方を以下に示す.

● 汚染区域と清潔区域を明確に区別する.

● 汚染区域は可能な範囲で狭く設定する. 広く設定すると環境表面や機材類がより広く汚染され，医療従事者の曝露機会が増えるとともに後の清掃消毒の負担が大きくなる.

● ナースステーションは原則として清潔区域とする. 汚染区域にすると医療従事者が常に感染リスクの高い状態におかれ，ストレスや疲労を強める

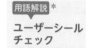

> **用語解説**＊
> **ユーザーシールチェック**
> N95マスクの装着時に，顔とマスクの間から空気の漏れがないかを調べ，正しく装着できているかを確認するもので，装着のたびに行う. 両手でマスクを覆い，息を強く吐き出して空気の漏れを確認し，漏れがあればマスクを顔に密着するよう調整する.

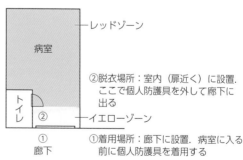

レッドゾーン
病室
②脱衣場所：室内（扉近く）に設置. ここで個人防護具を外して廊下に出る
イエローゾーン
トイレ
②
①
廊下
①着用場所：廊下に設置. 病室に入る前に個人防護具を着用する

国立国際医療研究センター国際感染症センター. 急性期病院における新型コロナウイルス感染症アウトブレイクでのゾーニングの考え方. ver.1.0, 2020, p.2. https://dcc.ncgm.go.jp/information/pdf/covid19_zoning_clue.pdf,（参照2023-07-14）.

図12.2-2　病棟におけるゾーニングの基本パターン

ことになる．

● 医療従事者は汚染区域に入る際に必要な個人防護具を着用し，汚染区域から出る際に個人防護具を脱衣する．個人防護具の着用と脱衣は別の場所で行う．

● 個人防護具の着用場所と脱衣場所は明確に指定する．着用場所には必要十分な個人防護具，脱衣場所には感染性廃棄物容器を準備する．手指消毒を確実に行えるよう，いずれにも手指消毒剤を用意する．

● 清潔区域では，汚染の起こりやすい部位を中心に頻回に清掃消毒を行うなど，意識して清潔な状態を保つ．

● いずれの区域においても十分な換気を行う．空気が清潔区域から汚染区域の方向に流れるよう工夫する．

3 医療従事者の感染防護

|1| 個人防護具（PPE）

基本的には誰もがSARS-CoV-2を保有している可能性があることを考慮して，すべての診療場面において必要な個人防護具を選択して着用し，適切なタイミングと方法で取り外す．着脱手順例を図12.2-3に示す．

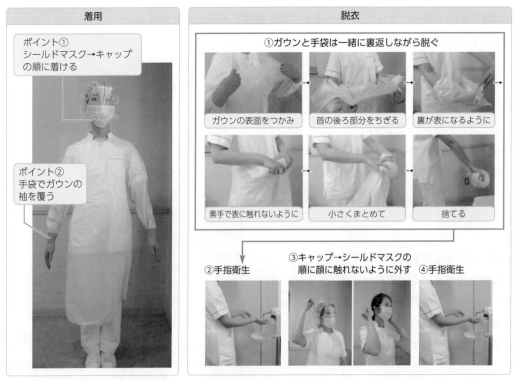

※アイシールド付きマスク（シールドマスク）を使用しているが，マスクとゴーグルまたはフェイスシールドの組み合わせも同様．
日本環境感染学会．医療機関における新型コロナウイルス感染症への対応ガイド．第3版，2020，p.11.
http://www.kankyokansen.org/uploads/uploads/files/jsipc/COVID-19_taioguide3.pdf，（参照2023-07-14）．

図12.2-3　個人防護具の着脱手順例（通常の場面）

|2| マスク

COVID-19感染者の咽頭には，症状出現の2日ほど前から症状出現直後にかけてウイルスの増殖がみられ，感染の可能性が指摘されている．すべての職員が院内では常時サージカルマスクを着用するユニバーサルマスキングを実施する．

さらに，一時的に大量のエアロゾルが発生しやすい状況においては，N95マスクあるいは電動ファン付呼吸用保護具（PAPR）を装着する．N95マスク装着では，ユーザーシールチェックを実施する．

|3| 手指衛生

手指衛生は，WHOが推奨する五つのタイミングを踏まえて，肉眼的汚染を認める場合は石けんと流水での手洗いを行い，認めない場合はアルコール（エタノール濃度60～90％，イソプロパノール70％を推奨）による手指消毒を行う．

|4| 環境消毒

COVID-19が疑われるまたは確定患者の周辺の高頻度接触環境表面や，患者の皮膚に直接接触した器材（血圧計や体温計）は，アルコール（濃度60％以上）や次亜塩素酸ナトリウム溶液（濃度0.1～0.5％）を用いて清拭消毒する．

|5| 免疫力の向上

COVID-19にかからないこと，かかっても発症させないこと，重症化させないことが大切である．そのためには免疫力を高めることが必須となる．睡眠，運動，食事，禁煙，節酒，ストレス解消など規則正しい生活を毎日実行する．運動不足により免疫力は下がるため，「コロナ肥満」「コロナフレイル」にならないよう生活を工夫することが必要である．

病院や介護福祉施設等においては，感染拡大防止のために長い間付き添いや面会が一律全面禁止となった．亡くなる最期まで家族に会えない患者，納体袋の中の患者に会う家族に，本当にこれでよかったのだろうかと疑問が残る．生きる力である家族との面会を断つのではなく，少しでも面会を継続できるように，マンパワーの充実や家族への感染防止支援等の教育・支援の検討は，次のパンデミックに備えた課題であろう．

3 風評被害

感染者や感染が発生した施設に対するいわれのない差別的な取り扱い，事実とは異なる情報（流言・デマ）が流されるなどの被害を総称して**風評被害**という．具体的には，福祉施設において，感染者が発生したことを公表したところ，「責任をとれ」「感染者の居住区を教えろ」といった電話が昼夜を問わずかかってきたり，職員に対して「外を出歩くな」という匿名のメールが届いた．

plus α

手指衛生の五つのタイミング

①患者に触れる前
②清潔／無菌操作の前
③体液に曝露された可能性のある場合
④患者に触れた後
⑤患者周辺の環境や物品に触れた後

また，感染防止対策を徹底し，感染発生を抑えているにもかかわらず，福祉施設内で感染が蔓延しているといううわさを流された．

新型コロナウイルス感染症（COVID-19）の陽性者やそこに関わる医療従事者等への，こうしたいわれのない攻撃やうわさは，過去の感染症においても繰り返し起こっている．今後に備えるためには，例えば，COVID-19の集団感染が起こったクルーズ船「ダイヤモンド・プリンセス号」では災害対策基本法に基づいてDPATによる乗員・乗客への心のケアが行われたように，一般の人に対する広い範囲でのメンタルヘルス活動ができる公衆衛生モデルでの支援の構築が必要と考える．一方で，すべての人にとって感染症に対する知識の向上は必須であり，早期の感染症および感染症防御の教育の導入が求められる．

4 医療崩壊

医療崩壊とは，一般的には「必要とされる医療」が「提供できる医療」を超えてしまうことを指す．「提供できる医療」が医師，看護師，放射線技師，薬剤師などの医療従事者や，人工呼吸器，ECMOなどの医療機器などの制限によって，「必要とされる医療」に対して不足することになり，診療の質が維持できなくなってしまう．

例えば，2020年2月下旬から新型コロナウイルス感染症（COVID-19）が大流行したイタリアでは，当初致死率が7.2％と非常に高かった．7.2％という数値は2020年3月17日現在の世界全体での致死率2.4％を大きく上回る．これは重症例が多くなり，本来提供できる医療よりもCOVID-19の患者が増えすぎてしまったために，普段の診療体制で救えていた命も救えなくなってしまったことが要因の一つとして考えられる．

5 新型コロナワクチン

かつてないスピードで**新型コロナワクチン**が開発された．日本では，ファイザー社とモデルナ社のmRNA（メッセンジャー RNA）ワクチンと，原則40歳以上を対象としたアストロゼネカ社のウイルスベクターワクチンが実施されている．これらのワクチンは，2回接種することで発症予防に高い効果を認め（ファイザー社で約95％，モデルナ社で約94％，アストラゼネカ社で約76％），重症化予防効果も期待されている．ワクチン接種後に，接種した部位に疼痛，発熱，頭痛，倦怠感，筋肉痛などがみられることがあり，ごくまれな頻度でアナフィラキシーショックの発生が報告されている．

2回接種後の感染や3回接種の課題など，有効性や安全性について，さらに臨床試験や科学的知見の確認が必要である．しかしながら，継続する新型コロナウイルス感染症の拡大においては，ワクチンがゲームチェンジャーとなることは間違いないと思われる．

6 新たな生活のありかた

　長期間にわたって感染拡大を防ぐために，飛沫感染や接触感染，さらには近距離での会話への対策を，これまで以上に日常生活に定着させ，持続させなければならず，これを「新しい生活様式」と呼ぶ．具体的には，「3密」を徹底的に避ける，人と人との距離の確保，マスクの着用，手洗いなどの手指衛生などの基本的な感染対策を行うことを，日常生活の中で心掛けることで，自らを感染から守り，周囲に感染を拡大させずに，大切な家族や友人，隣人の命を守ることにつながる．つまり，個人の努力によって健康を維持することを求める社会に変化したことを，すべての人が自覚する必要があろう．

■ 引用・参考文献

1) WHO. WHO Director-General's statement on IHR Emergency Committee on Novel Coronavirus (2019-nCoV). 2020-01-30. https://www.who.int/director-general/speeches/detail/who-director-general-s-statement-on-ihr-emergency-committee-on-novel-coronavirus-(2019-ncov)，（参照2023-07-14）.

2) 厚生労働省. 感染症法に基づく医師の届出のお願い. https://www.mhlw.go.jp/stf/seisakunitsuite/bunya/kenkou_iryou/kenkou/kekkaku-kansenshou/kekkaku-kansenshou11/01.html，（参照2023-07-14）.

3) 国立感染症研究所，国立国際医療研究センター国際感染症センター. 新型コロナウイルス感染症に対する感染管理. 2021-08-06. https://www.niid.go.jp/niid/images/epi/corona/covid19-01-210806.pdf，（参照2023-07-14）.

4) 診療の手引き検討委員会. 新型コロナウイルス感染症診療の手引き. 第5.2版，厚生労働省. 2021-07-30. https://www.mhlw.go.jp/content/000815065.pdf，（参照2023-07-14）.

5) 青木眞. レジデントのための感染症診療マニュアル. 第4版，医学書院，2020，p.1589-1603.

6) 太田凡監訳. 救急医療のための新型コロナウイルス感染症COVID-19診療ガイド. 総合医学社，2020，p.1-30.

7) 日本環境感染学会編. 医療機関における新型コロナウイルス感染症への対応ガイド. 第3版，日本環境感染学会，2020.

8) 厚生労働省. 新型コロナウイルスを想定した「新しい生活様式」の実践例を公表しました. https://www.mhlw.go.jp/stf/seisakunitsuite/bunya/0000121431_newlifestyle.html，（参照2023-07-14）.

 重要用語

新型コロナウイルス感染症（COVID-19）	新興感染症	手指衛生
	3密	風評被害
SARS-COV-2	ゾーニング	新型コロナワクチン

　　　　東日本大震災と福島第一原子力発電所事故

発災当時の現場の雰囲気

　「申し訳ないけど，あさってから医療メンバーとして福島県の避難所へ同行してもらえない？」そう告げたとたん，彼女の表情は一気に凍り付いた．福島第一原子力発電所の爆発事故で，世間が騒然となっている2011（平成23）年4月上旬のことであった．彼女はとても優秀な看護師で，震災直後に医療班の一員として宮城県に派遣され，大活躍をしてきたばかりであった．今回，汚染のスクリーニング目的で派遣要請があった避難所は，原子力発電所から遠く離れた安全な場所にあり，たくさんの被災者が避難していた．

　「はい，わかりました……」そう答えたものの，彼女の目からはみるみる涙があふれてきた．彼女は「放射線」に不安を感じていたのであった．結局，彼女ではなく，男性看護師が同行することになったが，おそらく，当時，全国の病院でこのような場面がみられたであろう．

難しい専門用語と風評被害

　放射線に関わる用語はとても難解で，専門家でない人々にとっては，「得体のしれない」ものである．また，「目に見えない」ということが不安をさらに増幅させる．当時，「この地域では，空間線量が毎時0.034マイクロシーベルト（μSv/h）なので直ちに健康被害が生じることはありません」と聞いて安心した住民はどれだけいただろうか．このような放射線に対する不安は，当時，さまざまな風評被害をもたらし，報道でも数多く取り上げられた．

　私が原子力発電所内の診療所で知り合った福島県民の作業員たちの多くは，家族を県外に避難させていた．彼らが避難の際にまず行ったことは，車のナンバーを変えることだったという．「福島ナンバーのままだと，車にいたずらされるんでね」．放射線の影響を怖がる避難先の住民の一部が，嫌がらせをするのだという．残念なことに，このような混乱は医療機関でも起こっていた．病院では，日常診療で放射線が取り扱われているが，「被ばく医療」についての知識をもつ者は少ない．このため多くの医療機関が放射性物質に対して強い警戒心をもち，原子力発電所周辺の介護施設から避難しようとする高齢者の受け入れをためらったため，衰弱していく人が多発するという事態も生じていた．

福島第一原発事故では緊急的に除染基準が変更された

　日本は世界で唯一の被爆国であり，原子力発電所や研究所では，徹底した放射性物質の管理が行われている．病院でも，職員には年間被曝量の報告や講習会の受講が義務付けられている．

　万一，放射性物質が外部に漏れた場合は，直ちに除染しなくてはならず，その基準も定められている．ところが，福島第一原子力発電所事故では，マニュアルの想定をはるかに上回る事態となり，平時の基準では対応しきれなくなってしまった．すなわち，除染しようにも対象者数があまりに膨大で，また，除染に用いる水も断水により不足していた．さらに，酷寒の中で全身除染を行うことは，低体温症を引き起こす危険性を高めてしまう．このため，当時の緊急被ばく医療対策本部は，緊急事態に見合った考え方へとシフトし，マニュアルに定められた除染基準を大幅に引き下げた[注]．

　微量の汚染よりも，まず安全な場所に避難させ，命を守ることのほうが重要だった．この対応は平時につくられたマニュアルから大きく外れたもので，その後，その是非について問われることとなった．しかし，災害現場では，時にマニュアルを超えた決断を迫られる場面があることを示す一例となった．

　当時の医療現場でのさまざまな混乱の反省から，その後，国の原子力災害医療体制は再構築された．病院整備や人材育成に関しても予算化が図られ，各地で研修会が開催されている（図）．しかし，事故から10年が経過し，残念ながら医療者の「被ばく医療」への関心は薄れつつあるように思う．CBRNE災害の対応には，放射線災害だけでなく，新型コロナウイルス感染

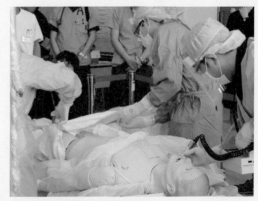

図　緊急被ばく医療の研修風景

症などにも共通することが多い．さまざまな研修の機会を利用して，万一のときに，世の中の混乱に振り回されることのないように努めたい．

注）当時の「緊急被ばく医療マニュアル」での全身除染基準は，表面汚染測定器で13,000cpm以上だったが，事故直後は，「国際原子力機関（IAEA）」の放射線緊急事態の基準に沿い，100,000cpmに引き下げられた．現在は40,000cpmが基準となっている．

引用・参考文献

1）量子科学技術研究開発機構．https://www.nirs.qst.go.jp/，（参照2023-07-14）．
2）谷川攻一ほか．福島原子力発電所事故災害に学ぶ：震災後5日間の医療活動から．日本救急医学会雑誌．2011，22（9），p.782-791．https://www.jstage.jst.go.jp/article/jjaam/22/9/22_9_782/_pdf，（参照2023-07-14）．

[福井大学医学部附属病院救急部部長・診療教授　木村哲也]

医療従事者が知っておきたい放射線の基礎知識

緊急被ばく医療で用いられる単位

シーベルト（Sv）：放射線量
放射線が人体に与える影響を示し，100mVを超えると発がんリスクが増すとされる

グレイ（Gy）：吸収線量
身体に吸収された放射線のエネルギー量

ベクレル（Bq）：放射性物質の量
放射性物質が放射線を出す能力（放射能）の強さ

シー・ピー・エム（cpm）
ガイガー器（放射線測定機）に1分間に入ってきた放射線の数．汚染のスクリーニングに用いる

表1　主な診断・検査における被ばく線量（mSv/検査）

診断・検査	診断部位	実効線量（mSv/検査）	
		男性	女性
X線診断	胸部	0.06	0.06
	上部消化管	8.00	7.00
	注腸	6.00	8.00
CT検査	頭部	0.48	0.49
	胸部	8.63	8.58
	上腹部	9.00	9.00
	下腹部	3.60	7.10

放射線医学総合研究所監修．ナースのための放射線医療．朝倉書店，2002より改変．

表2　放射線業務従事者の線量限度

対象者	線量制限（mSv）
放射線業務従事者 （医師・看護師・放射線技師など）	50mSv/年間（ただし5年間に100mSvを超えない） 妊娠可能な女性　　5mSv/3カ月
一般人	1mSv/1年間

日本で最初のCOVID-19軽症患者受け入れ宿泊施設

福井県内で初めて新型コロナウイルス感染症（COVID-19）の患者が確認されたのは2020年3月18日である．4月に入ってから福井県の1日感染者数は急増し，2020年4月2日に9人，翌3日には12人に達した．この時点で，今後，重症者に対する医療資源の確保がより重要となることから，COVID-19では国内初となる軽症者のための宿泊療養施設開設に向け調整が始まった．その後，4月5日には福井県の人口10万人当たりの感染者数は6.7人となり，東京を抜いて全国トップとなった．県内指定医療機関の感染症病床は20床で，一般病床を組み込まないと成り立たないことは明白であり，医療が逼迫（ひっぱく）したときの宿泊療養施設の重要性は高まった．

✖ 軽症者向け宿泊療養施設

福井県において宿泊療養施設は，4月からの1年

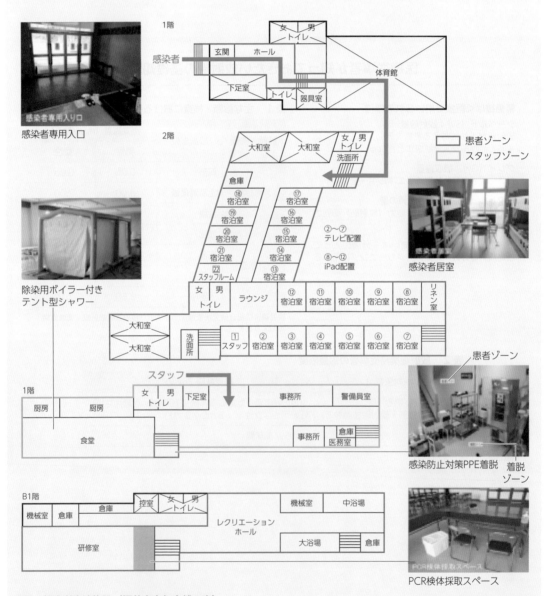

図 軽症者宿泊施設（福井市少年自然の家）

間で4施設が開設している. 最初の開設施設は, 小・中学校や高等学校等の校外学習・合宿, 一般団体の研修などで利用されている施設であった. 施設設備の特徴としては, 体育館やレクリエーションホール, ラウンジ, 食堂などを有しており, 宿泊室は2段ベッドで, 洗面所・トイレ・浴室は共用であった (**図**). 利点は, 入所者が互いにコミュニケーションを取りやすく, 施設内でレクリエーションなどの活動ができ, ストレス軽減が図れることであった. しかし, 共用によるデメリットもあった. 対策としては時間差による入浴時間の管理, トイレは入所者個別指定とした. 次の指定施設はホテルであった. 室内はテレビ, ポット, トイレ, シャワー, Wi-Fiなどが完備されていたが, 入所者同士のコミュニケーションは閉ざされるため, 食堂や憩いの場などを設置した.

入退所基準

入所者の受け入れは, 入所基準に該当する患者が発生した場合, 各医療機関から入院コーディネートセンターに予約連絡が入り, 当日の搬送調整・入所を行う流れとなっている. ただし, ①高齢者, ②基礎疾患がある, ③免疫抑制状態にある, ④妊婦, ⑤重症化の恐れがある, ⑥食物アレルギーがあるのいずれかに該当する場合は, 入所対象外とされた. 退所の基準は, 施設開所当初の4月は, 症状の軽快が確認されてから24時間後にPCR検査を実施し, 陰転化が確認された場合は, さらに24時間以後に再度検体採取を実施し, 2回連続のPCR検査で陰性が確認された場合, 退所可能としていた. しかし, 5月29日以降, 退所基準が変更になりPCR検査は実施していない.

療養施設における感染対策

宿泊療養施設における標準予防策として, 手指衛生は重要な感染対策の一つである. 手に見える汚れのない場合はアルコール (70~83vol%) による手指消毒を行う. 手に見える汚れがある場合と, 食事の前, トイレの後は, 石けんと流水を用いた手洗いを行う. COVID-19は発症2日前から感染性を発揮するため, グリーンゾーンにおいてもスタッフは常時マスクを着用した. 特に検体採取など感染リスクの高い医療行為を行う場合は, 二重手袋, サージカルマスク, 長袖ガウン, 眼の防護具, キャップを着用する. レッドゾーンで使用する物品には赤色のテープを貼付し, 清潔物品と汚染物品が交叉しないようにした.

入所者の様子

宿泊療養施設は, 入院を経て症状が軽快した人が入所対象となっているため, 居室や共用部分の清掃については基本的に入所者に行ってもらった. 4月に施設を開所した4日目に, 入所者から「何か役立ちたい」「浴室の掃除やゴミ集めがしたい」と提案があり, 希望者による清掃活動や入所者自身による感染対策が行われた. また, ラジオ体操の提案もあった. この入所者の自立した行動は, 入所者同士の円滑なコミュニケーションや入所者自身のストレス軽減にも役立っていた.

COVID-19感染拡大により急遽設置された宿泊療養施設では, 開設当初, 支援者不足, 物品不足, 入所者の環境調整など多くの課題と向き合うことになった. しかし, 感染対策の徹底と入所者の自立が課題解決の鍵となった. また, 施設運営に当たり多くの支援者の創意に富んだ発想や良好なコミュニケーション, 入所者個々への誠実で温かい対応が入所者の安全につながった. 今後もいつ感染拡大が起こるか見通しは立たない. しかし, 経験値を積み上げていくことが, 社会への信頼と人々の安全・安心につながることを期待したい.

[福井大学医学部看護学科教授 酒井明子]

◆ 学習参考文献

① **サラ T. フライ，メガン－ジェーン・ジョンストン．看護実践の倫理：倫理的意思決定のためのガイド．第3版．片田範子・山本あい子訳．日本看護協会出版会，2010．**

この分野の世界的権威であるサラ・フライの「意思決定モデル」を駆使し，倫理的問題の解決へ至る道筋を提示している．看護師の倫理的責任や，看護実践への倫理の応用についての考えを深めることができ，倫理的意思決定のガイドとなる．

② **内閣府．阪神・淡路大震災教訓情報資料集．防災情報のページ．**

阪神・淡路大震災の情報が集約されている．発災から都市の再生までが，時系列のレポート形式でまとめられている．https://www.bousai.go.jp/kyoiku/kyokun/hanshin_awaji/data/index.html，（参照2023-07-14）．

③ **津久井進．大災害と法．岩波新書，2012．**

災害と法の歴史から法制度のしくみ，災害サイクルに合わせた法律をわかりやすくまとめた良書．知っておきたい法律がコンパクトに網羅されている．

④ **日本集団災害医学会，日本集団災害医学会DMATテキスト改訂版編集委員会．DMAT標準テキスト．改訂第2版．へるす出版，2015．**

DMATの標準テキストで，急性期災害医療対応の原則，DMATが実施する診療，DMAT活動事例などをが解説されている．巻末には医療搬送カルテとDMAT標準資機材リストも同時掲載．

⑤ **山崎達枝．被災地で活動するナースのための災害派遣シミュレーションQ&A．日本看護協会出版会，2013．**

災害支援ナースとして被災地に向かい，支援活動を行い，派遣期間が終了して帰還するまでの流れがQ&A形式で解説されている．被災地で看護活動を行う看護職者，ボランティアについての説明や災害看護研修の内容も同時に収載．

⑥ **大友康裕編．標準多数傷病者対応MCLSテキスト．日本集団災害医学会監修．ぱーそん書房，2014．**

多数傷病者現場医療対応の要点をまとめたテキスト．最先着隊の活動や災害現場管理，災害現場の医療，応援要請等について解説している．

⑦ **磯谷栄二．救急医療：達人に学ぶ！特濃…救急診療・集中治療から災害医学までの最新知識．メディカ出版，2013．**

救急診療・集中治療・災害医学の第一人者が，各領域の最新情報を解説している．トラネキサム酸，敗血症治療，SIRS関連凝固異常（SAC）という新たな概念，医療機関における災害対応など，東京女子医科大学東医療センター救急医療科で行われた注目の講義内容もまとめられている．

⑧ **黒田裕子，神崎初美．事例を通して学ぶ：避難所・仮設住宅の看護ケア．日本看護協会出版会，2012．**

被災地での支援活動で得られた「被災者に寄り添う」看護ケアの実際がまとめられている．

⑨ **土肥守．避難所Nursing Note：災害時看護心得帳．メディカ出版，2011．**

もし突然被災して，避難所ナースになったらどう行動すればよいのだろう．平時の備え，大災害発生直後や避難所での対応，災害医療班メンバーとしての心得などをまとめた1冊．避難所ナーシング・ツールほか，カードとシール付き．

⑩ **全国赤十字臨床心理技術者の会編．総合病院の心理臨床：赤十字の実践．勁草書房，2013．**

病院だけでなく，社会福祉施設や被災地で幅広く活躍する赤十字の心理職の，その歴史とともに現場での実践の様子を紹介している．

⑪ **宅香菜子．悲しみから人が成長するとき：PTG．風間書房，2014．**

PTG（心的外傷後成長）について解説している．

⑫ **日本赤十字社．災害時のこころのケア．2004．**

被災者だけでなく援助者にも必要なケアについて解説している．https://www.jrc.or.jp/saigai/pdf/care2.pdf，（参照2023-07-14）．

⑬ **IASC．災害・紛争等緊急時における精神保健・心理社会的支援ガイドライン．2007．**

災害・紛争等にさらされた人々の精神保健・心理社会的のウェルビーイングを守るために，迅速に対応すべき精神保健・心理社会上の問題への統合的なアプローチが進められるようにするためのアドバスが示されている．https://saigai-kokoro.ncnp.go.jp/contents/pdf/mental_info_iasc.pdf，（参照2023-07-14）．

⑭ **WHO．心理的応急処置（サイコロジカル・ファーストエイド：PFA）フィールドガイド．2011．**

深刻な危機的出来事に見舞われた人に対して行う心理的支援の手引き書．https://www.mhlw.go.jp/content/000805675.pdf，（参照2023-07-14）．

⑮ 日本赤十字国際人道研究センター．コミュニティに根ざした心理社会的支援：受講者用読本．2020.

心理社会的支援の能力を高めるためのトレーニングキット．
https://pscentre.org/wp-content/uploads/2020/08/Community-Based-Psychosocial-Support-Participants-Book-japanese.pdf，（参照2023-07-14）.

⑯ J.F. モリス，公益財団法人宮城県国際化協会（MIA），公益財団法人仙台国際交流協会（SIRA）．東日本大震災からの学び～大災害時，県・政令市の地域国際化協会の協働と補完を再考する．2015.

東日本大震災時に，実際に経験した外国人被災者支援活動から，これからの災害時の支援を見直すことができる．県内12市区町村に暮らしていた13カ国・地域，31人の外国人住民の声も収載されている．
https://int.sentia-sendai.jp/j/activity/311report_index.html，（参照2023-07-14）.

⑰ 玉巻欣子ほか．英語で学ぶ災害看護 基礎とコミュニケーション．看護の科学社，2014.

災害時において，看護職者は外国人被災者や患者にどのような言葉かけをすればよいのだろう．災害現場や病院，避難所などそれぞれの場面で，さまざまな国や年齢の患者，軽症から重傷までの事例が取り上げられている．

⑱ 二見茜編．すぐに使える！外国人患者受け入れマニュアル：すべての患者が安心できる病院づくりの工夫．看護展望．2020，45（11）.

日本で初めての看護職のための外国人患者対応マニュアルであり，わかりやすくさまざまな視点から外国人診療に必要な情報をまとめている．

⑲ 西村明夫．疑問・難問を解決！外国人診療ガイド．メジカルビュー社．2009.

質疑応答の形式で外国人診療の際に直面する言葉，文化，生活背景の違いを解説しながら，より良いコミュニケーションの工夫に導く一冊．

⑳ 移住者と連帯する全国ネットワーク編．外国人の医療・福祉・社会保障相談ハンドブック．明石書店，2019.

医療・福祉・社会保障の分野で外国人の相談に必要な情報・知識を解説し，外国人に関連のあるさまざまな制度や法律が紹介されている．

㉑ 岐阜県国際交流センター．医療通訳教本：外国人患者によりよい医療を．2010.

医療通訳者のためのトレーニングシナリオ・医療に関する日本語表現や，医療通訳に役立つ情報をまとめた冊子．英語よりも使用頻度の高いポルトガル語，中国語，タガログ語の医療用語がまとめられている．
http://www.gic.or.jp/aboutgic/publication/medical/，（参照2023-07-14）.

㉒ 奥寺敬，山﨑達枝監修．災害時のヘルスプロモーション2：減災に向けた施設内教育研修・訓練プログラム．荘道社，2010.

災害時に医療活動を行う病院において，必要な情報を中心に解説している．

㉓ 高知県．高知県災害時医療救護計画．2019.

高知県全域で地震動とそれによって起こる津波や浸水，土砂災害，火災等によって大きな被害が予想される南海地震に備え，県民の生命と健康を守るための医療救護体制と活動内容が明記されている．
https://www.pref.kochi.lg.jp/soshiki/131601/files/2012032300261/zenbun_3104.pdf，（参照2023-07-14）.

㉔ 外務省．"世界の医療事情".

世界各国の都市ごとの医療事情がまとめられている．各都市の気候や風土の特徴からかかりやすい病気やけが，現地の代表的な病院，日本語での受診が可能な医師の連絡先など，国内外で活用できる情報が収載されている．
https://www.mofa.go.jp/mofaj/toko/medi/index.html，（参照2023-07-14）.

㉕ 大橋一友，岩澤和子編．国際化と看護：日本と世界で実践するグローバルな看護をめざして．メディカ出版，2018.

国際看護を学ぶ上での基礎知識はもちろん，在留・訪日外国人への看護や海外における看護の実際を豊富な事例から学ぶことができる．

必修問題

目標Ⅰ．健康および看護における社会的・倫理的側面について基本的な知識を問う．

大 項 目	中 項 目	小 項 目	本書該当ページ
4．看護における倫理	B．倫理原則	自律尊重	p.25
		善行	p.23
		公正，正義	p.24
		誠実，忠誠	p.25
		無危害	p.23
	C．看護師の役割	権利擁護＜アドボカシー＞	p.26

目標Ⅳ．看護技術に関する基本的な知識を問う．

大 項 目	中 項 目	小 項 目	本書該当ページ
16．診療に伴う看護技術	F．救命救急処置	気道の確保	p.113
		止血法	p.115，116
		トリアージ	p.108

成人看護学

目標Ⅱ．急性期にある患者と家族の特徴を理解し看護を展開するための基本的な理解を問う．

大 項 目	中 項 目	小 項 目	本書該当ページ
4．救急看護，クリティカルケア	B．救急看護・クリティカルケアの基本	外傷・熱傷・中毒の応急処置	p.112

老年看護学

目標Ⅲ．多様な生活の場で高齢者の健康を支える看護について基本的な理解を問う．

大 項 目	中 項 目	小 項 目	本書該当ページ
9．多様な場で生活する高齢者を支える看護	G．避難生活を送る高齢者の看護	避難所での生活と健康維持	p.189
		災害における高齢者の心理的支援	p.189，192

小児看護学

目標Ⅲ．特別な状況にある子どもと家族への看護について基本的な理解を問う．

大 項 目	中 項 目	小 項 目	本書該当ページ
6．特別な状況にある子どもと家族への看護	B．災害を受けた子どもと家族への看護	災害による子どもへの影響とストレス	p.224
		災害を受けた子どもと家族への援助	p.222

精神看護学

目標Ⅰ．精神保健の基本と保持・増進に向けた看護について基本的な理解を問う．

大　項　目	中　項　目	小　項　目	本書該当ページ
1．精神保健の基本	E．災害時の精神保健	災害時の精神保健医療活動	p.167, 173
		災害時の精神保健に関する初期対応	p.167
		災害派遣精神医療チーム<DPAT>	p.86
		災害時の精神障害者への治療継続	p.215

在宅看護論／地域・在宅看護論

目標Ⅰ．地域・在宅看護における対象と基盤となる概念，安全と健康危機管理について基本的な理解を問う．

大　項　目	中　項　目	小　項　目	本書該当ページ
3．地域・在宅看護における安全と健康危機管理	B．災害による暮らしへの影響	在宅療養者・家族が行う災害時の備え	p.200, 217
		災害時の対応と環境の変化	p.200, 217

看護の統合と実践

目標Ⅱ．災害看護の基本的な知識を問う．

大　項　目	中　項　目	小　項　目	本書該当ページ
2．災害と看護	A．災害時の医療を支えるしくみ	災害に関する法と制度	3章
		災害時の医療体制	4章
	B．災害各期の特徴と看護	災害各期の特徴	p.96
		災害時の被災者・支援者の身体反応と心理過程	7章
		災害時に生じやすい健康被害の特徴	2章
		災害各期における要支援者を含むすべての被災者への看護	p.135, 138, 146, 152, 156

目標Ⅲ．諸外国における保健・医療・福祉の動向と課題について基本的な理解を問う．

大　項　目	中　項　目	小　項　目	本書該当ページ
3．国際化と看護	B．グローバルな社会における看護	看護の対象となる人々（在留外国人，在外日本人，帰国日本人，国際協力活動を必要とする人々）の健康課題	p.264
		多様な文化を考慮した看護	p.266

目標Ⅳ．複合的な事象において看護の知識を統合し活用できる判断能力を問う．

大　項　目	中　項　目	本書該当ページ
4．臨床実践場面における統合的な判断や対応	A．対象や家族に切れ目のない支援を提供するための継続した看護	8章
	B．複合的な状況にある対象や，複合的に提供されている看護の状況を判断し，危険を回避する取組み	9章
	C．看護の提供者が，看護場面において自身の安全を確保するための総合的な判断や対応	p.120
	D．発災からの経過に応じて被災者に提供される診療や支援を促進するための看護	6章
	E．A～Dを促進するための多職種連携	p.90

INDEX

災害看護

307